Hans-Peter Unger
Carola Kleinschmidt

»DAS HÄLT KEINER BIS ZUR RENTE DURCH!«

Hans-Peter Unger
Carola Kleinschmidt

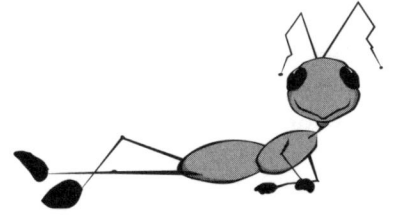

»DAS HÄLT KEINER BIS ZUR RENTE DURCH!«

Damit Arbeit nicht krank macht:
Erkenntnisse aus der Stress-Medizin

KÖSEL

Der Kösel-Verlag weist ausdrücklich darauf hin, dass bei Links im Buch zum Zeitpunkt der Linksetzung keine illegalen Inhalte auf den verlinkten Seiten erkennbar waren. Auf die aktuelle und zukünftige Gestaltung, die Inhalte oder die Urheberschaft der verlinkten Seiten hat der Verlag keinerlei Einfluss. Deshalb distanziert sich der Kösel-Verlag hiermit ausdrücklich von allen Inhalten der verlinkten Seiten, die nach der Linksetzung verändert wurden, und übernimmt für diese keine Haftung.

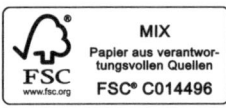

MIX
Papier aus verantwor-
tungsvollen Quellen
FSC® C014496

Verlagsgruppe Random House FSC® N001967
Das für dieses Buch verwendete FSC®-zertifizierte Papier *Munken Premium Cream* liefert Arctic Paper Munkedals AB, Schweden.

Copyright © 2014 Kösel-Verlag, München,
in der Verlagsgruppe Random House GmbH
Umschlag: Weiss Werkstatt München
Umschlagmotiv: Shutterstock/Wildfire Pro
Druck und Bindung: GGP Media GmbH, Pößneck
Printed in Germany
ISBN 978-3-466-31006-7

www.koesel.de

INHALT

Die Burnout-Diskussion: Schön, dass wir darüber geredet haben?

Gehören Sie auch zu den Menschen, die bei jedem Klingeln eines Handys oder Telefons denken, es sei ihres? Oder haben Sie sich auch schon dabei ertappt, dass Sie Ihre aktuelle Zielvereinbarung ständig und glasklar im Kopf, den Geburtstag Ihrer Lieblingstante aber schlicht vergessen haben? Nehmen Sie sich vielleicht sogar jedes Jahr zu Silvester wieder vor: Das nächste Jahr wird ruhiger! Vor allem die Arbeit, die muss weniger stressig werden! Oder können Sie das ganze Gerede rund um Stress schon nicht mehr hören, empfinden es als eine ewig gleiche Litanei, die sowieso nichts bringt? Falls Sie bei diesen Sätzen innerlich mit dem Kopf nicken, können wir Ihnen sagen: Es geht vielen so. Vielleicht sogar den meisten. Willkommen im Club.

Die Zahl der Menschen, die sich von ihrer Arbeit und ihrem Alltag extrem gestresst fühlen, steigt und steigt. 20 bis 30 Prozent der Deutschen fühlen sich häufig bis ständig unter Druck und am Ende ihrer Kräfte. Das sind zehn bis 16 Millionen Menschen, die beständig mit dem Gefühl leben: »Mir wächst alles über den Kopf.«[1]

Die Arbeit ist dabei Stressor Nummer eins: Ein Drittel der Beschäftigten hat das Gefühl, ihren Job nicht bis zur Rente ausüben zu können, wenn der aktuelle Belastungspegel anhält. Die Frühberentungen aufgrund psychischer Leiden wachsen kontinuierlich an und stehen inzwischen mit über 40 Prozent auf Platz eins der Gründe für den vorzeitigen Ausstieg aus dem Berufsleben. Die Zahl der Arbeitsunfähigkeitstage aufgrund psychischer Störungen hat sich in den letzten zehn Jahren verdoppelt.[2] Zugleich verlangt der demografische Wandel eine längere Arbeitszeit von uns. Ein Dilemma, das viel Diskussionsstoff liefert. Quer durch alle Schichten sprechen und klagen wir über unseren Stress und unsere Erschöpfung.

Dabei geht es uns in Deutschland nicht schlecht. Die Arbeitslosenzahlen sind deutlich rückläufig, Bildung und Infrastruktur im Vergleich zu anderen Ländern gut und die Vermögenswerte erreichen neue Höchststände. Auch die Politik ist besser als ihr Ruf. Beispielsweise hat die Bundesregierung psychische Belastungen nun explizit in das Arbeitsschutzgesetz aufgenommen: »Die Arbeit ist so zu gestalten, dass eine Gefährdung für das Leben sowie die physische *und psychische* Gesundheit möglichst vermieden und die verbleibende Gefährdung möglichst gering gehalten wird«, heißt es dort:[3] eine deutliche Aufforderung an die Unternehmen, das Thema ernst zu nehmen.

Auch was Unternehmen ganz praktisch tun müssten, damit die Arbeit den Beschäftigten nicht die Nerven zerreißt, weiß man inzwischen: Wenn Arbeitnehmer das Gefühl haben, ihr Job macht Sinn, sie sich ihren Aufgaben gewachsen fühlen und auf die Unterstützung von Chef und Kollegen rechnen können, wenn doch etwas schiefgeht, dann ist Arbeit gesund. Klingt eigentlich nicht so schwierig, oder?

Natürlich könnte auch jeder bei sich selbst anfangen und den Stressregler runterdrehen. In den Medien berichten immer mehr Menschen darüber, wie sie den Stress in ihrem Leben in die Schranken weisen. Down-sizing, Sabbatical – vieles ist möglich. In Formaten vom SPIEGEL bis zur Talkrunde mit Günther Jauch erzählen Normalbürger und Prominente, wie ihnen der Ausstieg aus dem Hamsterrad gelingt. An Vorbildern mangelt es also auch nicht.

Und dennoch: Die Mehrzahl der Deutschen leidet weiter am Stress und ist unglücklich. Im »World Happiness Report 2013« belegt Deutschland Platz 30 – außer Griechenland liegen alle west- und mitteleuropäischen Staaten vor Deutschland.[4]

Wir, Hans-Peter Unger und Carola Kleinschmidt, interessieren uns genau für diesen Widerspruch. Hans-Peter Unger ist Psychiater, Psychotherapeut und Chefarzt des Zentrums für seelische Gesundheit der Asklepios Klinik Hamburg-Harburg. Seit mehr als zehn Jahren beschäftigt er sich intensiv mit der Frage, warum die moderne Arbeitswelt unsere Psyche so sehr belasten kann und was Patienten, die eine Burnout-Krise erleben, wirklich hilft. Eine Erkenntnis: Menschen mit arbeitsbezogenen Stressdepressionen profitieren von einer therapeutischen Behandlung, die nah an ihrem Leben bleibt. Deshalb initiierte Hans-Peter Unger das ambulante Zentrum für Stressmedizin an der Asklepios Klinik Hamburg-Harburg sowie zwei Tageskliniken für achtsame Depressionsbehandlung für Menschen mit einer arbeitsplatzbedingten Stressdepression. In seiner klinischen Tätigkeit verknüpft er als einer der Ersten in Deutschland das betriebliche Gesundheitsmanagement mit Prävention und Behandlung.

Carola Kleinschmidt ist Diplombiologin, Journalistin und Vortragsrednerin zu den Themen Gesundheit und Arbeitswelt. Die Frage, wie Zufriedenheit in unserer modernen Welt gelingen kann, ist der Motor für ihr Interesse an den Hintergründen und Zusammenhängen rund um das Megathema Stress. In ihren Vorträgen erlebt sie immer wieder, dass der nervige Tagesordnungspunkt Stressprävention schnell zum spannenden Mitmachthema wird, wenn man es schafft, einen Blick auf die tieferen Ursachen zu werfen und die Möglichkeiten der Veränderung aufzuzeigen.

Am Anfang unserer Arbeit an diesem Buch stand die Frage: Warum verändert sich so wenig? Warum verharren so viele Menschen im gestressten Lebensgefühl? Was lähmt uns, was hält uns gefangen zwischen Ohnmacht und Gleichgültigkeit? Natürlich gibt es die unmenschlichen Arbeitsbedingungen in Niedriglohnjobs und Lebenssituationen, die den Stresspegel zeitweise fast automatisch nach oben schrauben. Aber die allermeisten

Menschen hätten durchaus Spielräume, um etwas zu verändern. Warum steigen sie dennoch nicht aus der Stressspirale aus?

Kann es sein, dass wir es auch selbst sind, die sich oftmals echter Veränderung verweigern? Ergibt es vielleicht sogar Sinn, eine gestresste Gesellschaft zu sein? Was könnten tiefer liegende Gründe für die ständige Klage sein? Was haben wir davon, wenn wir ohne Unterlass über unseren eng getakteten Alltag und unsere Erschöpfung klagen und zugleich jede Möglichkeit zur Veränderung weit von uns weisen?

In diesem Buch fließen unsere wissenschaftlichen Recherchen und praktischen Erfahrungen als Arzt und Autorin zusammen. Dabei zeigte sich schnell, dass die Welle von Stress und Erschöpfung, die derzeit über die Deutschen schwappt, weitaus mehr ist als eine kollektive Empfindlichkeit. Wir sind vielmehr davon überzeugt, dass sich hinter der Debatte wirklich wichtige Fragen verstecken, die uns alle angehen. Beispielsweise die Frage danach, was »gutes Leben« heute eigentlich bedeutet. Und auch die Frage, inwieweit wir ganz persönlich für unsere Zufriedenheit verantwortlich sind – und welchen Einfluss die Arbeitsverhältnisse und der gesellschaftliche Rahmen auf unser Empfinden und unsere realen Entwicklungsmöglichkeiten haben. Aus diesem Blickwinkel ergeben sich neue und an manchen Stellen überraschende Ideen, welche Mittel und Maßnahmen tatsächlich die Psyche des Einzelnen stärken und den Stresspegel in einem Unternehmen und auch in der gesamten Gesellschaft auf ein gesundes Maß herunterschrauben. Wir laden Sie ein, mit uns auf Entdeckungsreise zu gehen.

In Kapitel 1 fassen wir den aktuellen Stand der Stress- und Burnout-Diskussion zusammen. Und Sie erfahren, warum Burnout offiziell nicht als Krankheit anerkannt ist.

In Kapitel 2 zeigen wir, dass hinter dem Dauerthema Burnout noch viel mehr steckt: Darin spiegelt sich die tiefe Sinnkrise, in der unsere Gesellschaft gefangen ist.

In Kapitel 3 erklären wir, warum die moderne Arbeitswelt, in der wir authentisch sein möchten und »mit vollem Herzen« bei der Sache sein wollen, ganz schön an den Nerven zerrt.

In Kapitel 4 richten wir den Blick auf die Evolutionsbiologie und Hirnforschung, weil hier wichtige Schlüssel zum Verständnis der gegenwärtigen Stresskrise zu finden sind. Wir zeigen, warum unsere negativen Gefühle genauso wichtig sind wie die positiven. Warum wir dennoch die negativen Emotionen meist sehr viel stärker wahrnehmen. Und was dieses evolutionäre Erbe mit unserem heutigen Stresserleben zu tun hat.

In Kapitel 5 konkretisieren wir, warum nicht Stress an sich krank macht, sondern Dauerstress. Und warum der tief menschliche Wunsch nach Anerkennung in der Leistungsgesellschaft zum starken Stressmotor wird.

In Kapitel 6 beschreiben wir, dass nicht nur Individuen, sondern auch ganze Unternehmen ausbrennen können. Und wie moderne Managementtechniken schier unbemerkt dafür sorgen, dass der Stresspegel immer höher steigt.

In Kapitel 7 beleuchten wir den Zusammenhang zwischen dem gestressten Lebensgefühl des Einzelnen und dem gesellschaftlichen Rahmen, in dem wir leben. Denn Studien belegen: Menschen in Gesellschaften, in denen Fairness, Leistungsgerechtigkeit und soziale Unterstützung großgeschrieben werden, sind generell gesünder und weniger gestresst.

Auf dieser Grundlage wenden wir uns *in Kapitel 8* wieder der individuellen Gesundheit zu. Wir zeigen, warum Gesundheit ein fortlaufender Prozess ist – und wie wir diese Balance aktiv so steuern können, dass Gesundheit entsteht. Das Modell der »Gesundheitsspirale« zeigt Ihnen, wie dies funktioniert. Anhand praktischer Beispiele wollen wir Sie als Leser und Leserin anregen, aus dem gestressten Lebensgefühl aus- und in die Gesundheitsspirale einzusteigen. Was können wir tun, um aus der Stressfalle wieder in die aufbauenden positiven emotionalen Erlebnis- und Verhaltenswelten zu kommen, die schließlich auch unsere Widerstandsfähigkeit, unsere Resilienz ausmachen? Das ist hier die zentrale Frage.

In Kapitel 9 beschreiben wir deshalb ganz pragmatisch, wie der Ausstieg aus einer sehr typischen Stresssituation gelingt, die oft nachhaltig belastet: das Erlebnis einer Kränkung.

In Kapitel 10 diskutieren wir schließlich, wie das Wissen um die Gesundheitsspirale in die betriebliche Gesundheitsförderung übertragen werden kann. Was können Führungskräfte und Mitarbeiter für das eigene Wohlbefinden und für ein gesundes Unternehmen tun?

In Kapitel 11 bringen wir unsere Überlegungen noch einmal auf den Punkt und zeigen: Wenn sich an der Stressplage etwas ändern soll, müssen wir alle aktiv werden – auf Ebene der Unternehmen und der Gesellschaft wie auf individueller Ebene.

Wir sind uns bewusst, dass wir Ihnen eine weite Reise vorschlagen. Wir wollen Sie deshalb nicht mit Fakten überfrachten, sondern Zusammenhänge herstellen und Muster aufzeigen, um dann immer wieder an konkreten Ansatzpunkten Lösungsmöglichkeiten deutlich zu machen. »*Rice must be cooked!*«: So leitete Lennart Levi, Weltexperte für psychosoziale Medizin und ehemaliger Professor am Karolinska-Institut in Schweden, im Jahr 2011 in Berlin die europäische Schwerpunktkonferenz zum Thema »Psychische Gesundheit am Arbeitsplatz« ein.[5] Wir wissen viel und auf verschiedensten Ebenen, aber alles Wissen nutzt nichts, wenn wir es nicht in die Praxis umsetzen. Es reicht nicht, den Reis zu haben, man muss ihn auch kochen, wenn man satt werden will.

Stress – was meint der Begriff überhaupt genau?

Es gibt viele verschiedene Definitionen für Stress, die sich je nach Blickwinkel (Medizin, Psychologie etc.) immer etwas unterscheiden. In diesem Buch definieren wir Stress für Sie in seiner Wirkung auf die Person: Immer, wenn wir eine Situation erleben oder eine Aufgabe lösen wollen, die wir als wichtig für uns einstufen und bei der wir uns zugleich nicht sicher sein können, ob wir in der Lage sind, die Situation/Aufgabe zu meistern, geraten wir in Stress. Unser Körper und unser Geist mobilisieren alle Kräfte, um die Anforderung zu bewältigen. Nach der Stressreaktion folgt im Idealfall eine Situation der Entspannung, in der sich alle Systeme wieder auf ein Normalniveau regulieren. Wenn die Stresssituation länger andauert (Tage oder Wochen), sprechen wir von Dauerstress. Ausführlich finden Sie diese Abläufe in Kapitel 5 beschrieben.

KAPITEL 1

Der Druck kommt von allen Seiten – von außen ebenso wie von uns selbst

Ein Vormittag in einem großen Ingenieurbüro. Licht flutet durch die riesigen Glasfenster bis auf den Schreibtisch der Chefsekretärin. Michael Schwarz, 53, steht vor diesem Schreibtisch. Gleich hat er einen Termin bei seinem Chef Dr. Carl Jäger. Michael spürt eine diffuse Unruhe in seinem ganzen Körper, Druck im Bauch und er atmet wie gegen einen unsichtbaren Widerstand. Seine Nackenmuskulatur schmerzt. Aber all das merkt ja glücklicherweise niemand.

Dr. Jägers Sekretärin lächelt ihn an und geleitet ihn ins Zimmer seines Abteilungsleiters. Als Michael den Raum betritt, erhebt sich Dr. Jäger sofort und begrüßt ihn freundlich, vielleicht mit einer Spur von Befangenheit oder Unsicherheit. Dann beginnt er zu sprechen: »Wir wollen heute einmal gar nicht über Projekte reden. Sie wissen ja, dass Sie einer meiner wichtigsten Mitarbeiter sind.« Michael schluckt. Was will sein Chef von ihm? Diese Freundlichkeit? Kein Gespräch über neue Arbeitsaufgaben, Termine, Kundenwünsche? Über was dann? Er fühlt, wie sich das Lächeln in seinem Gesicht verhärtet, sein Mund trocken wird.

Er denkt an die vergangene Nacht: Hatte er in seiner Grübelei vielleicht doch nicht nur Hirngespinste gesehen? Weit vor Sonnenaufgang war er wach geworden, die Vögel waren noch nicht zu hören. Sein Schlafanzug durchgeschwitzt, auf der Brust ein so starker Druck, dass das Atmen schwerfiel. Ein schlechter Traum? Nein! Diffuse Gedanken an das heutige Gespräch hatten ihn aufgeschreckt: Warum bestellt er mich zu sich? Was will er von mir? Wird es vielleicht um die neue Restrukturierung gehen? 30 Stellen sollen abgebaut werden. Bin ich dabei? Eigentlich ist doch alles mit dem Projekt ganz gut gelaufen. Aber was heißt das schon! Und dann sein Alter, 53 Jahre, nicht mehr jung, noch nicht alt, gar nichts!

Seine Frau hatte neben ihm im Bett gelegen. Sie schien ihm Lichtjahre entfernt. Am Abend zuvor hatte er ihr von seinen Befürchtungen erzählen wollen, aber sie hatte über die neuen Auflagen der Schulbehörde und den wiederholten Streit zwischen dem Direktor und ihren Kollegen in der Schule berichtet. Sie war erschöpft und er hatte ihr geraten: »Mach dir nicht so viele Gedanken.« Dann hatten beide geschwiegen und sich den gewohnten Gutenachtkuss gegeben.

Beide Kinder studierten. Das Haus, die Autos, der gesamte Lebensstandard. Was, wenn ihm eine Abfindung angeboten würde, wie sollte sein Leben weitergehen? Er wusste selbst nicht warum, aber just in diesem Moment, als ihm durch den Kopf ging, was auf dem Spiel stand, waren ihm plötzlich all die letzten Jahre falsch vorgekommen. Die vielen Überstunden. Sein großes Pflichtbewusstsein. Seine Begeisterung für die Firma. Wozu das alles? Was hatte er sich erhofft? Beidseitige Loyalität auf Lebenszeit? Wie naiv!

Sein Herz hatte bei dem Gedanken schneller geschlagen. Seine Sorgen waren zu Wut geworden. »Nicht mit mir!«, hatte er gedacht. Er würde auf jeden Fall um eine hohe Abfindung kämpfen, wenn es zum Äußersten käme. Und vielleicht wäre es auch eine Erleichterung, diesen Scheißjob endlich los zu sein. Michael war aus dem Bett gesprungen. Aktiv sein! Das vertreibt die düsteren Gedanken! Er hatte sich unter die Dusche gestellt und sich kampfbereit gemacht.

Ein Mann in Not

Und jetzt steht er hier. Vor Dr. Jäger. Er muss sich konzentrieren, um weiterzulächeln, die Anspannung zu überspielen. Im Kopf der Gedanke: »Leiten Chefs heute so die Kündigung ein?« Doch Jäger fährt schon fort: »Meinen Kollegen und mir ist aufgefallen, dass Sie sich in der letzten Zeit irgendwie verändert haben.« Der Chef macht eine Pause, als suche er nach den richtigen Worten. Michael wartet starr. Endlich fährt Jäger fort: »Vielleicht kann ich es so sagen: Ich erlebe Sie nicht mehr so unbefangen und begeistert wie noch vor zwei, drei Jahren. Manchmal wirken Sie auf mich, als wenn Sie nicht hinter dem stehen, was Sie sagen. Zum Beispiel beim Projektmeeting letzte Woche. Früher hätten Sie mich doch ganz schnell darauf aufmerksam gemacht, dass ich mich in dem Gespräch mit unserem Großkunden verrannt hatte. Nicht, dass Sie mich falsch verstehen. Sie sind ein hervorragender Mitarbeiter. Aber irgendwie scheinen Sie belastet, wo ist Ihre Unbeschwertheit? Ich weiß nicht, ob Sie derzeit Sorgen haben, oder ob ich mich nur täusche. Ich wollte Ihnen einfach meinen Eindruck rückmelden.«

Dr. Jäger greift nach seiner Kaffeetasse, offensichtlich froh, seine Worte ausgesprochen zu haben. Michael sagt erst einmal nichts, doch sein Kopf arbeitet auf Hochtouren. Er ist überrascht, misstrauisch. Was erwidern? Sein Mund ist so trocken, dass er befürchtet, kein Wort herauszubringen. Nur nicht aufhören zu lächeln! Seine Gedanken werden nicht klar, er spürt mehr, als er denkt: »Sei auf der Hut! Vorsicht, Vorsicht!« Dann sagt er: »Nein. Es ist alles gut. Die drei Projekte der letzten Zeit waren wirklich nicht einfach zu stemmen. Aber es ist alles in Ordnung.« Jäger blickt Michael an, als warte er auf mehr: »Hatten Sie ausreichend Unterstützung? Es waren ja viele zusätzliche Kundenwünsche zu berücksichtigen.« Jetzt hat Michael seinen Kurs gefunden. Er richtet sich auf und antwortet mit einer knappen und leicht abwehrenden Handbewegung: »Ja, ja. Das stimmt.

Aber es ging ja.« Doch Jäger fragt weiter: »Und konnten Sie sich auch erholen? Wann haben Sie zuletzt Urlaub gemacht, was planen Sie? Sie wissen ja, die Gesundheit unserer Mitarbeiter ist unser eigentliches Kapital und ich möchte Sie auf keinen Fall verlieren. Einige Momente hatte ich auch schon gedacht, ob Sie sich in einer anderen Abteilung beworben haben. Aber dann habe ich gesehen, dass Sie auch spät nachts noch meine E-Mails beantworten und oft sehr spät nach Hause gehen.« Wieder macht Jäger eine Pause, als suche er nach den passenden Worten. Dann fährt er fort: »Gibt es vielleicht noch ein konkretes Problem oder Konflikte, die wir besprechen sollten? Jetzt, wo wir gerade die Gelegenheit haben. Wissen Sie, ich sehe ja auch nicht immer alles. Und ich bin darauf angewiesen, dass Mitarbeiter, denen ich vertraue, mich auf schwierige Punkte hinweisen, damit wir Dinge verbessern können. Nur so läuft der Laden, ohne dass einer alle Last trägt.«

Michael fühlt sich auf unerwartete Weise entspannter. Irgendeine Last fällt ihm bei diesen Worten von den Schultern. Eine konkrete Frage – jetzt kann er sprechen: »Tatsächlich ist es mit der momentanen Mannschaft ganz schön schwierig, die Projekte zu realisieren. Der Kunde macht unheimlichen Druck und ich stehe ganz schön unter Strom.« Jäger hört zu und fragt aufmerksam nach: »Wo sehen Sie denn den kritischen Punkt?« Nun sind sie im Fachgespräch, der Chef offensichtlich aufrichtig interessiert. Michael fühlt sich wieder auf sicherem Boden: »Die Auswertung der Daten ist viel komplexer, als wir zu Beginn angenommen hatten. Im Grunde müssten wir noch einen Mitarbeiter mehr in der Projektgruppe haben. Auch die Zuarbeit durch den englischen Partner läuft nicht wirklich gut. Das führt immer wieder zu Mehrarbeit und auch zu Missverständnissen.«

Sie unterhalten sich über mögliche Wege, die das Arbeiten im Projekt in bessere Bahnen lenken könnten. Am Ende bemerkt Jäger: »Ich treffe den Projektleiter der englischen Seite nächste Woche persönlich – da spreche ich mal mit ihm und höre raus, was da los ist. Oft ist das ja erhellend. Und was die Ressourcen angeht: Sie wissen ja, wie eng der finanzielle Rahmen ist, aber vielleicht kann Sie Frau Schwabe aus der IT-Abteilung unterstützen, sie ist meines Wissens nach Spezialistin für die Prozesse, die Sie im Projekt abbilden. Ich schaue mal, ob ich sie nicht für einige Monate in Ihr Projekt integrieren kann. Das ist erst einmal alles, was mir einfällt. Aber ich denke weiter nach. Ihre Problemanalyse ist ja sehr konkret – so wie ich es von Ihnen kenne. Danke, dass Sie die Schwierigkeiten so offen angesprochen haben.«

Zum Abschluss meint Dr. Jäger: »Auf jeden Fall sollten Sie abends nicht mehr so lange im Büro sein. Ihre Frau und Ihre Kinder warten doch sicher auf Sie! Außerdem müssen wir einmal über die Mails sprechen: Wenn ich Ihnen von unterwegs schreibe, wie zuletzt aus New York, tue ich das ja oft, weil ich die Wartezeiten am Flughafen so nutzen kann. Aber ich erwarte nicht, dass Sie gleich antworten! Es reicht, wenn Sie mir am nächsten Werktag antworten.« Michael nickt nur noch. Aber Dr. Jäger hat noch mehr zu sagen: »Wir sollten jetzt erst einmal schauen, ob es mit den besprochenen Maßnahmen besser läuft. Lassen Sie uns gleich einen neuen Termin ausmachen. Bei allem Engagement für die Firma ist letztlich doch das Wichtigste, dass wir gesund bleiben – und im Gespräch. Ich hatte gerade ein Seminar zum Thema ›Gesund führen‹ und habe gemerkt, dass wir selbst angesichts all unserer Aufgaben oft zu kurz kommen.« Michael verlässt das Büro, holt sich einen Kaffee, immer noch leicht irritiert und ungläubig. Doch mit jedem Schritt merkt er, wie ihm der sprichwörtliche Stein vom Herzen fällt. Das Licht scheint plötzlich heller und sogar die Gesichter der Kollegen wirken freundlicher. An diesem Tag geht Michael pünktlich nach Hause.

Ist das die Realität in deutschen Unternehmen?

So oder so ähnlich würde ein Gespräch zwischen Chef und ge-
stresstem Mitarbeiter im Idealfall verlaufen. Erst kreist man ein
wenig umeinander, der Mitarbeiter ist vielleicht auch argwöh-
nisch. Mit seinem vom Stress verengten Tunnelblick erwartet er
von allen Seiten neue Angriffe. Wenn der Chef jedoch bei der
Sache bleibt, sich nicht abschrecken lässt und echtes Interesse
zeigt, dann öffnen sich viele Mitarbeiter letztlich doch. Vor allem
die Frage nach ganz konkreten Verbesserungsmöglichkeiten
oder Engpässen im Projektablauf oder Berufsalltag bildet oft
eine gute Brücke zu einem Gespräch, das in die Tiefe gehen
kann.

Aber in welchem Unternehmen läuft der Umgang zwischen
beanspruchten und belasteten Mitarbeitern und ihren Vorgesetzten und Kollegen in dieser Weise? Meist gibt es doch nicht
einmal die Zeit für solche Gespräche. Kann so ein Dialog überhaupt funktionieren? Die allermeisten Chefs können doch gar
nicht in dieser Weise kommunizieren! Und wenn, dann würden
viele Mitarbeiter nicht wahrheitsgemäß antworten. Oder sie antworten gar nicht. Wie weiß die Führungskraft, dass ihre Bemü-
hung »angekommen« ist? Schließlich sind Chef oder Chefin in
der Machtposition, und jede »Schwäche«, die man zugibt, kann
irgendwann auch gegen einen verwendet werden.

So oder so ähnlich denken Sie, lieber Leser und liebe Leserin,
vielleicht über unser Beispiel. Sicherlich haben Sie Ihre ganz eigenen Erfahrungen aus Ihren Arbeitszusammenhängen – und
vermutlich geht es da nicht immer so reibungslos, verständnis-
voll und wertschätzend zu. Ihre Gedanken spiegeln dabei auch
die Widersprüchlichkeit, mit der das Thema Stress, Burnout und
Erschöpfung in den Medien, den Unternehmen und der Gesellschaft diskutiert wird.[6] Auf den Fall von Michael Schwarz und
wie er tatsächlich verlaufen ist, werden wir im Laufe des Buches
noch mehrfach zurückkommen. Michael Schwarz nahm an ei-

ner therapeutischen Gruppe für Patienten mit arbeitsplatzbezogenen Depressionen teil, die Hans-Peter Unger 2009 initiierte. Damals wurde auch das Zentrum für Stressmedizin der Asklepios Klinik Hamburg-Harburg neu gegründet. (Alle Fallbeispiele im Buch beruhen auf realen Ereignissen, Namen und biografische Details wurden zum Schutz der Privatsphäre geändert.)

Burnout hat es auf die große Bühne geschafft

Heute ist Burnout kein Leid mehr, über das man nur hinter vorgehaltener Hand spricht. Mittlerweile ist es ein gesellschaftlich akzeptiertes Leiden geworden. Sätze wie: »Ich schlafe vor lauter Stress schon seit Monaten nicht mehr!« oder »Ich stehe kurz vor dem Burnout«, gehen vielen so leicht über die Lippen wie der Bericht von der letzten Erkältung. Auch ist den meisten Menschen bewusst, dass eine Überdosis Stress psychische Krisen bis hin zum Burnout auslösen kann. Der Zusammenhang zwischen Stress und Erschöpfung ist in gewisser Weise Allgemeinwissen geworden. Und als größte Quelle für belastenden Stress nennen die Deutschen ihre Arbeit.

Selbst in den Betrieben ist Burnout inzwischen kein Tabu mehr und das Thema psychische Gesundheit ist durchaus in den Unternehmen angekommen. Zumindest viele große Firmen haben im Rahmen des betrieblichen Gesundheitsmanagements (BGM) Maßnahmen entwickelt, die psychisch belastete Mitarbeiter unterstützen, egal ob die Belastung ihren Ursprung im privaten oder beruflichen Kontext hat. Viele haben eine externe oder interne Mitarbeiterberatung engagiert (internes oder externes Mitarbeiter-Assistenz-Programm, englisch EAP genannt – *Employee Assistance Program*). EAPs stehen den Betroffenen mit Rat, Coaching oder lösungsorientierter Kurzzeittherapie zur Seite. Anonymität und Schweigepflicht sind garantiert. Regelmäßige Befragungen, in denen der Gesundheitsstatus der Mitarbeiter genau wie die Bewertung der Führungskräfte erhoben wird, finden in großen Unternehmen statt. Und aus den Befragungen resultieren Maßnahmen, die im Sinne eines kontinuierlichen Kreislaufes evaluiert werden.

Als wir im Jahr 2006 unser erstes Buch *Bevor der Job krank macht* schrieben, war von dieser breit angelegten Aufklärung und Unterstützung für Beschäftigte noch wenig zu spüren. Es gab bereits viele Betroffene, aber das Interesse der Unternehmen am Thema psychische Gesundheit lag bei nahezu null. Der Zusammenhang zwischen Dauerstress und psychischen oder körperlichen Erkrankungen war zwar wissenschaftlich belegt, hatte jedoch noch nicht den Weg in die Praxis gefunden. Die Krankenkassen hatten gerade zum ersten Mal in ihrem Gesundheitsbericht das Thema »Psychische Erkrankungen« näher unter die Lupe genommen und vorsichtig einen möglichen Zusammenhang von zu viel Druck am Arbeitsplatz und psychischen Erkrankungen formuliert.[7] Wir wagten in unserem Buch die Behauptung: »Immer mehr Zeichen deuten darauf hin, dass die heutigen Arbeitsbedingungen, mit ihrem hohen Tempo und der wachsenden Arbeitsdichte, ihren hohen Anforderungen an Flexibilität und soziale Fähigkeiten, oftmals Auslöser für Erschöpfungskrisen bis hin zu Depressionen sind.«[8] Damals war das noch eine echte Neuigkeit. Heute zählt das Wissen, dass chronischer Stress zu psychischer Erschöpfung bis hin zum schweren Burnout als Vorstufe von Depressionen führen kann, schon fast zur Allgemeinbildung.

Vor zehn Jahren wäre auch nicht denkbar gewesen, dass ein Psychiater vor 300 Managern eines DAX-Konzerns über das Thema »Gesundheit neu denken in einer veränderten Arbeitswelt« spricht und dabei ganz unverblümt benennt, wie schlechte Führung Mitarbeiter krank macht.[9] Oder dass Stressdepressionen so etwas wie der Arbeitsunfall der Moderne und kein rein privates Problem sind, dass Burnout sehr wohl ein Thema für den Arbeitsschutz und damit für den Arbeitgeber ist. Heute hören die Manager – zumindest einige unter ihnen – interessiert zu. Sie haben akzeptiert, dass psychische Gesundheitsprobleme kein »Makel der Minderleister« sind, sondern alle Beschäftigten betreffen können – häufig in besonders starkem Maße die Leistungsträger. Vielleicht sogar sie selbst. Es ist klar, dass Führung und Organisationskultur des Unternehmens über die Gesundheit der Mitarbeiter mitentscheiden.

Die Theorie ist top – die praktische Umsetzung hinkt hinterher

Doch trotz dieser Lichtblicke ist man derzeit noch weit davon entfernt, das Problem in den Griff zu kriegen. Gerade in der Prävention tut sich viel zu wenig. Immer noch kommen nur etwa 50 Prozent der Unternehmen ihrer Pflicht nach, durch eine Gefährdungsbeurteilung die gesundheitlichen Gefahren im Betrieb systematisch zu erfassen, und lediglich etwa 10 bis 20 Prozent von diesen Unternehmen beleuchten dabei auch die psychischen Belastungsfaktoren – wie beispielsweise Zeitdruck oder fehlende Unterstützung durch Kollegen oder Führungskräfte.[10] Nur ein Bruchteil der Betriebe setzt im Anschluss an die Analyse auch Verbesserungsideen um, die den Stresspegel effektiv senken. Ein strukturiertes betriebliches Gesundheitsmanagement (BGM) besteht bisher überhaupt nur in knapp 40 Prozent der Betriebe. Dabei liegen größere Firmen und solche mit Standort in den neuen Bundesländern vorne.[11]

Bei vielen Führungskräften verursacht die Frage nach der Verantwortung für die psychische Gesundheit ihrer Mitarbeiter immer noch Achselzucken oder den lapidaren Satz: »Ich bin doch kein Therapeut!« Und überhaupt: »Der meiste Stress kommt doch aus dem Privaten.«

Auch das medizinisch therapeutische Versorgungssystem hat bisher noch nicht ausreichend auf die neue Herausforderung reagiert. Zwar bestehen ambulante Therapieangebote und im Ernstfall psychosomatische und psychiatrische Kliniken, die sich auf die Behandlung von Burnout-Betroffenen spezialisiert haben. Burnout ist Kongressthema auf Ärztetagungen, und Kooperationsmodelle von Unternehmen mit Praxen oder Kliniken sind entstanden, dabei handelt es sich jedoch um Einzelfälle. Für viele Ärzte ist der Betrieb immer noch ein blinder Fleck. So antwortete eine Psychiaterin aus der Institutsambulanz einer psychiatrischen Klinik auf die Frage, ob sie sich vorstellen könne, an einem BGM-Kooperationsprojekt mit einem großen Industrieunternehmen in ihrem Versorgungsgebiet mitzuwirken, nur kopfschüttelnd: »Die Betriebsärzte aus dem Unternehmen haben mich einmal eingeladen. Aber bei der Werksbesichtigung war es in den Hallen so laut, ich weiß gar nicht, wie man da arbeiten kann, da werden doch alle krank.« Wer, wie diese Ärztin, der Ansicht ist, dass sich zuerst die Arbeitsumgebung fundamental verändern müsste, bevor ein ärztlicher Rat überhaupt Sinn macht, ist für die Beschäftigten wenig hilfreich. Er verstärkt vermutlich sogar das Gefühl, dem Druck und Stress der Arbeit hilflos ausgeliefert zu sein. Ähnlich abwertend und alternativlos bewerteten Psychotherapeuten vor 50 Jahren Familien und ihren Einfluss auf die seelische Entwicklung der Klienten. Noch bis in die 70er-Jahre sahen viele Psychotherapeuten die Familie schlicht als schuldig für die Störung des Patienten. Heute sieht man dagegen die Familie als System, das Gesundheit und Wohlbefinden fördern, aber auch krank machen kann.

Ähnlich verhält es sich mit dem Berufsleben. Denn Arbeit kann – ebenso wie die Familie – gesund *und* krank machen. Einerseits kommt es auf das Umfeld an, aber andererseits hat auch der Mensch selbst Möglichkeiten, auf die Belastungen so zu reagieren, dass sie ihn stärker oder eben schwächer strapazieren. Nur wenn Betriebsärzte, Hausärzte, Psychotherapeuten und Psychiater das System Arbeit in dieser Weise verstehen, können sie Patienten hilfreich zur Seite stehen.

Vorbeugen wäre besser als Reparieren

Noch investieren wir in unserem Gesundheitssystem vor allem in die »Reparatur« von Krankheiten, die Prävention ist eine Art Stiefkind. Aber erst die Perspektive der Prävention zwingt Ärzte und Psychotherapeuten, den Blick von der Pathogenese – also der Frage nach den Ursachen einer Erkrankung – hin zur Salutogenese zu wenden. Und damit zu den Fragen: Was hält uns gesund? Was stärkt unsere Widerstandsfähigkeit für Stress und Belastungen? Was macht unsere Resilienz aus? (Resilienz ist der Fachbegriff für die menschliche Fähigkeit, Krisen unbeschadet zu meistern.) Dabei ließe sich aus den Antworten auf diese Fragen ableiten, was Menschen für sich selbst und in ihrem Arbeitsumfeld brauchen, um gesund zu bleiben. Sie sind der Schlüssel zu wirksamer Prävention.

Gebraucht werden diese Antworten auch als Basis für eine gelingende Rückkehr in den Job, falls man eine Krise erlebt und für einige Zeit krankgeschrieben war. Denn häufig ist dies ja die zweite Hürde für Menschen, die eine psychische Erkrankung oder Krise durchleben. Der Wiedereinstieg in den Beruf gestaltet sich in vielen Fällen schwierig oder gelingt nicht, weil auf allen Seiten das Wissen für das gesunde Maß an Belastung fehlt. Im Extremfall kommt ein Kreislauf der Ohnmacht und Opferhaltung in Gang, der zur Berufsunfähigkeit führen kann. Hier liegt gewiss eine Ursache für die erschreckende Tatsache, dass psychische Erkrankungen heute der Grund Nummer eins für eine frühzeitige Berentung sind. Wünschenswert und durchaus möglich wäre dagegen, dass die Rückkehr an den Arbeitsplatz gelingt und die Betroffenen ihre Arbeitsfähigkeit langfristig erhalten können.

Die Top Ten der Stresstreiber

Lange Zeit hatten die Zweifler an einem Zusammenhang zwischen Stress und psychischen Krisen die fehlenden wissenschaftlichen Beweise auf ihrer Seite. Auch Unternehmen konnten sich ihrer Verantwortung in gewisser Weise entziehen, indem sie sagten: Die Zusammenhänge sind nicht eindeutig. Und auch die Wirksamkeit von Maßnahmen ist nicht eindeutig nachgewiesen.

Doch inzwischen zeigen viele Studien die Zusammenhänge so deutlich wie die aktuelle »Studie zur Gesundheit Erwachsener in Deutschland« des Robert-Koch-Instituts: »Menschen mit starker Belastung durch chronischen Stress zeigen deutlich häufiger eine aktuelle depressive Symptomatik, ein Burnout-Syndrom oder Schlafstörungen als Menschen ohne starke Belastung durch chronischen Stress.«[12] Zu viel Druck macht krank, lassen sich die Ergebnisse vieler, unabhängig voneinander durchgeführter Untersuchungen zusammenfassen.

Aus der Wissenschaft kennen wir inzwischen auch die psychosozialen Hauptrisikofaktoren am Arbeitsplatz. Entgegen vieler Erwartungen ist es nicht die Menge der Arbeit, die Quantität, die krank machen kann. Unter welchen Bedingungen Arbeit stattfindet, *wie* wir arbeiten, das ist bedeutsam für unsere Gesundheit. Die Sorge um den Arbeitsplatz, mangelnde Wertschätzung durch Vorgesetzte, Kollegen oder Kunden, nicht leistungsgerechte Bezahlung, fehlende Entwicklungsmöglichkeiten, mangelnde Kontrolle über die Arbeit, fehlende soziale Unterstützung bei hoher Arbeitslast, mangelnde Fairness und das Gefühl, seinen Aufgaben oder dem Job im Gesamten nicht (mehr) gewachsen zu sein, sind die am besten untersuchten psychosozialen Risikofaktoren im Arbeitsleben. Für die Betroffenen steigt sowohl das Risiko für depressive Symptome als auch die Gefahr einer Herz-Kreislauf-Erkrankung um 50 bis 100 Prozent.[13] Und sie sterben mit hoher Wahrscheinlichkeit früher als andere. In einer Metaanalyse von verschiedenen Studien mit insgesamt

70 000 Teilnehmern zeigte sich, dass für Menschen unter psychosozialem Stress das Risiko zu sterben (Mortalitätsrisiko) um 21 Prozent ansteigt.[14]

Der Stressreport der Bundesregierung, der die Daten von über 17 000 Beschäftigten analysiert, benennt die stärksten Stresstreiber in deutschen Unternehmen: Termin- und Leistungsdruck sowie die Anforderung, verschiedenartige Arbeiten zeitgleich zu erledigen (Multitasking). Interessanterweise erwähnt der Stressreport auch »Monotonie« als wichtigen Stressor. Denn auch Arbeiten, die stark unterfordern, eintönig sind oder durch starre Vorgaben keinen Spielraum für eigene Entscheidungen lassen, können extrem an den Nerven zerren.

Im Vergleich zum letzten Stressreport aus dem Jahr 2005/2006 kommen die Autoren zu dem Schluss: »Die Belastungswerte scheinen sich auf relativ hohem Niveau einzupendeln.«[15] Die aktuelle Stressstudie der Techniker Krankenkasse, die auch Fragen zum Privatleben stellte, bringt die Ergebnisse ihrer Umfrage etwas salopper auf den Punkt: »Der Job ist Stressfaktor Nummer eins.«[16] Mehr als die Hälfte der Befragten gaben an, dass ihr Leben in den letzten Jahren stressiger geworden sei.[17] 40 Prozent fühlen sich häufig richtiggehend abgearbeitet und über 20 Prozent berichten, dass sie in den letzten drei Jahren einen Burnout oder eine Depression erlitten haben. Ein Drittel der Arbeiter und 20 Prozent der Angestellten haben Angst, den Job zu verlieren.[18] Jeder dritte Stressgeplagte fürchtet zudem, beim Arbeitstempo bald nicht mehr mithalten zu können. Eine Befürchtung, die mit dem Alter zunimmt. Die Angst, im Job nicht mehr gefragt zu sein, ist eine ganz normale Lebenssorge geworden, die bei vielen ständig mehr oder weniger stark an den Nerven nagt.

Auch beim Projektmanager Michael Schwarz, den wir in der Einstiegsszene kennengelernt haben, lief es in der Realität anders ab. Statt Entlastung brachten die Gespräche mit seinem Chef letztlich noch mehr Druck. Sein Projekt ließ sich nicht so glatt wie geplant umsetzen. Doch sein Chef hielt an den Ergebnisvorgaben fest. Michael gab sein Bestes – so wie immer. Er arbeitete meist bis spätabends, häufig auch an den Wochenenden. Doch die Arbeit war immer von Zweifeln überschattet. Denn ob sein Engagement reichen würde, um das Projekt in gute Bahnen zu lenken, das wusste er trotz aller Mühen nicht. Die Sorgen seiner Familie erlebte er als Kritik, und Michael wehrte sie mit Worten ab wie: »Ich kann es gerade nicht ändern. Ihr versteht mich nicht.« Die Panikattacken nachts und das Unwohlsein tagsüber ignorierte er. Sobald er morgens am Schreibtisch saß, vergaß er über all den dringlichen Aufgaben die nächtlichen Strapazen. Bis zur nächsten Nacht. Doch eines Morgens konnte er nicht mehr aufstehen. Sein gesamter Körper verweigerte den Dienst. Sofort dachte er angstvoll an eine lebensbedrohliche Krankheit. Erst nach einer Stunde schaffte er es, sich aus dem Bett zu rollen. An diesem Tag ging er nicht ins Büro, sondern zum Arzt. Die Diagnose: Anpassungsstörung als Reaktion auf schwere Belastung mit Zusatzdiagnose Burnout.

Überzogene Ansprüche an sich selbst: Druck von außen trifft auf Druck von innen

Die Belastungen in der Arbeitswelt sind also bekannt und das krank machende Potenzial von Dauerstress ist erwiesen. Das bestätigen die Umfragen immer wieder aufs Neue. Doch die aktuellen Analysen zeigen auch neue Aspekte. Eine Erkenntnis ist beispielsweise, dass auch die Betroffenen selbst kräftig am Stressregler drehen. 40 Prozent der untersuchten Arbeitnehmer geben in der TK-Stressstudie an, dass sie sich vor allem durch ihre hohen Ansprüche an sich selbst unter Druck gesetzt fühlen. Bei den Frauen liegt dieser Wert sogar bei 50 Prozent. Weit verbreitet ist auch ungünstiges »Coping«, also der Umgang mit Situationen, die einen belasten. Über 40 Prozent der Männer und jungen Menschen greifen bei zu viel Druck zur Flasche. Sechs

Prozent nehmen Aufputsch- und Beruhigungsmittel, um im Alltag zu funktionieren.[19] Man kann sagen: Auch der Anspruch, dass alles im Leben perfekt laufen soll, führt in die Überforderung. Vielen Menschen wird das erst nach der Krise, in der Zeit der Reflexion klar. So erzählen Patienten in Burnout-Kliniken, die eine Erschöpfungskrise durchlebt haben, in den Gesprächsrunden häufig: »Ich habe mir einen guten Teil der Belastung selbst gemacht.« Das betrifft den Arbeitsplatz ebenso wie das Privatleben. Auch in ihrer Freizeit pflegten sie einen vollen Terminkalender und füllten jede freie Minute mit dem Schreiben von Mails und dem Checken des Facebook-Accounts. Sie halfen Freunden auch noch, als sie sich eigentlich längst viel zu erschöpft fühlten. Sie übernahmen jede Zusatzaufgabe und verheimlichten ihre Überforderung. Auf den Rat eines Freundes, sich auch einmal Ruhe zu gönnen, sagten sie nur lapidar: »Wenn ich was anpacke, dann auch richtig!« oder »Was soll ich machen? Die Chefin will es so!«. Nie wären sie auf die Idee gekommen, statt einer Verpflichtung eine Zeit für sich selbst einzuplanen. Sie selbst kamen in ihrem Leben gar nicht vor. Erst der Zusammenbruch stoppte dieses Dasein.

Die neuen Arbeit- und Freizeitnehmer: Interessierte Selbstgefährder

Der Arbeitswissenschaftler Andreas Krause von der Fachhochschule Nordschweiz hat für diesen neuen Typus von Arbeitnehmer den Begriff »Interessierte Selbstgefährdung« geprägt.[20] Interessierte Selbstgefährder wissen alles über Risikofaktoren und über das geeignete Gesundheitsverhalten, doch statt es umzusetzen, arbeiten sie ehrgeizig und haltlos weiter – weit über die Belastungsgrenzen hinaus. Oftmals sind sie sogar selbst davon überzeugt, dass sie diese Anstrengung freiwillig auf sich nehmen, weil sie einen guten Job machen wollen und dieser ihnen im Rahmen der Zielvereinbarung viele Freiheiten lässt. Oder sie haben die feste Idee im Kopf, dass ihr Job sofort gefährdet sei, wenn sie ihren Arbeitsstil verändern. Sie gehen auch krank zur Arbeit und verzichten auf Pausen. Vorgaben vonseiten der Führungskraft oder des Betriebsrates, pünktlich nach Hause zu gehen oder abends keine E-Mails zu checken, empfinden sie als Einschränkung ihrer Freiheits- und Leistungsideale. Entsprechend ignorieren sie ihre Selbstfürsorge sehenden Auges jeden Tag aufs Neue. Selbst das Freizeitverhalten kann in diesen Takt eingewoben sein. Wenn man Sport macht, dann effizient. Voller Begeisterung lässt man seine Schritte und Schlafphasen von »Jawbone Fitness-Armbändern« auswerten – dabei hat man sich erst am Vormittag im Betrieb über die neuen Controlling-Kennziffern beschwert. Interessierte Selbstgefährder werden gemessen und messen sich selbst.

Sportmediziner stellen bereits fest, dass viele Freizeitsportler auch beim körperlichen Ausgleich völlig überehrgeizig agieren und sich ins Übertraining manövrieren. Immer mehr Menschen sind auf ihrer Suche nach dem perfekten Leben nicht aufzuhalten, wischen die Warnhinweise des Partners, der Freunde, der Kollegen, ja sogar des Trainers oder Vorgesetzten beiseite. Sie ignorieren die Signale ihres Körpers, die Schmerzen, das stolpernde Herz, die Schlafprobleme, die Muskel- und Sehnenschmerzen – sie übergehen die Zeichen einfach und machen weiter wie bisher. Erkennen Sie sich eventuell wieder?

Die Unternehmen geben dabei mit modernen Management-Tools eine wettbewerborientierte Arbeitsatmosphäre vor, die Menschen zusätzlich dazu verleitet, ständig über ihre persönlichen Grenzen zu gehen, erklärt Andreas Krause: »Je mehr die eigene Arbeit am Erfolg gemessen wird, an der Erreichung von Zielen, an Kennziffern, an der Überbietung von Benchmarks, desto mehr kommt es zur interessierten Selbstgefährdung.«[21]

Notbremse Burnout

Wer solch ein Leben am Limit führt, verliert jedoch mit der Zeit den Kontakt zu sich selbst und zu seinem Körper. Erst wenn nichts mehr geht, wenn Körper und Seele die Notbremse ziehen, wenn es zum Zusammenbruch kommt, scheint dies die Legitimation zu sein, endlich einmal innezuhalten. Michael Schwarz, der 53-jährige Projektleiter, den Sie bereits kennen, fasste nach seinem Zusammenbruch den Entschluss, sich in psychotherapeutische Behandlung zu begeben. Ihm war klar geworden, dass er auch mit seiner persönlichen Haltung zum Beruf, mit seinem Wunsch, alles richtig zu machen, und einer schier grenzenlosen Loyalität zum Arbeitgeber den Stressmotor kräftig in Schwung gebracht hatte. Und er war sich relativ sicher, dass er bei der nächsten Phase mit Druck oder bei Konflikten im Beruf wieder versuchen würde, die Probleme durch Mehrarbeit und mit der Parole »Durchhalten« zu lösen. Dass dies nicht gesund ist, das hatte er nun schmerzlich erfahren. Schwarz nahm an einer mehrwöchigen Burnout-Therapie teil. In einer der gruppentherapeutischen Sitzungen fragte ihn der Arzt, wie er selbst seinen Burnout bewerte: »Eigentlich ist es eine Art von Selbstschutz in letzter Minute«, antwortete der 53-Jährige. Eine andere Kursteilnehmerin sagte: »So etwas wie eine Notfallreaktion. Schmerzhaft, aber wichtig – so konnte es nicht weitergehen.« Michael ist heute davon überzeugt: »Die Krise war ein Türöffner in ein besseres Leben. Sie war ein Geschenk – denn sonst wäre ich vielleicht körperlich schwer erkrankt oder meine Beziehung wäre zerbrochen.«

Glück gehabt, möchte man dem Projektleiter Michael und anderen Burnout-Betroffenen sagen, die in der Krise vor allem die Chance auf persönliches Wachstum sehen. Denn das gelingt bei Weitem nicht allen. Der Burnout kann zwar tatsächlich eine Art Schutzmantel sein, unter dem sich persönliche Einstellungen und Verhaltensweisen ändern und in dessen Schutzraum eine

Person sich wieder wahrnimmt und zu sich zurückfindet. So erlebt es Michael Schwarz. Auch eine betroffene Hebamme (46) erzählt, dass die psychische Krise der Anlass war, sich aus der extrem fordernden Geburtshilfe zurückzuziehen. »Ich bin nicht mehr wirklich belastbar. Sobald ich unter Druck gerate, fängt es in meinem Ohr an zu pfeifen: der Tinnitus. Dann muss ich raus aus der Situation, sofort!« Unter der Geburt ist das nicht möglich. Heute begleitet sie Frauen durch die Schwangerschaft und gibt Geburtsvorbereitungskurse. Das Erkennen der eigenen Grenze ist eine wichtige Erfahrung geworden: Sie hat heute wieder ein intaktes Privatleben und pflegt persönliche Interessen – all dem hatte sie neben ihrer Arbeit als aktive Hebamme keinen Platz gegeben. Rückblickend kann sie sogar selbstkritisch sehen: »Ich war süchtig nach der Bestätigung der Frauen.« Ihr gesamtes Selbstwertgefühl speiste sich aus ihrer Arbeit. Der Burnout hat sie schmerzlich dazu gezwungen, ein verändertes Selbstbewusstsein zu entwickeln, das unabhängiger von der Dankbarkeit anderer funktioniert. Das erfordert auch Mut. Sogar manche Unternehmen unterstützen inzwischen ihre Mitarbeiter auf diesem Weg. Auszeiten oder ein Tätigkeitenwechsel sind Elemente der Personalentwicklung geworden. Und eine psychische Krise bringt nicht mehr zwangsläufig die berufliche Laufbahn zu Fall.

Dennoch: Für viele Menschen bedeutet die Krise nicht automatisch eine Wendung zum besseren Leben. Der vorübergehende Schutzmantel Burnout kann zur zweiten Haut werden. Manche tragen die Male der Erschöpfung ihr Leben lang. Für sie gilt nach der Erschöpfungskrise: »Einmal Burnout, immer Burnout!« Sie verharren in einer Schon- und Opferhaltung. Konflikte weiten sich aus, das Gefühl der Selbstwirksamkeit geht verloren oder kehrt nicht zurück. Angst und Depression werden chronisch. In manchen Fällen erlangen die Betroffenen die Arbeitsfähigkeit nicht zurück und werden zu Frührentnern. Nicht selten zerbricht die Familie unter der Belastung der Krise.

Hinter der Stresskrise steckt eine Sinnkrise

Macht das Sinn? Dass wir erst mit der Krise zur Wende, zur »Be-Sinnung« kommen? Burnout als Sinnkrise! Oder im Extremfall sogar als Sinnersatz! Was läuft falsch? Warum treffen wir uns auf Partys und Empfängen und klagen über unseren Stress – verteidigen jedoch zugleich unseren selbstausbeuterischen Lebensstil bis aufs Messer? Wir haben uns darin eingerichtet: Das Leben in der digitalen und globalen Welt ist eben so anstrengend. Wir denken: Wenn ich nicht alles mitmache, verliere ich den Job. Oder: Wenn ich nicht jede Option wahrnehme, nicht jeden Wunsch an mein Leben Wirklichkeit werden lasse, ist mein Leben nicht gelungen. Oder: Wenn ich nicht immer aktiv bin, muss ich mich nicht wundern, wenn ich nicht vorankomme. Wenn ich nicht immer erreichbar und online bin, gehöre ich vielleicht bald nicht mehr dazu. Und überhaupt: Jeder ist doch seines Glückes Schmied!

Unser gehetztes Lebensgefühl ist paradoxerweise zu einer Art »must have« geworden, zu einer Auszeichnung des modernen Menschen. Man könnte fast denken, es sei der Preis dafür, dass man noch am Leben ist. Das Stigma, das man mit der Würde eines Auserwählten trägt. Das Thema, über das man sich schichtenverbindend mit jedem unterhalten kann und das genau deswegen ein Stück weit die Gesellschaft zusammenhält. Ob Akademiker oder Arbeiter – alle haben Stress. Stresstalk statt Smalltalk ist der neue soziale Kitt. Prominente mit Burnout schreiben Bestseller, und Talkshow-Auftritte sind garantiert.

Dabei zeigt die klinische Wirklichkeit: Das Burnout-Partygerede ist nichts anderes als Selbstschutz. Die wirklich Betroffenen sprechen ja oft gerade nicht über ihre Gefühle von Überlastung und verheimlichen ihre Erschöpfung. Wer viel über sein gestresstes Leben redet, zeigt also letztlich nur: Ich gehöre dazu! Zu denen, die engagiert und enthusiastisch am Arbeitsleben und damit auch an der Leistungsgesellschaft teilhaben – wenn es sein muss, eben auch bis zur Erschöpfung. Die größte Angst in der Leistungsgesellschaft ist einfach, nicht dazuzugehören, weil man (angeblich) nicht genug leistet. Arbeitslose und Menschen in prekären Beschäftigungsverhältnissen spüren dies sehr direkt durch Ausgrenzung und Abwertung.

Insofern hat es also durchaus Sinn, über Stress zu jammern und zugleich nichts zu verändern. Die gemeinsame Klage schafft das soziale Miteinander, das uns sonst so sehr fehlt.

EXKURS
BURNOUT IST OFFIZIELL KEINE KRANKHEIT. WARUM?

An dieser Stelle wird es höchste Zeit, sich näher damit zu befassen, was mit dem Begriff Burnout eigentlich gemeint und wer genau von der Symptomatik betroffen ist.

Die Möglichkeit, »Burnout« im Sinne einer arbeitsbedingten Überlastung als eigenständige Diagnose festzuhalten, gibt es für Ärzte erst seit dem Jahr 2004. Seitdem ist Burnout im ICD-10, der Internationalen statistischen Klassifikation der Krankheiten, mit deren Hilfe Ärzte ihre Diagnose für die Krankenkasse notieren, als Zusatzdiagnose Z 73 (»Z« für Zusatzdiagnose) verzeichnet. Z 73 steht für »Probleme bei der Lebensbewältigung«, zu denen neben unspezifischen körperlichen und psychischen Belastungen, Mangel an Entspannung oder Freizeit auch Erschöpfungszustände und Burnout gehören. Eine Zusatzdiagnose darf nicht allein gestellt werden, sie folgt immer einer anderen psychischen oder körperlichen Hauptdiagnose.

In 85 Prozent der Fälle diagnostizieren Ärzte derzeit Burnout zusammen mit anderen Erkrankungen der Psyche oder des Körpers, zum Beispiel in Kombination mit Bluthochdruck, Depressionen, Ängsten, Rückenschmerzen oder Tinnitus. In der Hälfte der Fälle ist die begleitende Erkrankung psychiatrisch, meist eine Depression.[22]

Oft sind es die körperlichen Symptome oder Erkrankungen, aufgrund derer Patienten erst den Arzt aufsuchen. Im Gespräch mit dem Mediziner stellt sich dann heraus, dass der Patient außer an diesen mehr oder weniger gut untersuchbaren und objektivierbaren Erkrankungen auch an einer hohen Stressbelastung in seinem beruflichen Alltag leidet. Mit der Zusatzdiagnose »Z 73« kann der Arzt dann festhalten, dass der hohe Stresspegel vermutlich ein Mitauslöser oder sogar die eigentliche Ursache für die gesundheitlichen Beschwerden sein könnte.[23]

Wenn der Arzt jedoch klarstellen möchte, dass der Patient tatsächlich ausschließlich an einer Erschöpfung aufgrund einer Überlastung im Arbeitsleben leidet und bisher (glücklicherweise) noch keine andere manifeste Erkrankung entwickelt hat, so wählt er das Kürzel Z 73.0. In 15 Prozent der diagnostizierten Burnout-Beschwerden entscheiden behandelnde Ärzte derzeit so. Burnout allein (Z 73.0) ist keine Krankheitsdiagnose.

Noch längst kennen und nutzen nicht alle Ärzte die Zusatzdiagnose Z 73, sodass die Krankenkassendaten die Bedeutung von Stress im Job oder im Privatleben bei der Genese psychischer Krankheiten eher zu niedrig als zu hoch einzustufen.

Rechnet man jedoch die aktuellen Daten der Krankenkassen hoch, erkranken derzeit etwa vier Prozent der deutschen Arbeitnehmer jedes Jahr offiziell an Burnout, leiden also an massiven körperlichen und psychischen Beschwerden, die in direktem Zusammenhang mit einer lang andauernden Arbeitsüberforderung stehen. Das betrifft dabei 5,2 Prozent Frauen und 3,3 Prozent Männer, wie das Robert Koch Institut in seiner aktuellen »Studie zur Gesundheit Erwachsener in Deutschland« (DEGS) herausfand.²⁴ Erstmals stellten die Gesundheitsexperten die Frage: »Stress, Schlafstörungen, Depressionen und Burnout – wie belastet sind wir?« Fast 6000 Männer und Frauen wurden befragt und untersucht. Die Ergebnisse der Studie zeigen sowohl das Ausmaß als auch den großen Handlungsbedarf:

Zum Zeitpunkt der Studie litten 8,1 Prozent der Studienteilnehmer (10,2 Prozent der Frauen, 6,1 Prozent der Männer) aktuell an einer Depression. Die 18- bis 29-Jährigen waren dabei mit fast 10 Prozent am stärksten betroffen. Die Forscher konnten auch zeigen, dass chronischer Stress sehr eng mit depressiven Verstimmungen zusammenhängt. Dabei offenbarte sich insbesondere bei Frauen ein interessantes Phänomen: Je höher der sozioökonomische Status, desto häufiger lautete die Diagnose Burnout. Umgekehrt erhielten weniger wohlsituierte Patienten von ihrem Arzt oder Therapeut häufiger die Diagnose einer Depression.

Nach wie vor gilt, dass Frauen häufiger und stärker unter Stress leiden als Männer und auch häufiger an Burnout und Depressionen erkranken. In der aktuellen Stressstudie der Techniker Krankenkasse geben beispielsweise 25 Prozent der Frauen an, unter Dauerdruck zu stehen und sich völlig ausgelaugt und erschöpft zu fühlen, aber nur 20 Prozent der Männer. Doch werfen Experten inzwischen die Frage auf, wie realitätsnah diese Zahlen sind. Der »Männergesundheitsbericht 2013« zeigt, dass psychische Störungen bei Männern deutlich stärker steigen als bei Frauen, Männer jedoch sehr viel seltener über ihre Seelennöte sprechen, und dass Depressionen bei ihnen weitaus seltener korrekt diagnostiziert werden. Dem kulturell geprägten Männerbild entsprechend sind Depressionen bei Männern von externalisierenden Verhaltensweisen geprägt: Reizbarkeit, Aggression, riskantem Verhalten und Suchtmittelgebrauch. Dabei nehmen sich Männer drei Mal häufiger das Leben als Frauen – Suizid gilt als fatale Komplikation einer oft unerkannten und unbehandelten Depression.[25] Zudem erkranken Männer doppelt so häufig wie Frauen an einer Alkoholabhängigkeit.

Psychische Störungen werden heute generell besser erkannt und auch benannt als noch vor einigen Jahren. Betroffene sprechen eher als früher darüber, dass sie sich antriebslos und niedergeschlagen fühlen, Ängste oder Panikattacken haben. Auch mit ihrem Hausarzt. Früher erzählten sie vielleicht nur von ihren chronischen Rückenschmerzen, von Schwindel und Kopfschmerzen und wurden deshalb krankgeschrieben. Die dahinter stehende Depression tauchte in keinem Diagnosebericht auf. Insofern sind sich die Experten darüber einig, dass die steigende Zahl der Krankschreibungen und Frühberentungen aufgrund psychischer Probleme auch mit dieser neuen Offenheit und einer besseren Diagnostik zu tun hat.

Psychische Störungen – generell häufiger als angenommen
In der Diskussion um das Phänomen scheint immer wieder ein Widerspruch aufzutreten. Denn die psychiatrischen Epidemiologen, also die Experten für die Verbreitung, Ursachen und Folgen von psychischen Krankheiten, bestreiten vehement einen Anstieg der psychischen Erkrankungen.[26] Und zugleich berichten die Kranken-

kassen jährlich von steigenden Fallzahlen für Burnout und Depression. Woher genau kommt diese Widersprüchlichkeit und was steckt dahinter?

Zum einen beziehen sich die beiden Expertenkreise nicht auf dieselbe Datenbasis. Den Berichten der Krankenkassen liegen die Ausfalltage im Beruf zugrunde. Die Epidemiologen werten jedoch nicht die Daten der Krankenkassen aus, sondern besuchen eine repräsentative Stichprobe von Menschen zu Hause und erheben diagnostische Interviews. Ihre Ergebnisse sind deshalb so etwas wie die tatsächliche Zahl der manifesten Erkrankungen – aktuell zum Zeitpunkt der Untersuchung, in den vergangenen zwölf Monaten und auf die Lebenszeit der Befragten bezogen. Diese Experten kommen zu dem Schluss, dass im Zeitraum von zwölf Monaten etwa ein Drittel der Bevölkerung eine bedeutsame psychische Störung hat – und dass mehr als 40 Prozent der Bundesbürger einmal in ihrem Leben an einer behandlungsbedürftigen psychischen Störung erkranken.

Letztlich bedeutet das: In der Realität leiden sehr viel mehr Menschen an Ängsten, depressiven Symptomen oder anderen psychischen Erkrankungen, als es die Zahlen der Krankenkassen vermuten lassen. Längst nicht jeder mit psychischen Problemen geht zum Arzt. Längst nicht jeder Arzt erkennt eine psychische Erkrankung. Und viele Patienten gehen mit Symptomen zum Arzt, die sich nur schwer in eine Krankheitsdiagnose fassen lassen und doch Arbeitsunfähigkeit bedingen. Doch dann muss der Krankenkasse gegenüber eine Diagnose gestellt werden, es steht also nicht hinter jeder Krankschreibung eine gesicherte Diagnose. Psychische Erkrankungen sind somit viel häufiger, als die meisten Menschen denken. Auch hier liegt eine mögliche Ursache für die Zunahme der Arbeitsunfähigkeit aufgrund von Depression und Burnout: Das Stigma gegenüber psychischen Leiden beginnt abzunehmen und die Diagnostik hat sich verbessert. Man kann also sagen: Die Krankschreibungen aufgrund psychischer Probleme nehmen tatsächlich ständig zu. Das mag mit der Offenheit der Menschen zu tun haben, aber auch mit der Tatsache, dass man in vielen modernen Berufen nicht

bestehen kann, wenn man psychisch nicht topfit ist. In der Gesamt-
schau ist es jedoch zugleich so, dass psychische Erkrankungen generell sehr viel häufiger auftreten und in Wirklichkeit sehr viel mehr
Menschen in ihrem Leben psychische Krisen und Krankheiten erleben, als es die Zahlen der Krankenkassen vermuten lassen.

Noch jemand ohne Burnout-Verwirrung?

Der Begriff Burnout ist dabei wissenschaftlich immer noch unklar,
auch wenn Ärzte mit dem medizinischen Kürzel Z 73 inzwischen in
ihrer Diagnose darauf hinweisen können, wenn sie bei einem Patienten eine arbeitsbedingte Überlastung beobachten, die eine Ursache für Beschwerden wie Schlafprobleme, Rückenschmerzen oder
depressive Verstimmungen sein könnte. Doch auf die Fragen, was
ein Burnout genau ist, wo Burnout anfängt, wo er sich mit klar definierten Erkrankungen wie Depression überlappt, haben die Fachleute immer noch keine allgemein verbindlichen Antworten gefunden. Die Psychologen und wohl bekanntesten Burnout-Forscher
Christina Maslach und Michael Leiter beschreiben drei zentrale Faktoren, die einen Burnout kennzeichnen: An erster Stelle steht die
»emotionale Erschöpfung«. Betroffene erleben negative Gefühle
wie Ärger, Wut, Angst, Ohnmacht und fühlen sich ausgelaugt und
erschöpft. Den zweiten Faktor bezeichnen Maslach und Leiter als
Depersonalisation und Zynismus. Man wird sich selbst fremd. Es
kommt zum typischen inneren »Wertewandel«, den Menschen im
Burnout-Prozess erfahren. Sie erleben eine zunehmende Diskrepanz zwischen ihrer ursprünglichen beruflichen Intention und der
aktuellen Situation, der sie in ihrem professionellen Alltag begegnen. Ein ausgebrannter Arzt, der seine Arbeitskraft immer ganz den
Patienten widmete, kommt mit dem Aufschrei in die Praxis: »Wenn
heute Abend noch ein Notfallpatient zur Endoskopie in die Sprechstunde gekommen wäre und dann noch kritische Fragen gestellt
hätte, hätte ich ihn erwürgt oder wer weiß was mit dem Endoskop
gemacht!« Sicher ein extremes Beispiel, aber es macht den Ärger,
die Verzweiflung und die Entfremdung von den ursprünglichen Ide-

alen eines guten und immer einsatzbereiten Arztes deutlich. Der dritte Faktor ist der subjektiv und objektiv wahrgenommene Leistungsabfall.[27] Eigentlich gar nicht so unklar, oder?

Wenn man jedoch die Burnout-Definitionen und -Tests studiert, die in der Praxis zur Anwendung kommen, zeigt sich, dass 160 verschiedene Einzelsymptome als Anzeichen für einen Burnout benannt werden – von Schlafproblemen und Schmerzen über emotionale Erschöpfung und Abneigung der Arbeit gegenüber bis hin zu depressiven Verstimmungen.[28] Zum anderen kursieren sehr verschiedene Definitionen von Burnout – und man kann sich seit Jahren nicht auf eine einigen. »In einer älteren Übersichtsarbeit wurden bereits 16 unterschiedliche Burnout-Definitionen einander gegenübergestellt. Die aktuelle Zahl von Definitionsversuchen ist beträchtlich größer«, konstatiert der Psychiater Matthias Berger vom Universitätsklinikum Freiburg als Vertreter der Deutschen Gesellschaft für Psychiatrie, Psychotherapie und Nervenheilkunde (DGPPN) im Positionspapier, in dem die Fachgesellschaft zur Burnout-Diskussion Stellung bezieht.[29]

Burnout als Risikozustand
Die DGPPN stuft Burnout deshalb nicht als Krankheit, sondern als »Risikozustand« ein, der durch lang andauernde Überlastung am Arbeitsplatz ausgelöst wurde. Dieser Risikozustand kann nach Ansicht der DGPPN in klar definierte Krankheiten wie Depression, Angst- und Panikstörungen, Tinnitus, Hypertonie u. Ä. münden, muss es aber nicht. Burnout wird hier nicht als eigenständige Krankheit oder neue psychiatrische Diagnose gesehen, sondern als Risikozustand infolge einer chronischen Stressbelastung am Arbeitsplatz.

Liegt noch keine manifeste Erkrankung vor und ist der Arbeitnehmer »nur« völlig erschöpft, rät die DGPPN dem Einzelnen: »Er selbst kann Stressoren und Belastungen entgegenwirken und somit seine eigenen gesundheitlichen Ressourcen weniger gefährden.« Und sie fordert das Unternehmen dazu auf, sich professionell um die Burnout-Prävention zu kümmern. Damit fiele die Verantwortung für die

Prävention der psychischen Probleme in den Arbeitsschutz. Für Beschäftigte, die an Burnout-Symptomen leiden, bedeutet diese Sicht auf den Burnout jedoch in erster Linie: »Vorsicht! Du bist im Risikozustand! Aber noch nicht krank. Sorge selbst für weniger Stress und kläre deine Probleme mit dem Arbeitgeber. Achte auf Entspannung und treibe Sport! Fertig ist die Burnout-Prävention. Eine medizinische Behandlung ist erst indiziert, wenn eine Person *richtig* krank ist und mit einer Depression am Boden liegt.« Ist es wirklich so einfach? Wird diese Einschätzung dem Leid der vielen Menschen gerecht, die sich ausgebrannt und erschöpft fühlen?

Der Streit um Definitionen geht an der Realität vorbei
Die Realität von Hausärzten, Psychiatern und Psychotherapeuten trifft diese Definition auf jeden Fall nicht. Denn es tut sich ein Widerspruch auf zwischen dem Empfinden der Betroffenen – sie fühlen sich krank – und den Definitionen des Versorgungssystems – es sieht Burnout nicht als Krankheit. Und diesen Widerspruch bekommen die Betroffenen hart zu spüren. Denn die Krankenkassen übernehmen die Behandlungskosten nur, wenn eine klare Diagnose gestellt wird. Andere Maßnahmen laufen unter dem Stichwort Prävention. Ab welcher Schwere ist ein Erschöpfungszustand behandlungsbedürftig? Wie weit gehen depressive Symptome, die in ihrer Intensität und Anzahl noch nicht die Diagnose einer Depression rechtfertigen, und wo fängt die Notwendigkeit einer Behandlung an?

Die Antworten auf diese Fragen sind gerade bei psychischen Erlebnis- und Verhaltensmustern gar nicht einfach. Viele Menschen fühlen sich aber durch den Stress in ihrem Leben derart erschöpft, dass sie konkrete Hilfe und Behandlung bräuchten – die Phase der möglichen Prävention ist für sie sozusagen schon vorbei.

Das Phänomen Burnout zeigt besonders deutlich, dass wir in einem Gesundheitssystem leben, das die Prävention klar von der Behandlung abtrennt. Und damit viel Geld in die Behandlung von Krankheiten und wenig Geld in die Prävention steckt. Das Burnout-

Syndrom als Prozessbeschreibung stößt genau in diese unklare Verbindungsstelle. Wo hört Prävention auf, wo fängt Krankheit an?

Der Projektleiter Michael Schwarz und viele andere Betroffene sehen auf jeden Fall im Rahmen ihrer Genesung plötzlich überdeutlich, dass sie den Bogen der Überlastung schon seit Monaten, manchmal sogar jahrelang überspannt haben. Dass sie die Warnzeichen immer wieder ignoriert und damit auch die Möglichkeiten verpasst haben, den psychischen Zusammenbruch zu verhindern. Und zugleich sehen sie auch, dass ihre Führungskräfte genauso wenig fähig waren, dem Druck die Spitze zu nehmen. Sie erkennen vielleicht sogar die Strukturen, die sie in ihrem Verhalten als »interessierter Selbstgefährder« bestärkt haben.

Wer anfängt, über die Belastungen im Arbeitsleben nachzudenken, kommt nicht umhin, über sich selbst nachzudenken. Arbeitszeit ist Lebenszeit. Und die Frage, warum wir uns dermaßen stressen lassen von Zielvorgaben und Zeitdruck, führt direkt zu unseren persönlichen Werten und Wünschen ans Leben. Das bringt uns zu der Frage, um die es im nächsten Kapitel gehen soll: Was steckt auf einer tieferen Ebene hinter der weit verbreiteten Klage über zu viel Stress und Burnout?

KAPITEL 2
Burnout als Metapher

Seit mehreren Jahren verfolgt uns der Begriff Burnout regelrecht in den Medien. »Noch jemand ohne Burnout?«, fragen die Autoren der Wochenzeitung *Die Zeit* in einer Titelgeschichte im Jahr 2012.[30] Die *Frankfurter Allgemeine Zeitung* schreibt im gleichen Jahr: »Ein medizinisch leerer Modebegriff macht Karriere, egal, was die Fachleute sagen.«[31] Wenige Tage nach diesem Burnoutkritischen Artikel erscheint im Feuilleton derselben Zeitung ein Artikel mit der Überschrift: »Die große Müdigkeit: Ausgebrannt zu sein ist heute kein persönliches Schicksal mehr, sondern ein gesellschaftliches«.[32] Der Autor berichtet »von der politischen Ursache eines privaten Gefühls«. Offensichtlich kann man das Phänomen Burnout von vielen Seiten betrachten – und manche stehen sich diametral gegenüber.

Genau für diese gesellschaftliche Seite des Phänomens Burnout interessieren sich in den letzten Jahren Soziologen und Philosophen. Das Thema Stress, Burnout und Depression ist in den Vordergrund des philosophischen und soziologischen Diskurses gerückt. Wir hatten schon im Laufe des ersten Kapitels gemutmaßt, dass die Klage über den Stress des täglichen Lebens so etwas wie der Kitt sein könnte, der unsere Leistungsgesellschaft zusammenhält.

Wenn Menschen über ihr Gefühl, ausgebrannt zu sein, berichten und in Sätzen wie: »Ich stehe kurz vor dem Burnout!« oder »Dann bin ich voll in ein Burnout gerutscht« ihre persönliche Erschöpfungsgeschichte und ihr subjektives Leiden erzählen, so versteckt sich hinter ihrer Klage auch eine Anklage: dass der moderne Alltag so extrem stressig ist, Arbeit, Schule, Studium, Freizeit und das Leben an sich immer mehr fordern. Und vor allem: dass man gegen diese Leistungsanforderungen offensichtlich nichts tun kann und Angst hat, zurückzufallen.

Die Klage über Burnout gibt dem Unbehagen in der Gesellschaft eine Sprache

Der französische Soziologe Alain Ehrenberg hat in seinem Buch *Das erschöpfte Selbst* die Depression zur Zeiterkrankung der postmodernen Arbeits- und Lebensverhältnisse erklärt.[33] Das ist nun über zehn Jahre her. In seinem neuen Buch *Das Unbehagen in der Gesellschaft* nimmt Ehrenberg diesen Pfad wieder auf. Nun spricht er aus der Perspektive der französischen Soziologie vom »psychosozialen Leiden« in den modernen, am Ideal der Autonomie orientierten Gesellschaften,[34] einem Leiden der Menschen an der Schnittstelle zwischen der Psyche des Einzelnen und den sozialen Phänomenen der Gesellschaft. Ehrenberg zitiert dabei Vordenker wie den französischen Anthropologen Marcel Mauss, der bereits 1921 feststellte, dass eine persönliche Wehklage auch immer eine Äußerung einer Gruppe sei. Das Klagen der einzelnen Mitglieder einer Gesellschaft ist nach Mauss zugleich ein soziales Phänomen. In der Beschwerde des Einzelnen manifestiert sich in gewisser Weise, wo es in der eigenen Seele *und* im gesellschaftlichen Getriebe knirscht. Die Anklage richtet sich dabei immer explizit an einen Adressaten und bedient sich einer starken Symbolik, um ihn zu erreichen. Denn die Klage will erhört werden.

Ehrenberg stellt die These auf, dass in den modernen Gesellschaften der Zwang ebenso wie der Schutz durch die Institutionen der alten hierarchischen Gesellschaftsordnung einem Ideal der Autonomie gewichen ist: »Die autonome Handlung ist der am höchsten bewertete Handlungsstil, den wir am meisten erwarten und den wir am meisten achten.« Und wenn wir unter dem Imperativ der Autonomie leben, dann ist »die seelische Gesundheit zu *der* zeitgenössischen Sprache geworden«. Wenn wir modernen Menschen über unsere seelische Gesundheit sprechen, reflektieren wir gleichzeitig die gesellschaftlichen Verhältnisse, in denen wir leben. Vordergründig sprechen wir über mangelndes Wohlbefinden und klagen über Stress. Aber im Subtext reden wir dabei auch darüber, dass wir die ständigen Veränderungen und Anforderungen zum Beispiel in der Arbeitswelt als bedrohlich empfinden. Wir erzählen von unserer Sorge, dass wir es nicht schaffen, unser Leben so zu leben, wie wir es möchten, und hinter unseren Möglichkeiten zurückbleiben. Der Begriff Burnout kann als Teil dieser Klage gesehen werden.

In der Diskussion um das Phänomen Burnout geht es also um viel mehr als um die Frage, ob es sich um eine neue Krankheit handelt oder nicht. In der Debatte wird die Freiheit in der modernen Leistungsgesellschaft auf den Prüfstand gestellt. Klagen Menschen über ihre Erschöpfung und ihren Stress, hinterfragen sie zugleich auch die gesellschaftlichen Normen, die sie in diese Notlage bringen. Und suchen nach dem Sinn.

Wenn der 53-jährige Projektleiter Michael seiner Frau von den großen Belastungen erzählt, die er in seinem Projekt erlebt, dann erzählt er letztlich auch von dem unerbittlichen Management in der Firma. Vermutlich wird Michael seine Situation auch einordnen und von den ungünstigen Verträgen mit ausländischen Vertragspartnern erzählen, die ihm jetzt den Druck machen. Oder von Kollegen und Chefs, die heute weniger Unterstützung als früher geben. Möglicherweise interpretiert er seine Situation sogar als logische Folge des ständigen Personalabbaus in seinem Unternehmen oder bringt sie mit der Abwertung älterer Arbeitnehmer in Zusammenhang. Und vielleicht formuliert er sogar die Sorge, dass der Stress ja ihm nicht nur gesundheitlich schadet, sondern ihn auch in seiner Rolle als moderner Ehemann und Vater in Gefahr bringt.

Burnout als Metapher

Dass Menschen sich Begriffe und Bilder für neue und unerklärliche Entwicklungen in ihrem Leben schaffen, um darüber miteinander sprechen zu können, ist ein bekanntes Phänomen. In der Literatur bezeichnet man diese »Bilder« als Metaphern. Da wird ein Mensch als »Lichtblick« bezeichnet, um seine besondere Strahlkraft zu unterstreichen. Oder wir sprechen vom Gehirn als »Computer« und »Festplatte«. Es sind solche Sprachbilder, die uns ermöglichen, komplexe und abstrakte Zusammenhänge greifbar zu machen.

Burnout ist in diesem Sinne unser neu geschaffenes Bild, unsere Metapher für einen engagierten Menschen, der sich durch die hohe Arbeitslast und all die anderen Anforderungen des Lebens erschöpft und ausbrennt. Er hat alles gegeben, aber am Ende war es sinnlos. Seine Intention, sein Anspruch hat sich nicht erfüllt.

»Am Anfang und am Ende des Verstehens, Erklärens und Aufklärens stehen Metaphern. Unsere alltägliche wie auch die wissenschaftliche Suche nach Erkenntnis ist unvermeidbar gebunden an Metaphern«, schreibt Matthias Junge in der Einleitung zu dem Kongressband *Metaphern und Gesellschaft*.[35] Metaphern geben uns Orientierung und beeinflussen das Selbstverständnis einer Gesellschaft. Es sind kondensierte Sprachbilder, die auch die Kraft haben, verschiedene Kontexte miteinander zu verbinden. Burnout steht im Kontext der Arbeitswelt, hat aber Schnittflächen zur Psychiatrie, der Psychologie, der Arbeits- und Organisationswissenschaft, der Soziologie und auch der Philosophie. Dabei vereint die Metapher die Erkenntnisse aus den wissenschaftlichen Disziplinen mit dem persönlichen Erleben.

Die Kommunikation und die Diskussion über ein neues gesellschaftliches Thema werden extrem beflügelt, sobald es einen griffigen Namen dafür gibt. Nicht nur die Medien nehmen den

Begriff dann dankbar auf und diskutieren ihn aus jeder erdenklichen Sicht – so wie es in den letzten Jahren rund um Burnout geschah. Auch Philosophen bedienen sich der Vokabel als Denkanstoß. Byung-Chul Han reflektiert schreibend über die »Müdigkeitsgesellschaft«, Peter Sloterdijk schreibt über »Stress und Freiheit« und fordert uns mit einem anderen Buch auf: »Du musst dein Leben ändern«.

Ausgebrannt klingt besser als depressiv

Interessanterweise ist in Deutschland der Begriff »Burnout«, also das Bild des »Ausbrennens«, besonders populär. Hierzulande haben wir uns offenbar auf diese Vokabel für das psychosoziale Leiden geeinigt. In den USA sprechen Mediziner eher vom »Fatigue Syndrom«, also der Ermüdung. Holländer und Skandinavier sprechen von »stress related mental disorders« (stressassoziierte psychische Störungen) und Franzosen klagen schlicht über zu viel »Stress«.

Man kann sich also fragen, warum sich die Deutschen speziell für die Metapher des »Ausbrennens« entschieden haben. Der amerikanische Psychoanalytiker Herbert Freudenberger prägte den Begriff Burnout in den 1970er-Jahren.[36] Er hatte ihn von dem Titel des Romans *A Burnt-out Case* aus dem Jahr 1960 von Graham Greene entliehen, in dem ein desillusionierter Architekt seinen Beruf aufgibt, um im afrikanischen Dschungel zu leben. Freudenberger beschrieb mit dem Begriff Menschen, die engagiert in sozialen Berufen arbeiten und sich in der Hilfe für andere völlig verausgaben.

Dabei prägte Freudenberger auch eine Überzeugung, die sich bis heute hält: Wer ausbrennt, muss zuvor gebrannt haben. Damit wurde Burnout geadelt und zur Krankheit der Fleißigen und Engagierten erklärt, so wie der Herzinfarkt in den Jahren des Wirtschaftswunders als Managerkrankheit angesehen wurde.

Bis heute gilt Burnout in Deutschland als Erkrankung der besonders Leistungsorientierten. Der Satz »Ich bin total ausgebrannt« kommt den meisten entsprechend leichter über die Lippen als »Ich kann nicht mehr«.

Altdeutsch kommt das Wort »brennen« interessanterweise von »verbrennen«, auch wenn diese Bedeutungsebene von Vernichtung, Desillusionierung und Tod kaum jemand bewusst sein dürfte, wenn er davon spricht, für eine Sache zu brennen. Zu nah ist in unserem heutigen Sprachgebrauch die etymologische Nähe zu den Wörtern »begeistern«, »Lebensdurst« und »Eroberungslust«.

Der Soziologe Ehrenberg bringt diese beiden Seiten des Burnout-Begriffs – das Brennen und das Ausbrennen – treffend zusammen: Die Autonomie als höchstes Handlungsideal spiegelt sich zwingend in den beiden Facetten des modernen Individuums, es bedingt seine eroberungslustige und seine leidende Seite. Das psychosoziale Leiden und die seelische Gesundheit ist im Rahmen unseres Soziallebens, das sich an der Autonomie orientiert, zu *der* zeitgenössischen Sprache geworden. Die seelische Gesundheit ist daher auch nicht nur Teil der Medizin, Psychiatrie oder Psychologie, sondern integrativer Teil unseres sozialen Zusammenlebens, unserer Sprache, unser Kitt.

Burnout ist deshalb seit den 1970er-Jahren Symbol für den nach Autonomie und Erfolg strebenden Menschen, der sich jedoch mit seinem Scheitern, seinem Ausbrennen, seiner Erschöpfung konfrontiert sieht. Das ist die soziale Klage: der moderne Mensch als Schöpfer und Erschöpfter zugleich. Wenn Burnout also eine Metapher für das Brennen und Ausbrennen, für die eroberungslustige und die leidende Seite des autonomen Menschen ist, dann wenden wir uns nach der klagenden der gewinnenden und erobernden Seite zu.

Wahlfreiheit an sich ist weder gut noch schlecht

Die Lebensbedingungen unter dem Ideal der autonomen Handlung sind voller positiver Errungenschaften: Wir wollen Individualität, Freiheit und Selbstverwirklichung nicht missen. Es ist großartig, dass grundsätzlich jeder Mann und jede Frau heute (theoretisch zumindest) Familie *und* Beruf leben kann – und man sich nicht wie nach alten Rollenmustern für nur einen Bereich des Lebens entscheiden soll. Man genießt, überall erreichbar zu sein. Viele genießen sogar, dass sie Arbeit und Privatleben nicht mehr scharf trennen brauchen und von überall Zugriff auf den Firmenserver haben. Keine Wahlmöglichkeiten zu haben, würde sehr viele Menschen noch viel mehr stressen als die heute übliche Qual der Wahl. Genauso empfinden viele von uns Langeweile als schlimmste Strafe. Die Uhr zurückzudrehen in eine Welt, in der vieles vorgegeben ist – die gesellschaftlichen Schichten, die Rollenverteilung zwischen den Geschlechtern, der feste Tagesrhythmus und die unerbittliche Sexualordnung –, das wäre sicher nicht die Lösung.

An diesem Punkt wird deutlich, dass wir oft gar nicht genau wissen können: Ist diese oder jene Entwicklung in Gesellschaft und Wirtschaft ein Vorteil oder ein Nachteil in der global vernetzten Welt? Entscheidend ist vielmehr, dass wir für diese Entwicklungen und ihre Konsequenzen überhaupt offen sind und sie begreifen, um dann einen guten Umgang damit zu finden, uns beispielsweise klar für oder gegen bestimmte Anforderungen und Gelegenheiten zu entscheiden. So galt das Internet bis vor Kurzem als ein freier Raum der Möglichkeiten, bis durch die mutige Handlung eines Einzelnen klar wurde, wer das Internet beherrscht und unsere Daten mitliest oder für eigene Zwecke missbraucht.

Vor allem in der Arbeitswelt wird Freiheit schnell zum Zwang

Der Philosoph Byung-Chul Han (*Müdigkeitsgesellschaft*), der in Karlsruhe Philosophie und Medientheorie lehrt, hat den Wandel von der Disziplinar- zur individualisierten Leistungsgesellschaft und dessen Auswirkungen auf den Einzelnen eingehend analysiert. Für ihn ist klar, dass die moderne Freiheit letztlich für jeden Arbeitnehmer in den perfektionierten Zwang umschlagen kann. Man habe einfach irgendwann festgestellt, dass die »Negativität des Verbotes« die Motivation der Mitarbeiter blockiert und begrenzt. Dagegen macht die »Positivität des Könnens« eine weitere Steigerung der Leistung möglich – und das sehr effizient![37]

Das Arbeitsleben wird nicht mehr vornehmlich gesteuert von Verboten und Forderungen, die ein Chef formuliert und deren Einhalten er kontrolliert. Der heutige Führungsstil in Unternehmen gibt zwar über Zielvereinbarungen ein Ziel vor – den Weg dorthin kann jedoch jeder relativ frei gestalten. Eigeninitiative und Eigenverantwortung sind gefragt. Der autonome Mitarbeiter macht die Ziele des Unternehmens zu seinen eigenen. Nicht der Chef ist mehr der härteste Antreiber: Das übernehmen wir inzwischen selbst. Wir verinnerlichen das Betriebsziel und beuten uns selbst aus. Über vielfältige Controlling-Systeme, Zielvereinbarungen und Gewinnbeteiligungen werden wir dabei auf Kurs gehalten. Die Herrschaftsstrukturen verwischen sich, und wie der Soziologe Ehrenberg anmerkt, werden auch die gesellschaftlichen Bindungen schwächer in demokratischen Gesellschaften, in denen Massenindividualismus und globalisierter Kapitalismus sich durchdringen.

Der Philosoph Han argumentiert weiter, dass dieser frei anmutende Rahmen möglicherweise einen viel größeren Leistungszwang auf den Einzelnen ausübt als der frühere strenge und kontrollierende Chef. »Der Wegfall der äußeren Herrschaftsinstanz führt nicht zur Freiheit. Er lässt vielmehr Freiheit und Zwang zusammenfallen«, erklärt Han. »So überlässt sich das Leistungssubjekt der zwingenden Freiheit oder dem freien Zwang zur Maximierung der Leistung.«

Das klingt zwar akademisch. Aber im Grunde erlebt jeder diesen Mechanismus am eigenen Leibe: Man arbeitet besonders gerne und sehr viel engagierter, wenn man im Job etwas tun kann, das man sich selbst ausgesucht hat, was zum eigenen Ziel wird. Man fühlt sich verantwortlich für das Gelingen, macht Überstunden, wenn der Erfolg des Projektes davon abhängt, und denkt auch am Wochenende über gute Lösungen nach. Man ist persönlich am Erfolg interessiert. Das ist, was Han meint. Und es liegt in der Natur der Sache, dass man mit seinem Engagement oft über die persönlichen gesunden Grenzen hinausschießt: »Der Exzess der Arbeit und Leistung verschärft sich zu einer Selbstausbeutung.«

Unternehmen haben längst begriffen und in ihr Management integriert, dass mit dem Versprechen von Anerkennung und Belohnung sehr viel mehr Leistung von seinen Beschäftigten zu erreichen ist als mit der Androhung von Strafe bei Nichterreichen bestimmter Ziele. An die Stelle des »Du musst!« ist ein »Du kannst« getreten. Die Arbeitnehmer der Könnensgesellschaft sind dabei extrem produktiv und aus sich selbst heraus motiviert, ihr Bestes zu geben – bis hin zur völligen Verausgabung.

Diese gewisse Manipulation spüren viele von uns täglich – und fühlen sich dem Sog dennoch ausgeliefert. Und genau das beklagen wir in unseren Gesprächen über Stress und Burnout. Es ist eine gesellschaftliche Klage, die nach Gemeinschaft und nach Solidarität schreit. Die Litanei über den Stress ist der gemeinsame soziale Nenner in einer Gesellschaft, in der staatlicher Schutz weniger wirksam und persönliche Bindungen lockerer geworden sind.

Dass wir die neue gesellschaftliche Freiheit auch für mehr persönliche Freiheit nutzen könnten, kommt den meisten noch nicht einmal in den Sinn. Zu sehr sind wir gerade in Deutschland dem Leistungsideal verhaftet. Dazu Han: Das »Leistungssubjekt bleibt diszipliniert. Es hat in der vorangegangenen hierarchischen Disziplinargesellschaft seine Disziplin gelernt und vollkommen verinnerlicht.« Und das in allen Lebensbereichen: Arbeit, Partnerschaft, Freizeit, Kindererziehung – kaum ein Bereich, in dem wir nicht noch Optimierungspotenzial sehen und uns fragen: »Ginge das nicht auch noch besser?«

Die klassischen Ruhepole im Leben der Menschen sind weitgehend verschwunden. Die traditionelle Familie ist ein Auslaufmodell. Scheidungen, Patchworkfamilien und Single-Haushalte werden häufiger. Die Religion, die über viele Generationen hinweg einen stabilen Werte- und Handlungsrahmen vorgab, ist Geschichte. Nur die wenigsten Menschen finden noch Rückzug und Sicherheit im Glauben.

Und während die autoritäre und hierarchische Disziplinargesellschaft als typischen Gegenentwurf den politischen Revolutionär, den psychisch Auffälligen oder den Gesetzesbrecher hervorbrachte – also Menschen, die von den vorgegebenen Normen und Regeln abweichen –, bringt die Leistungsgesellschaft die große Müdigkeit hervor, die Depression und den Burnout.[38]

Die Burnout-Diskussion zeigt uns den Weg zum guten Leben

Genau deshalb ist die Debatte rund um Burnout auch ein guter Wegweiser, der uns zeigt, was in unserer Gesellschaft und in unserem Leben schiefläuft. Die konkreten Klagen, die sich hinter dem Gerede über Stress und Burnout zeigen, decken gesellschaftliche Missstände auf und lenken den Blick auf die Wurzeln unseres Unbehagens. Sie zeigen auch unsere menschlichen Schwächen im Umgang mit den Anforderungen in der modernen Welt.

Das Phänomen Burnout wirft also weitaus mehr Fragen auf als die, ob es sich um eine neue Krankheit, eine Modediagnose oder »nur« einen Risikozustand handelt. So oder so ist es geboten, die Behandlung der Betroffenen weiter zu verbessern und noch viel stärker auf die wirklichen Bedürfnisse der Menschen abzustimmen, die sich in einer Erschöpfungskrise befinden. Begreifen wir Burnout und die damit verbundene Diskussion rund um die Leistungsgesellschaft jedoch auch als Metapher, die illustriert, in welcher Weise unser psychisches Wohlbefinden mit unseren sozialen Lebens- und Arbeitsbedingungen verbunden ist, dann weist uns diese Debatte auf die Spur zum Nachdenken über die Gesellschaft, in der wir gemeinsam leben: Was ist wirkliche innere Entscheidungsfreiheit? Wie gelingt gutes Leben und Arbeiten? Wie bleiben wir gesund in einer individualisierten, säkularisierten und kapitalistischen Welt?

Im nächsten Kapitel werfen wir einen Blick auf unsere moderne Arbeitswelt und die Frage, warum das Arbeiten für viele so stressig geworden ist. Klar, die Wirtschaft ist globalisiert. Aber das ist nur ein abstrakter Überbegriff für die tatsächlichen Veränderungen. In unserem praktischen Arbeitsalltag hat sich etwas ganz anderes umgestaltet, das unmittelbar unser Verhalten, unsere Emotionen und unser Stressempfinden beeinflusst: Die heutige Wirtschaft fordert von uns nicht nur unseren Arbeitseinsatz als Produktivkraft, sondern auch unsere Gefühle. Und das kann ganz schön an die Nerven gehen.

KAPITEL 3
Der emotionale Kapitalismus

Eine heiße Spur, die uns der Frage näherbringt, warum es den Menschen so schwerfällt, sich gegen den Druck und das Tempo, das die moderne Arbeitswelt vorgibt, zu wappnen, führt zu unseren Gefühlen. Gemeinhin gilt die Wirtschaft ja als durchaus rationales Konstrukt. Da wird kühl kalkuliert, hart verhandelt und ohne Emotionen rationalisiert. Die Wirtschaft ist das Kopf-Business schlechthin. In unserer Vorstellung.

Die israelische Soziologin Eva Illouz zeigt in ihrem 2009 erschienenen Buch *Die Errettung der modernen Seele*, wie sehr wir uns irren.[39] Illouz prägte in ihren Vorlesungen, die unter dem Titel »Gefühle in Zeiten des Kapitalismus« auch als Buch erschienen sind, den Begriff des »emotionalen Kapitalismus«.[40] Damit beschreibt sie unsere Gesellschaftsform, in der einerseits Emotionen in Ökonomie und Arbeitsleben eine immer größere Rolle spielen, in der auf der anderen Seite unsere private Gefühlswelt immer stärker von typischen Denkansätzen des Kapitalismus durchdrungen wird. Was meint sie damit genau? Illouz zeichnet den Weg der modernen Psychologie von der Entdeckung des Unbewussten und der Triebe durch Sigmund Freud bis zur heutigen Therapie- und Coaching-Kultur nach. Sie kommt zu dem Schluss: »Wir leben in einer durchpsychologisierten Gesellschaft.«[41]

Die Psychologisierung und damit der kontrollierte Umgang mit unseren Gefühlen zieht sich durch alle Bereiche unseres Lebens und prägt den »emotionalen Stil« (Illouz) der Gesellschaft. Heute ist es ganz selbstverständlich, dass Menschen sogar im

Fernsehen von ihren intimsten Empfindungen sprechen, sei es Liebe oder Hass. Längst gehören Therapien und Selbsthilfegruppen zur ganz normalen Alltagserfahrung der bürgerlichen Mittelschicht. Für Ehekrisen, berufliche Probleme, unerfüllte Wünsche, den Umgang mit Erkrankungen und jedwedes andere seelische Unbehagen gibt es den passenden Coach oder Therapeuten. Auch in der Arbeitswelt spielen Psyche und Gefühle eine nie da gewesene Rolle. Führungskräfte ebenso wie Mitarbeiter sollen »emotional intelligent« kommunizieren und sich empathisch in die Gefühlswelt ihres Gegenübers einfühlen. Die Vorstellung, seinen Job »mit Leidenschaft« auszuüben und am besten seinen »Beruf zu lieben«, ist völlig normal.

Emotionen managen heißt Erfolg managen

Auch die Überzeugung, dass wir unsere Gefühle steuern können, gehört zu unserer psychologisierten Gesellschaft. Die logische Schlussfolgerung ist, dass an seiner Gefühlswelt arbeiten kann und sollte, wer erfolgreich sein will. Kein Spitzensportler kommt heute mehr ohne psychologischen Beistand aus, und wenn ein Kind in der Schule oder eine Führungskraft im Unternehmen nicht perfekt funktioniert, wird schnell ein spezialisierter Therapeut oder Coach aufgesucht. Gut gemanagte Gefühle gelten als Ass im Ärmel. Spätestens in der Schule lernt heute jeder, dass es richtig und wichtig ist, die eigenen Gefühle unter Kontrolle zu haben und in einem Gespräch immer auch die Gefühlswelt des Gegenübers im Auge zu behalten.

Der Industriekonzern Hewlett Packard (HP) formuliert es in seiner Selbstdarstellung so: »HP ist ein Unternehmen, in dem man den Geist der Kommunikation atmen kann – den mächtigen Geist wechselseitiger Beziehungen. Ein Unternehmen, in dem Menschen kommunizieren und aufeinander zugehen. HP steht für eine emotionale Beziehung.«[42] Die Soziologin Eva Illouz interpretiert die Haltung, die hinter solchen Sätzen steht, folgendermaßen: Die »Kommunikationsfähigkeit definiert mittlerweile die Idealvorstellung des unternehmerischen Selbst«, so Illouz, »die eigenartige Mischung aus Eigennutz und Mitgefühl, aus Aufmerksamkeit auf sich selbst und Manipulation anderer bringt einen historisch neuen Typus von Selbst zum Ausdruck, den ich als *reflexives Selbst* bezeichne«.[43] Dieses reflexive Selbst hat nach Illouz »starke Mechanismen der Selbstkontrolle internalisiert, um seine Interessen nicht durch die unverhohlene Zurschaustellung selbstsüchtigen Konkurrenzdenkens zu verfolgen, sondern durch die Kunst, soziale Beziehungen zu meistern.«[44]

Wer kennt das nicht? Man hat ein bestimmtes persönliches Ziel im Auge. Möchte beispielsweise gerne, dass der Kollege eine Aufgabe übernimmt oder vom Chef erfahren, was ihm wirklich wichtig ist. In der Regel poltert man nicht ins Büro und brüllt: »Ich will …« oder »Du musst mal für mich …!«. Nein, wir prüfen sorgsam die Stimmung unseres Gegenübers. Wir sagen zum Einstieg etwas, von dem wir wissen, dass der andere es als nett empfinden wird. Ein »Hallo«, ein »Wie geht es dir?« oder »Hatten Sie ein schönes Wochenende?«. Wir tasten uns an die Stimmung des anderen und damit an unser weiteres Vorgehen heran. Ist jetzt schon der richtige Zeitpunkt, um mein Anliegen vorzubringen? Oder warte ich noch einen Moment? Gehe ich erst einmal noch eine Runde auf die Gefühle meines Gegenübers ein? Oder spreche ich jetzt über mein Befinden?

Dabei überprüfen wir die ganze Zeit sorgsam unseren eigenen Kommunikationsstil und welche Emotionen wir sinnvollerweise von uns preisgeben. Immer mit dem Fokus auf die zentrale Frage: Wie erreiche ich die maximale Verbundenheit mit meinem Gegenüber? Welches ist bei ihm der emotionale Punkt, an dem ich ihn von meiner Sache überzeugen kann? Denn so erreiche ich geschickt mein Ziel. Die obersten Gebote in dieser Art von Kommunikation sind: Bleib auf dem positiven Weg! Sorge für eine gute und wertschätzende emotionale Atmosphäre! Verletze nicht! Sei nicht zu egozentrisch! Behalte dein Ziel im Auge!

Ein Heer von Psychologen im Gewand von Beratern, Stress-, Konflikt- und Kommunikationstrainern lehrt genau diese Fähigkeiten in Büros und Produktionshallen. Und Personalchefs bewerten diese clevere Art der Interaktion heutzutage sogar als einen der wichtigsten Erfolgsfaktoren für eine Führungskraft.[45] Denn sie entscheidet darüber, ob eine Führungskraft ihre Mitarbeiter immer wieder zu Höchstleistungen motivieren kann und ob sie es schafft, das Team auch durch die nächste Umstrukturierung zu führen, ohne dass die Begeisterung für die Unternehmensziele nachlässt. Sage mir, wie du kommunizierst, und ich sage dir, wie weit du bei uns kommst.

Emotionale Intelligenz ist das neue Kapital

Die Kontrolle und der geschickte Einsatz der Gefühle feiert in den letzten 100 Jahren einen Siegeszug in der Arbeitswelt – also dort, wo man sie erst einmal nicht vermuten würde. Dabei sind manche Gefühle in Werkhallen und Bürofluren nach wie vor unerwünscht: heftige Affekte wie Wut oder Eifersucht, Liebe und ausgeprägter Neid. Sie stören die Arbeitsfähigkeit und den Bürofrieden. Die Gefühle, die mit reindürfen, sind so etwas wie die domestizierten Geschwister der rauen Emotionen. Sie reißen uns nicht mit, sondern »optimieren« schlicht das Miteinander. Sogar der Chef gibt seine Emotionen nicht an der Garderobe ab, sondern zeigt Gefühl. »Ich freue mich, dass …« oder »Ich bin besorgt, dass« oder »Ich habe mich geärgert, weil …«, sind durchaus gängige Sätze im modernen Gespräch mit Chefs oder Kollegen. Zugleich nimmt man die Gefühle des Gegenübers ernst und nutzt sie sogar dazu, um ihn in eine gewünschte Richtung zu lenken: »Ich nehme Ihren Ärger ernst – und deshalb schlage ich vor …«

In der Dienstleistungs- und Leistungsgesellschaft ist dieser manipulierende Umgang mit Emotionen längst zu einer Art Kapital geworden. Jeder setzt es ein, um seine Ziele zu erreichen. Viele Chefs beherrschen inzwischen brillant diese Kunst des empathischen Zuhörens mit der Absicht, den anderen letztlich in eine gewünschte Richtung zu lenken. So erklären beispielsweise Führungskräfte ganz verschiedener Hierarchiestufen in einer Umfrage der »Wertekommission« ohne mit der Wimper zu zucken, dass für sie die gelebten Werte im Unternehmen extrem wichtig seien.[46] Vor allem für die Mitarbeiterbindung. Dabei gilt ihnen mit 80 Prozent Zustimmung »Glaubwürdigkeit« als bedeutsamster Wert in Bezug auf das alltägliche Handeln im Unternehmen – also auch in der Beziehung und im Gespräch mit den Mitarbeitern. Das klingt gut. Nur: Von denselben Führungskräften gibt nur die Hälfte an, dass »Ehrlichkeit« für sie wichtig sei. 13 Prozent finden sogar, dass Ehrlichkeit »für den langfristigen Unternehmenserfolg unwichtig« sei. Und dem Wert »Solidarität« messen nur 50 Prozent Bedeutung bei.

Was heißt das? Dass es nicht selten ist, dass eine Führungskraft mit bestimmten rhetorischen Mitteln, einer geschickten Auswahl an Wahrheiten und der richtigen Prise von Emotion in der Kommunikation sehr glaubwürdig erscheint. Doch dass man sich hüten sollte, diese Glaubwürdigkeit als Zeichen einer tieferen Ehrlichkeit oder Solidarität zu interpretieren. Willkommen bei der Business-Form der Authentizität.

Wir entwickeln zwei Gefühlshaushalte

Dabei entwickeln wir mit der Zeit nach Illouz so etwas wie zwei Gefühlshaushalte. Während wir in unserem Privatleben von unserem Partner einfordern, dass er seine *echten* Gefühle zeigen soll und unser romantisches Liebesideal einlöst, in der Liebe »echt und unverstellt« zu sein hat, geht es am Arbeitsplatz gerade um die Kontrolle unserer Gefühle und ihren manipulativen Einsatz zur Zielerreichung. Egal ob im Gespräch mit dem Kunden oder dem schwierigen Mitarbeiter, immer sind wir dabei, die eigenen Gefühle und die emotionale Situation des Gegenübers zu reflektieren, um ein Ziel zu erreichen.

Den meisten ist nicht einmal bewusst, dass sie für berufliche Gespräche in gewisser Weise längst den Kommunikationsstil von Psychotherapeuten übernommen haben. In einer Diskussion über die Veränderung der Arbeitssituation in einer großen Bank sprang ein Mitarbeiter der Bank plötzlich auf und sagte: »Herr Unger, im Grunde mache ich mit meinen Kunden doch nichts anderes als Sie mit Ihren Patienten, *Beziehungsarbeit*!« Besser lässt sich die Veränderung von der Handarbeit und Büroarbeit zur emotionalen oder Beziehungsarbeit in der heutigen Dienst-Leistungs-Gesellschaft nicht beschreiben.

Die Emotionen haben einen entscheidenden und zugleich widersprüchlichen Platz in unserem Gesellschaftssystem eingenommen. Auf der einen Seite werden sie im Betrieb als Mittel zum Zweck »rationalisiert«. Auf der anderen Seite zeigt sich eine Emotionalisierung des ökonomischen Verhaltens, zum Beispiel in der Werbung. Im Privatbereich sollen wir authentisch sein, aber wer hat noch nie gesagt: »Ich habe da zu viel in die Beziehung investiert«? Eva Illouz fasst zusammen: »Im emotionalen Kapitalismus prägen sich emotionale und ökonomische Diskurse wechselseitig, sodass Affekte zu einem wesentlichen Aspekt ökonomischen Verhaltens werden und das Gefühlsleben – insbesondere der Mittelschicht – der Logik wirtschaftlicher Zusammenhänge und der Logik des Tausches gehorcht«. [47]

Wir kontrollieren im Berufsalltag unsere Gefühle, um letztlich die Ziele der Firma zu erreichen. Das ist anstrengend und besonders da verwirrend, wo der Unterschied zwischen den persönlichen Lebenszielen und den ökonomischen Leistungszielen des Unternehmens verwischt – zumal wenn Geld die Hauptquelle der Belohnung ist.

Der emotionale Kapitalismus laugt uns aus

An dieser Stelle liegt der Berührungspunkt zwischen dem emotionalen Kapitalismus und der Burnout-Diskussion. Burnout wird auch als »schwerer emotionaler Erschöpfungszustand« beschrieben. Betroffene berichten von einem Gefühl der Leere, der inneren Unruhe oder von ungezügelter Aggression und großer Abneigung gegenüber ihrer Arbeit oder ihren Klienten. Die negativen Gefühle überwiegen. Und der Eindruck, die eigenen Emotionen überhaupt nicht mehr steuern zu können.

Was den meisten nicht bewusst ist: Ihr Fühlen ist auch die Folge der jahrelangen Manipulation der eigenen Gefühlswelt, die mit dem Einzug des emotionalen Kapitalismus für einen Großteil der Bevölkerung völlig normal geworden ist. Denn wer seine Emotionen ständig kontrolliert, um seine Kommunikation und damit seine Beziehungen zu anderen Menschen möglichst geschmeidig zu steuern, dem kann es passieren, dass er nach einiger Zeit den Kontakt zu sich selbst einbüßt. Burnout-Betroffene berichten häufig davon, wie sie jahrelang nur noch funktioniert und den Zugang zu ihren Gefühlen verloren haben.

Dieses Phänomen konnte bereits die Soziologieprofessorin Arlie Russell Hochschild von der University of California in Berkeley in den 1980er-Jahren bei Stewardessen nachweisen.[48] Stewardessen waren die Gruppe von Personen, die erstmals im Namen ihres Unternehmens ohne Ausnahme freundlich und verbindlich zu sein hatten, ganz gleich, wie der Kunde sich benimmt. Ein schwieriger Job – jeder, der ab und an fliegt, weiß, dass viele Passagiere im Flugzeug anscheinend ihre Manieren am Boden zurücklassen und sich maßlos fordernd oder auch absurd ängstlich verhalten. Und wer soll es richten? Die Stewardess. Mit sehr beschränkten Möglichkeiten, vor allem mit ihrem Lächeln und verbindlichen Worten, hat sie dafür zu sorgen, dass alle das Gefühl haben, verstanden und gesehen zu werden. Emotionaler Kapitalismus in seiner Reinform.

Zu dieser Zeit war der Business-Umgang mit Gefühlen noch völlig neu und man riet den Stewardessen in den Lächel-Schulungen zweierlei: Sie sollten einfach die unpersönliche Beziehung zum Fluggast als eine persönliche sehen, beispielsweise indem sie sich einreden, die Kabine sei ihr eigenes Wohnzimmer, in dem sie private Gäste empfangen. In schwierigen Situationen sollten sie dagegen innerlich auf Abstand gehen und den problematischen Passagier »depersonalisieren«, zum Beispiel, indem sie ihn als Kind einstufen – ihn jedoch weiterhin freundlich wie einen Erwachsenen bedienen.[49]

Schon damals stellte Hochschild fest, dass die Stewardessen sich zynisch und verlogen vorkamen und darunter ihr Selbstbewusstsein litt. Einige Zeit nach den neuen Dienstvorgaben klagten sie vermehrt über Schlafprobleme, die Unfähigkeit zu entspannen und Depressionen – und über den Verlust ihrer Libido. Das erzwungene Lächeln hatte offensichtlich ihre Lebensfreude sabotiert.

Wenn man ehrlich ist, agieren heute viele Menschen im beruflichen Kontext wie Stewardessen. Ganz selbstverständlich begeistern wir uns persönlich dem Chef gegenüber für unser Projekt und machen das Gelingen zu unserer persönlichen Sache. Wir laden es sozusagen in unser Wohnzimmer ein. Doch wenn es schiefläuft, haben wir den Anspruch, den emotionalen Hebel auf »professionelle Distanz« umlegen zu können, damit wir das gescheiterte Projekt eben nicht tagelang wie eine persönliche Tragödie beweinen.

Negative Gefühle wie Unlust und Ärger unterdrücken wir, beispielsweise wenn wir einen Projektbericht noch heute fertig bekommen wollen und deshalb nicht wie geplant pünktlich nach Hause gehen. Unsere Unlust zeigt uns, dass wir eigentlich schon müde und abgearbeitet sind, und über unseren sehnsüchtigen Blick durchs Fenster spüren wir auch, dass ein paar Sonnenstrahlen unserer Seele guttun würden. Aber all das schieben wir zur Seite und machen unseren Job zu Ende. Gerne auch mit dem

Gedanken: »Ohne mich ist der Chef aufgeschmissen« oder »Ist ja auch wichtig, dass es gut wird!«.

Aggressive Gefühle gegenüber der Führungskraft oder Kollegen drängen wir gleichermaßen zur Seite und kommunizieren stattdessen emotional intelligent. Sehr beliebt: Man zeigt seine Gefühle in einer Art Light-Version und gerne in der Vergangenheitsform: »Ich muss sagen, das hat mich schon geärgert, aber jetzt ist es wieder ok.«

Mit den positiven Gefühlen ist es nicht viel anders. Sie sind uns zwar lieber – aber bitte auch nur in kontrollierter Form. Wer springt mit einem Freudenschrei auf, weil er eine geniale Idee hat oder spontan Urlaub nimmt? Auch ausgelassene Freude und Lust genießen viele Menschen über Jahre hinweg nur in sehr engen Zeitfenstern oder allenfalls als Belohnung für Leistung. Sogar in der Liebe ist Zurückhaltung das neue Credo. Wer sich ein wenig unnahbar gibt, gilt als besonders attraktiv. Die ungefilterten, ungebändigten Gefühle überlassen wir den Kindern. Als Erwachsene leben die meisten von uns nur noch mit den domestizierten Abbildern.

Häufig versuchen wir, das Problem der zwei Gefühlshaushalte, unserer echten Gefühle und der Business-Emotionen, zu lösen, indem wir unsere persönlichen Ziele und Wünsche noch enger mit den Zielen des Unternehmens verbinden – so fällt das Lächeln leichter. Coaches und Mitarbeitergespräche helfen dabei. Auf diese Weise kann man sich besser im System bewegen, doch mit dem eigenen authentischen Selbst hat dieses Job-Selbst oft nicht mehr viel zu tun. Schließlich bilden die beruflichen Ziele letztlich immer nur einen kleinen Teil unserer Persönlichkeit ab. Der Rest vertrocknet im Schatten der Arbeit.

Die enge Verquickung unserer Gefühle mit unserer Arbeit wirkt wie Klebstoff zwischen uns und dem Job. Wir können uns kaum losreißen. Und wer sich selbst und seine ganz persönlichen Bedürfnisse nicht mehr spürt, vermag den Anforderungen von außen nicht mehr viel entgegenzusetzen. Wer keine feste

Orientierung in sich selbst hat, orientiert sich fast automatisch an den Anforderungen von außen und gerät dadurch schnell in die Stressspirale.

Könnte es sein, dass wir angesichts unserer unglaublichen Denkkraft die Macht der Gefühle völlig unterschätzen? Könnte es sein, dass unsere Gefühle vielleicht sogar der Schlüssel zum Rätsel Stress sind? Dass wir aufhören sollten, uns immer bessere Zeitspar- und Entlastungsmethoden auszudenken oder zu hoffen, dass mit dem nächsten Erfolg der Druck nachlässt – und uns lieber einmal intensiv mit unseren Gefühlen beschäftigen sollten? Den echten, nicht den kapitalisierten.

In Kapitel 8 und 9 zeigen wir den Weg zu einem gesünderen Umgang mit unseren Gefühlen, der wieder mehr mit uns persönlich und weniger mit den domestizierten Business-Emotionen zu tun hat. Das wirkt entlastend und macht stark gegen Stress. Im nächsten Kapitel wollen wir jedoch zuerst einmal näher beleuchten, warum unsere Gefühle überhaupt so eng mit unserem Stressempfinden verknüpft sind.

KAPITEL 4
Die uralte Macht der Gefühle

Erst der neurowissenschaftliche und evolutionäre Blick auf unsere Emotionen zeigt uns, welche tiefgreifende Bedeutung Gefühle auch für den scheinbar rational handelnden Homo oeconomicus der Neuzeit haben und warum der emotionale Kapitalismus und die Widersprüche, die er in unserem Gefühlsleben verursacht, so manchen in die Erschöpfung treiben. Um also einen nachhaltig sinnvollen Weg zum Umgang mit Stress zu finden, braucht es einen Einblick in unsere emotionale Innenwelt.

Ein komplexes Gefühlsleben gehört zum Menschen wie der aufrechte Gang. Vermutlich hat kein Tier so viele verschiedene Gefühlsnuancen entwickelt wie die menschliche Spezies. Dennoch wurzeln all diese Facetten auch beim Menschen auf wenigen grundlegenden Emotionen, auch Basisemotionen genannt: Überraschung, Angst, Ekel, Wut, Trauer und Freude.

Dass sich diese sechs Grundemotionen im Laufe der Evolution herausgebildet haben, hat handfeste biologische Gründe: Freude und Trauer stärken die sozialen Beziehungen der Menschen und den Zusammenhalt in der Gruppe. Angst und Ekel können uns vor Gefahren schützen. Wut sorgt dafür, dass wir uns im Notfall verteidigen. Und Neugierde lässt uns unser Umfeld erkunden, auf der Suche nach neuen Nahrungsquellen, aber auch nach neuen Beziehungen. Diese grundlegenden Emotionen haben also die Funktion, unser Überleben und die Fortpflanzung zu sichern. Die Grundemotionen sind so universell ausgebildet, dass wir ihren Ausdruck sogar im Gesicht jedes Menschen erkennen können.[50]

Aus den Basisemotionen entwickelten sich im Verlauf der Evolution bei den höher entwickelten Säugetieren komplexe Emotionen wie Neid, Scham, Schuld, Stolz oder Eifersucht. Nur der Mensch scheint zudem in der Lage zu sein, sich in ein Gegenüber hineinzuversetzen und darüber zu reflektieren, wie der andere über ihn und sein Verhalten fühlt und denkt. Und er kann seinen Gefühlen einen Namen geben.

Die grundlegenden Gefühlssysteme

Der Psychologe und Tierforscher Jaak Panksepp und die Psychoanalytikerin Lucy Biven erforschen die evolutionäre Entwicklung der Emotionen im Zusammenhang mit der Neurobiologie.[51] Sie konnten zeigen, dass unsere Gefühle tief im Gehirn verankert sind – und unser Verhalten grundlegend steuern. Diese Erkenntnisse bringen spannende Antworten auf die Frage, warum manche Menschen auch in stressigen Situationen schnell wieder ihren Ruhepol finden und trotz Druck überlegt handeln können, während andere unter Stress kaum noch klar denken können oder nachhaltig aufgewühlt bleiben.

Biven und Panksepp verknüpfen in einzigartiger Weise psychoanalytisches Wissen aus der Behandlung von Kindern und Jugendlichen mit Erfahrungen aus der Tierforschung, den Neurowissenschaften, der Psychologie sowie der Evolution. Sie beschreiben aufgrund ihrer Studien sieben grundlegende Gefühlssysteme (Affektsysteme), die Mensch und Tier die Anpassung an ihre Umwelt ermöglichen. Dabei hat jedes Affektsystem konkrete Funktionen für unser Verhalten: Das erste grundlegende Emotionsprogramm ist »sexuelle Lust, wir suchen einen Partner. Zweitens liebevolle Fürsorge für die Nachkommen. Drittens gibt es das Trennungsschmerz- oder Bindungssystem: Es tut uns weh, wenn wir von den Eltern oder anderen nahen Menschen getrennt werden. Und viertens gibt es das Spielsystem, auf dem

Fußballplatz genießt man mit Freunden konkurrierendes Spiel und hat Spaß dabei«,[52] erklärt Panksepp. Dazu kommen die Emotionsprogramme rund um Angst, Wut und das System »Suche« oder »Neugierde«, im Englischen »Seeking«-System genannt. Angst lässt Mensch und Tier erstarren oder fliehen. Ärger und Wut motivieren zum Angriff, und Neugier/Seeking treibt Tiere und Menschen mit Hilfe des Botenstoffs Dopamin an, neugierig die Welt zu erkunden. Der englische Begriff »Seeking« beschreibt dieses bedeutende System dabei am besten, denn in ihm wird das Suchende, Drängende deutlich, das Menschen in diesem Gefühlsprogramm verspüren. Entdecken, erobern, die Welt erkunden – zu all diesen Handlungen motiviert uns unser Seeking-System, und es belohnt uns mit positiven Gefühlen, die durch den Botenstoff Dopamin vermittelt werden. In unserem Gehirn sind diese Emotionsprogramme im sogenannten limbischen System verankert.

Während die Gefühlswelten um Angst, Wut und Trauer zu den negativen Emotionen zählen, stellen Lust, Fürsorge, Neugierde und Spiel die positiven Gefühlssysteme dar. Beide haben völlig unterschiedliche Bedeutung für unser Leben. Die negativen Emotionen haben in erster Linie Schutzfunktion – sie treten auf, wenn wir uns bedroht fühlen. Sie dienen der Vermeidung, wir geraten in Anspannung und sind bereit, uns zu verteidigen oder zu fliehen. (Eine ausführliche Darstellung der Abläufe der Stressreaktion finden Sie in Kapitel 5.)

Die positiven Gefühle ermutigen uns dagegen zur Erkundung unserer Welt. Unter dem Einfluss positiver Gefühle weitet sich unser Blick auf unsere Umwelt, wir fühlen uns sozial aufgeschlossen, neugierig und eroberungslustig. Man kann sich leicht vorstellen, dass der Wechsel zwischen den beiden Gefühlszuständen gesünder ist als das Verharren auf einer Seite der Emotionen. Wer vor allem auf der negativen Seite der Gefühle empfindet, wird ängstlich, depressiv oder aggressiv. Wer fast ausschließlich auf der Seite der positiven Gefühle empfindet, verliert den realistischen Blick für die Risiken des Lebens. (Auf das gesunde Zusammenspiel von positiven und negativen Emotionen gehen wir in Kapitel 8 noch ausführlicher ein.)

Dabei nehmen wir negative Gefühle meist weitaus heftiger wahr als die positiven. Wir haben ein »katastrophisches Gehirn«, das immer auf das Schlimmste gefasst ist, bemerkt der Sozialpsychologe Martin Seligmann, der sich als einer der ersten Psychologen intensiv mit der Bedeutung der Emotionen für unser Wohlbefinden befasst hat. Für unser Überleben als menschliche Spezies, die in Vorzeiten relativ ungeschützt durch die Steppe zog, machte das durchaus Sinn: Es ist weitaus wichtiger, eine Gefahr schnell wahrzunehmen, als eine Gelegenheit zum Spielen.

Der Neuropsychologe Rick Hanson bringt diese evolutionäre Veranlagung knapp auf den Punkt: Unser Gehirn verhalte sich bei schmerzlichen Gefühlen wie Kreppband, bei angenehmen wie Teflon.[53]

Gefühle werden komplexer: Vom Reptil zum Menschen

Im Laufe der Evolution haben sich die sieben grundlegenden Gefühlssysteme in drei aufeinander aufbauenden Stufen entwickelt: Dem ersten Entwicklungsschritt entsprechen nach Panksepp die basalen Hirnstrukturen rund um Mittelhirn und Hypothalamus. Es handelt sich um alte Strukturen in unserem Gehirn, die von bestimmten äußeren oder inneren Reizen getriggert werden können und eng mit instinktgesteuerten Verhaltensprogrammen verbunden sind. Sie alle haben die Funktion, das Überleben und die Fortpflanzung zu sichern.[54] Die Basisemotionen wie Wut und Angst, aber auch Lust sind hier zu finden. Das Verhalten ist an Instinkte gebunden, Selbstreflexion findet in keiner Weise statt.

**Die drei Entwicklungsstufen von Gehirnaufbau,
Emotionsentwicklung und Stressreaktion**

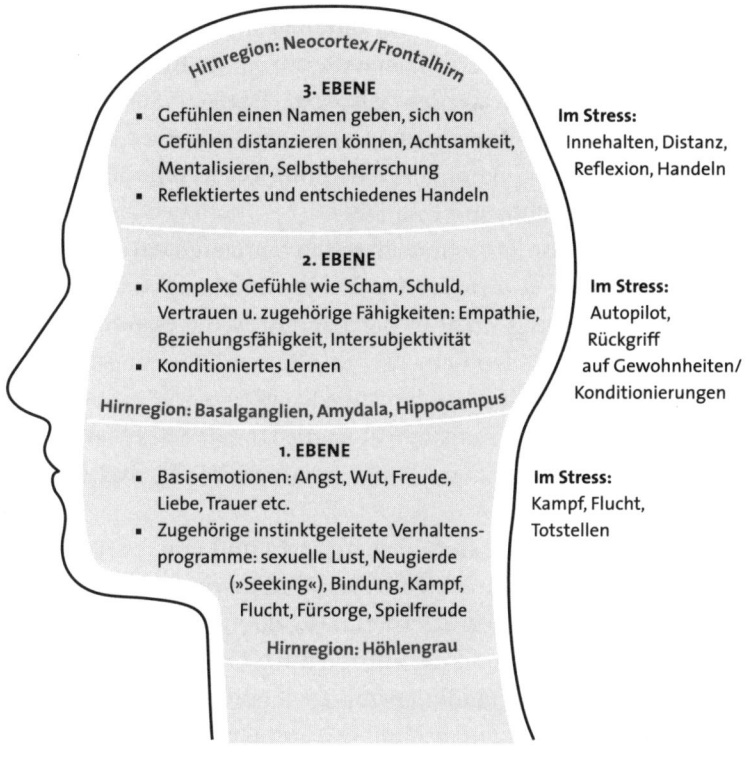

Hirnregion: Neocortex/Frontalhirn

3. EBENE
- Gefühlen einen Namen geben, sich von
  Gefühlen distanzieren können, Achtsamkeit,
  Mentalisieren, Selbstbeherrschung
- Reflektiertes und entschiedenes Handeln

Im Stress:
Innehalten, Distanz,
Reflexion, Handeln

2. EBENE
- Komplexe Gefühle wie Scham, Schuld,
  Vertrauen u. zugehörige Fähigkeiten: Empathie,
  Beziehungsfähigkeit, Intersubjektivität
- Konditioniertes Lernen

Im Stress:
Autopilot,
Rückgriff
auf Gewohnheiten/
Konditionierungen

Hirnregion: Basalganglien, Amydala, Hippocampus

1. EBENE
- Basisemotionen: Angst, Wut, Freude,
  Liebe, Trauer etc.
- Zugehörige instinktgeleitete Verhaltens-
  programme: sexuelle Lust, Neugierde
  (»Seeking«), Bindung, Kampf,
  Flucht, Fürsorge, Spielfreude

Im Stress:
Kampf, Flucht,
Totstellen

Hirnregion: Höhlengrau

Unger/Kleinschmidt nach Panksepp

Im zweiten Entwicklungsschritt bildete sich bei den höher
entwickelten Säugetieren das limbische System aus, unser komplexes Gefühlsverarbeitungssystem mit Basalganglien und Hippocampus – lernen und sich erinnern wurde damit möglich. Der
Mandelkern (Amygdala) und der Hippocampus bewerten die

Informationen aus dem Umfeld und entscheiden, ob über das Angst- oder Wutsystem die Stressantwort in Gang gesetzt werden soll. Die Verarbeitung auf der zweiten Entwicklungsebene ist noch nicht selbstreflexiv, aber durch Lernen und Erinnern hat sich das Verhaltensrepertoire erweitert und die Beziehungen zu anderen Lebewesen werden gestaltet. Denken Sie an Ihren Hund! Neben die Basisemotionen treten in der zweiten Entwicklungsstufe die komplexeren Emotionen wie Vertrauen, Schuld, Scham, Stolz und Empathie.

Auf diese Weise entsteht wohl schon bei Tieren ein sogenanntes »Kernselbst«, also eine Art »Ich«, das durchaus von Gefühlen gesteuert, allerdings nicht in der Lage ist, seine Gefühle zu reflektieren oder willentlich zu beeinflussen. Die zugehörigen Hirnstrukturen finden sich bei allen Säugetieren.[55]

Der dritte Entwicklungsschritt ist die Domäne des Menschen. Wir sind selbstreflexiv und fähig, uns in andere Menschen hineinzuversetzen.

Wir können unsere Gefühle benennen und uns sogar aus der Außenperspektive betrachten. Über Meditation können wir die Praxis der Achtsamkeit erlernen, also die bewusste Wahrnehmung des Moments und der auftretenden Gedanken und Emotionen, ohne ihren Handlungsimpulsen automatisch zu folgen. Und wir können »mentalisieren«: Wenn das Kleinkind hinfällt und sich das Knie abschürft, weint es. Die Mutter tröstet es, pustet auf die Wunde und lächelt dabei. So lernt das Kind, dass es für den Schmerz einen Trost gibt, dass es guttut, mit dem Schmerz zur Mutter zu gehen. Zugleich erfährt es, dass der Schmerz ernst genommen wird und man etwas dagegen tun kann: pusten.

Mentalisieren ist die Erfahrung im Miteinander, dass negative Gefühle wie Angst, aber auch Ärger, die sich mit dem Schmerz verbinden, durch die positiven Gefühle, die die Mutter vermittelt, wie Trost, Empathie, Vertrauen, ausgeglichen werden können. Ein grundlegender Lerneffekt für emotionale Stabilität: Ich bin meinen Gefühlen nicht ausgeliefert und in der Lage, sie zu beeinflussen.[56] Ich verfüge über eine »innere Bühne«, auf der ich mich selbst und den anderen betrachten kann.

Das Frontalhirn: nicht nur Denk-, sondern auch Gefühlssteuerungszentrale?

Das komplexe Gefühlsleben des Menschen entsteht also im Wechselspiel zwischen emotionalen und kognitiven Prozessen. Wenn wir uns in eine andere Person hineinversetzen, dann denken wir über sie und ihre Emotionen nach *und* wir fühlen uns in sie hinein. Auch wenn wir über uns selbst reflektieren, spielen dabei sowohl Gedanken als auch Gefühle eine Rolle: Fühlen und Denken sind für den Menschen stets untrennbar miteinander verbunden.

Eine zentrale Bedeutung für diese evolutionäre Entwicklung beim Menschen nimmt das Frontalhirn ein. Diese Gehirnstruktur liegt hinter unserer Stirn und ist das evolutionär modernste und neueste »Bauteil« in unserem Gehirn und beim Menschen besonders stark ausgebildet. Während bei einem Igel nur ein Prozent der Gehirnmasse dem Frontalhirn zuzuordnen ist, beim Hund etwa sieben Prozent, sind es beim Menschen fast 30 Prozent. Im Frontalhirn finden die Prozesse das Abwägens und Bewertens statt. Wir brauchen diese Gehirnregion, wenn wir das Für und Wider einer Entscheidung abwägen und zielgerichtete Entscheidungen treffen. Wenn wir über unsere Emotionen, unser Verhalten und deren Bedeutung in einer sozialen Situation nachdenken, ist unser Frontalhirn ebenfalls noch aktiv. Man bezeichnet diese Hirnregion deshalb auch als das zentrale Steuerungs- und Entscheidungsorgan. Lange Zeit galt das Frontalhirn mit den anderen kortikalen Strukturen als Synonym für den Verstand – und wurde gerne in Kontrast zu denjenigen Hirnstrukturen gestellt, die offensichtlich für Emotionen zuständig sind, wie beispielsweise der Mandelkern und das gesamte limbische System.

Heute weiß man jedoch, dass unser Frontalhirn durchaus und sogar sehr prominent an unserer Gefühlswelt beteiligt ist, viel stärker, als man bisher dachte. Und dass es letztlich den scharfen Kontrast zwischen Denken und Fühlen einfach nicht gibt. Der amerikanische Gehirnforscher Richard Davidson konnte beispielsweise nachweisen, dass unser Frontalhirn offensichtlich die Kraft hat, Gefühle von Angst oder Ekel, die über unser Emotionszentrum eine Stressreaktion auslösen, herunterzuregulieren. Das Frontalhirn scheint ebenso unsere positiven Emotionen zu dämpfen – auch jede Freude oder Lust ebbt irgendwann wieder ab. Umgekehrt können starke negative Gefühle das Frontalhirn »herunterschalten«. In einer akuten Bedrohungssituation ist die Aktivität unseres Frontalhirns reduziert, dafür arbeiten andere Hirnregionen stärker, die für schnelle Notfallreaktionen und automatisierte Handlungen zuständig sind.

Für unser Stresserleben ist diese Erkenntnis fundamental. Denn die Studien von Panksepp und Davidson erklären, was wir ständig erleben: Sobald wir eine Situation als bedrohlich einstufen, hilft uns unser ausgefeilter Denkapparat nur wenig. Dann fallen wir in gewisser Weise auf die zweite oder erste Entwicklungsstufe der Gefühlsprozesse zurück und reagieren im Kampf-oder-Flucht-Modus: Wir suchen fieberhaft einen Ausweg aus der bedrohlichen Situation. Wir gucken dabei nicht rechts und nicht links und fühlen uns – gestresst. Unser Verhaltensrepertoire ist eingeschränkt, wir entscheiden nicht, sondern funktionieren nach dem Reiz-Reaktionsschema.

Resilienz? Ist letztlich die gute Verbindung zwischen Frontalhirn und Mandelkern

Interessant ist dabei, dass wir oft auch dann extrem gestresst reagieren, wenn der Anlass eigentlich unbedeutend ist, wenn wir, wie es so schön heißt, aus einer Mücke einen Elefanten machen. Warum ist das so?

Der Hirnforscher Richard Davidson zeigte in seinen Studien eindrücklich, dass es letztlich von der Aktivität des Frontalhirns abhängt, ob wir Situationen realistisch einschätzen und entsprechend angemessen damit umgehen oder ob wir sie unbewusst übertrieben bedrohlich bewerten und als stressig empfinden.

Seine Experimente belegen, dass im Gehirn eines Menschen, wenn er positive Gefühle empfindet, beispielsweise weil er ein lustiges Foto anschaut, der linke präfrontale Kortex sehr aktiv wird. Schauen wir uns eklige oder angstmachende Fotos an, steigt die Aktivität im rechten präfrontalen Areal.[57] Die Emotionen beeinflussen also direkt unser Denkzentrum – und bereiten Handlungen vor.

Spüren wir positive Emotionen, haben wir den Impuls, uns der Sache anzunähern, spüren wir negative Emotionen, vermeiden wir den betreffenden Auslöser eher. Damit steuern die Gefühle unsere ganz grundlegende Bewegung in der Welt: »zwischen Annäherung und Vermeidung zu differenzieren ist die grundlegendste Entscheidung, die ein Organismus im Kontext seiner Umgebung zu treffen hat.«[58]

Die positiven und die negativen Emotionen haben dabei einen festen Platz in je einer der beiden Hirnhälften und sind damit sicher voneinander getrennt: Bei Gefahr werden so zuverlässig die negativen Gefühle im rechten präfrontalen Kortex getriggert, die unser Schutzsystem und unser Vermeidungsverhalten anwerfen. Es darf einfach nicht passieren, dass wir die Gefahr durch eine falsche Verbindung im Gehirn für einen Witz halten und uns noch weiter annähern.

In anderen Studien konnte Davidson zeigen, dass Menschen, die besonders gut mit Belastungen und negativen Gefühlen umgehen können und dadurch nicht nachhaltig gestresst werden, eine auffallend starke Nervenverbindung zwischen dem Entscheidungs- und Steuerungszentrum Frontalhirn und dem Emotionszentrum Amygdala aufweisen. Letztlich stellte er fest, dass es offensichtlich ganz entscheidend davon abhängt, wie aktiv unser linker präfrontaler Kortex ist, das Areal, das mit positiven Emotionen eng in Verbindung steht, wenn wir uns in Ruhe befinden. »Menschen, deren linker präfrontaler Kortex im Ruhezustand besonders aktiv war, erholten sich selbst von den stärksten experimentell induzierten Gefühlen (Ekel, Horror, Zorn, Angst) sehr viel schneller.«[59] Die Betreffenden können offensichtlich rasch von negativen auf positive Emotionen »umschalten« und verharren nicht in den negativen Gefühlen. Ihr Frontalhirn verhindert so nachhaltig das Stresserleben. Sie haben eine höhere Resilienz.

Davidson zeigte damit etwas bahnbrechend Neues: Die Region im Hirn, die wir bisher immer als den rationalen Ort des klaren Denkens angesehen hatten, steuert unsere Gefühle, indem sie hemmende und dämpfende Impulse an die Amygdala sendet. Wessen Gehirn auf der Seite der positiven Emotionen stark ausgebildet ist, kommt auch angesichts von Belastungen schnell wieder zur Ruhe. Die hohe Aktivität im präfrontalen Kortex verkürzt offensichtlich die Dauer der Amygdala-Aktivität. Diese Menschen sind widerstandsfähiger und fühlen sich auch nach einer Belastung nicht nachhaltig negativ. Ihre Grundstimmung ist eher positiv. Die Personen, deren Frontalhirn auf der linken Seite nur wenig aktiv ist, können negative Emotionen, sind diese erst einmal aktiviert, dagegen nicht so leicht wieder abschalten. Sie sind anfälliger für Dauerstress und weniger resilient. Ganz offensichtlich entscheidet das Wechselspiel zwischen Frontalhirn und Amygdala darüber, ob wir uns eher in negativ gestimmten Stressspiralen verheddern oder uns angesichts einer

Belastung relativ schnell wieder in einen ruhigen und gelassenen Gefühlsstatus versetzen können. Der präfrontale Kortex bestimmt die emotionale Resilienz des Menschen, folgert Davidson.

Weitere Studien belegen glücklicherweise, dass man genau dieses Wechselspiel positiv beeinflussen kann, indem man die Frontalhirnregulation durch Training auf Touren bringt. Schon einfache meditative Techniken ebenso wie Übungen, die unsere positive Gefühlswelt stärken, können hier hilfreich wirken. Wie das genau funktioniert, erfahren Sie in Kapitel 8 und 9, die Sie mit der Praxis der Gesundheitsspirale vertraut machen.

Unsere Kultur prägt unser Gefühlsleben

Nicht nur das Frontalhirn steuert unser Gefühlsleben, auch die Kultur, in der wir leben, prägt unsere Gefühlswelt stark. Gerade weil wir über unsere Gefühle zu reflektieren vermögen und uns zugleich in die Gedanken und Gefühlswelt unserer Mitmenschen hineinversetzen können, verändern wir unser Denken über unsere Gefühle auch im Austausch mit unseren Mitmenschen. In einer Gesellschaft, die das Ideal vorgibt, dass Trauer und Tränen nicht zu Jungen und Männern passen, werden viele Männer Trauer als ein eher unangenehmes und peinliches Gefühl empfinden. In einer Gesellschaft, in der es akzeptiert und gewünscht ist, dass Frauen emotional und expressiv auftreten, werden diese ihre Emotionen stärker ausdrücken und vermutlich auch positiv gefärbter spüren. Und auch wenn die Basisemotionen und Affektsysteme gleich bleiben, interpretierten und bewerteten Menschen vor 100 oder vor 500 Jahren ihre Empfindungen anders als wir heute und sie gingen dementsprechend auch völlig anders mit ihren Gefühlen um.

Die Historikerin Jutta Stalfort zeichnet in *Die Erfindung der Gefühle* eindrucksvoll nach, wie sich unsere Gefühlswelten in den letzten 300 Jahren verändert haben.⁶⁰ So war es für den Bürger hierzulande bis 1750 keine Frage, dass die ideale innere Verfassung eine gleichgültige Gelassenheit gegenüber allem Irdischen ist. Emotionen wie Wut oder sexuelle Leidenschaft empfand man als »Gemütsbewegung« – und dieser Begriff war ganz klar negativ konnotiert. Das Leben war auf das Jenseits ausgerichtet. Das änderte sich erst mit der Aufklärung und den Schriften von John Locke. Der große Philosoph und Aufklärer warf einen ganz neuen Blick auf die Welt und das Innenleben der Menschen. Gefühle! Plötzlich wurden die Emotionen zu einer Quelle der Begeisterung für das Schöne und Edle und die romantische Liebe nahm ihren Weg. Besonders das Bürgertum entwickelte einen lustvollen Umgang mit dem Diesseits und fing an, die Schönheit des Lebens, also »edle« und positive Gefühle, zu genießen und zu preisen.

Mit der Psychoanalyse entwickelte Sigmund Freud dann Anfang des letzten Jahrhunderts wieder eine neue Perspektive auf die Gefühle. Er entdeckte das Unbewusste, und die triebhafte Grundstruktur des Menschen fand damit einen völlig neuen Zugang zur Ebene der Gefühlswelt. Nach Freud geht es in unserem Inneren immer konflikthaft zu. Das realitätssteuernde »Ich« kämpft mit dem triebhaften »Es« und dem wertenden »Über-Ich«, dem Gewissen, das die Normen der Eltern und der Gesellschaft verinnerlicht hat. Damit der Mensch nach außen hin funktioniert, muss er innerlich vielfältige Abwehrmechanismen mobilisieren, Gefühle und Wünsche verdrängen. Freud entdeckte, dass sich verdrängte Gefühlskomplexe über das Unterbewusstsein äußern, beispielsweise im Traum. Mit Freud und der sogenannten »talking cure« (Gesprächskur) begann man intensiv über positive und negative Gefühle und die unbewussten Motivationen zu sprechen.

In der aktuellen Welt des »emotionalen Kapitalismus« lernen wir unsere Gefühle bewusst einzusetzen und sie persönlichen und ökonomischen Zielsetzungen unterzuordnen. Ein bewusster, der Situation angemessener und flexibler Umgang mit unseren Gefühlen spricht für unsere soziale Kompetenz.

Die kleine Reise durch die Zeit zeigt: Wie wir mit unseren Gefühlen umgehen, wie wichtig wir sie finden, wie wir über Gefühle kommunizieren und sogar welche Gefühle wir überhaupt zulassen, hängt stark vom gesellschaftlichen Umfeld ab. Und damit entscheidet sich auch über das soziale Umfeld, die Kultur, welche Empfindungen die Kraft haben, uns zu erfreuen oder uns zu stressen.

Darum führt uns die Autonomie (noch) nicht zum Glück

Negative Gefühle und Stress sind also eng verknüpft, zeigt uns die Hirnforschung. Dabei sind es vor allem akute Gefahrensituationen, die uns negative Gefühle bescheren. Positive Gefühle bringen dagegen Gelassenheit in unser Leben. Wenn man die modernen Gesellschaften anschaut, fördert dieses Wissen einen bemerkenswerten Widerspruch ans Licht: Zumindest in den westlichen Industrienationen lebt der Mensch in relativer Sicherheit und hat viele Möglichkeiten, sein Leben zu gestalten. Tödliche Bedrohungen erleben wir eher selten. Man sollte also denken, dass diese Freiheit und Sicherheit fröhliche Menschen hervorbringt, die mehr positive als negative Gefühle empfinden und ihre Welt deshalb lustvoll und voller Neugier erkunden und sich selbst verwirklichen. Aber weit gefehlt.

Wenn sich ein Projekt in die Länge zieht und der Abgabetermin in Gefahr gerät, reagieren wir so gestresst, als stünde der Säbelzahntiger mit gefletschten Zähnen vor uns. Wenn wir uns im Job zurückgesetzt sehen, reagieren wir mit einer Mischung aus Ärger und Trauer und fühlen uns, als wären wir von unserer Gruppe einsam und allein in die unwirtliche Winterlandschaft ausgestoßen worden. Sogar wenn im Privatleben etwas nicht gelingt, was wir uns vorgenommen haben, geraten wir oft stark unter Stress – selbst wenn nichts weiter davon abhängt als die Frage, ob es beim Geburtstag die große Lieblingstorte gibt oder ob der nächste Urlaub wirklich nach New York geht.

Warum ist das so? Die Antwort lautet: In unserer Leistungs- und Wissensgesellschaft empfinden wir alle Situationen als besonders bedrohlich, die unsere Leistungskraft infrage stellen, unseren Status auf beruflicher und sozialer Ebene gefährden. Die Angst vor Statusverlust hat die Angst vor dem Säbelzahntiger abgelöst. Die Gesundheitswissenschaftler Richard Wilkinson und Kate Pickett untermauern diese These eindrucksvoll mit ihren Studien. In ihrem Buch *Gleichheit ist Glück* zeigen sie, dass in den modernen sozialen Gemeinschaften die Zunahme des gesellschaftlichen Bewertungsdrucks der größte Stressfaktor ist.[61]

Statt des Tigers fürchten wir soziale Ausgrenzung und Abstieg

In der Leistungsgesellschaft haben wir viele Freiheiten, der Anspruch auf Selbstverwirklichung ist so etwas wie ein Menschenrecht geworden. Dafür sitzt uns ständig die Angst im Nacken, nicht zu genügen. »Wir müssen unser soziales Selbst schützen und darum auf alles achten, was unseren sozialen Status und die Wertschätzung durch andere gefährden könnte«, zitieren die Autoren die Wissenschaftlerinnen Sally Dickerson und Margaret Kemeny der Universität von Kalifornien in Los Angeles.

In einer Auswertung von 208 verschiedenen Studien zum Thema Stress konnten diese zeigen: Das Stresshormon Cortisol steigt im Blut von Studienteilnehmern besonders bei den Aufgaben an, die eine negative Bewertung ihrer Leistung durch andere befürchten ließen. Dabei ist die Stressreaktion umso ausgeprägter, je weniger Kontrolle die Person über die Situation hatte.[62]

Diese Angst trifft alle, nicht nur Arbeitnehmer, die harten

wirtschaftlichen Druck und Wettbewerb spüren. Auch Frauen, die vor allem als Mutter oder Hausfrau tätig sind, oder Arbeitslose sind von diesem Bewertungsdruck betroffen – und gestresst, wenn sie sich als »nicht wirksam« empfinden. In der Mittelschicht wird der Konflikt am deutlichsten. Hier steht der Wunsch, ein sehr individuelles, besseres und »richtiges« Leben zu führen, direkt neben der Sorge um den »sozialen Abstieg«.

Im Kontext der wechselseitigen »Bewertung« in unserem System enger sozialer Vernetzung ist der drohende Verlust der Anerkennung und die Selbstbewertung mit den Augen der anderen zu einem der stärksten sozialen Stressoren geworden.[63] Diese Zusammenhänge erklären auch, warum wir so empfindlich auf mangelnde Wertschätzung reagieren. Sobald wir das Gefühl haben, dass unsere Anstrengungen im Beruf oder Privatleben von den anderen nicht angemessen anerkannt und wertgeschätzt werden, geraten wir unter Stress. Das zeigen die Studien des Medizinsoziologen Johannes Siegrist sehr umfassend, der dafür den Begriff der Gratifikationskrise prägte. Dabei haben wir diesen Bewertungsdruck längst verinnerlicht – und er wird täglich durch die medialen und digitalen Möglichkeiten aufrechterhalten: Mitarbeiterbefragung, Kundenfeedback, Leistungsstatistiken, Kennziffern, Controllingdaten, Statistiken … Die Entwicklung der Computer- und IT-Technik geht mit dem ständigen Bewertungsdruck Hand in Hand.

Im Spannungsfeld zwischen dem Wunsch nach Selbstverwirklichung und dem Bedürfnis nach Anerkennung, Sicherheit und Geborgenheit entsteht ein Konglomerat negativer Gefühle: Ängste, Sorgen, auch Wut und Ärger über Ungerechtigkeiten. Die Angst, es nicht zu schaffen, ist in Deutschland und vielen anderen Industrienationen allgegenwärtig, selbst wenn sie häufig nur hinter unserer eloquenten und emotional intelligenten Alltagsfassade wirkt. Doch diese Angst aktiviert unsere alten Hirnstrukturen und beeinflusst unser gesamtes Fühlen, Denken und Handeln. Sie hält die Stressspirale im Hintergrund am Laufen.

Im nächsten Kapitel beleuchten wir das Phänomen Dauerstress genauer – und wie er unser Fühlen und Verhalten nachhaltig verändert und uns nach einiger Zeit sogar krank machen kann. Unter Dauerstress mutieren wir vom klar denkenden Menschen zum kopflos rennenden Hamster. Und werden nach einiger Zeit mit hoher Wahrscheinlichkeit krank. Das ist vielleicht erst einmal schockierend. Doch aus diesem Wissen lässt sich Hilfreiches ableiten: Sie erfahren, bei welchen Warnzeichen Sie aufhorchen und den Stress in Ihrem Leben unter die Lupe nehmen sollten. Und Sie durchschauen, warum Sie keine wichtigen Entscheidungen treffen sollten, wenn Sie sich vom Stress getrieben fühlen.

KAPITEL 5
Unser Leben im Dauerstress

Der Mensch ist an die Bewältigung akuter Stresssituationen perfekt angepasst. Denn sobald wir eine Situation so bewerten, dass sie bedeutsam und unausweichlich ist, unsere Kräfte aber womöglich übersteigt, aktivieren wir all unsere Kraftressourcen auf körperlicher und geistiger Ebene. Unsere Emotionen helfen uns dabei: Angst triggert unser Selbstschutzprogramm, Wut unser Verteidigungsprogramm. Und häufig gelingt es uns aufgrund dieser gebündelten Kraftanstrengung, die Situation zu bewältigen. Jeder, der schon einmal auf einer Bergwanderung bemerkte, dass die Dämmerung kommt und noch zehn Kilometer zu gehen sind, weiß, dass man ungeahnte Kräfte mobilisieren kann. Und jeder, der schon einmal im Straßenverkehr in einer gefährlichen Lage war, weiß, wie blitzschnell und zielgerichtet unser Gehirn unter Stress arbeitet und unser Handeln steuert. Oft ist man erst hinterher fähig, sein Verhalten zu analysieren und zu begreifen. In der akuten Situation selbst geben Körper und Geist einfach alles, um erfolgreich damit umzugehen.

Wie entsteht Stress?

Wir benutzen das Wort Stress üblicherweise, um Erfahrungen zu beschreiben, die uns emotional und/oder körperlich herausfordern und an die Grenze bringen, erklärt der Stressforscher Bruce S. McEwen, der das Labor für Neuroendokrinologie an der Rockefeller University in New York leitet.[64] Das amerikanische Diagnosemanual für psychische Störungen (DSM V), das Ärzte nutzen, um die psychischen Symptome ihrer Patienten in Diagnosen einordnen zu können, definiert in seinem Anhang Stress als ein Muster spezifischer und unspezifischer »Antworten«, mit dem eine Person auf auslösende Ereignisse reagiert, die ihr Gleichgewicht stören und ihre Coping-Fähigkeiten (Bewältigungsfähigkeiten) an die Grenze bringen oder übersteigen.[65]

Das Erleben von Stress resultiert also immer aus einem »Abgleich« oder einer »Bilanz« zwischen einer Anforderung und den uns zur Verfügung stehenden Bewältigungsmöglichkeiten oder Ressourcen. Dies ist ein extrem komplexer Vorgang, bei dem Nervensystem, Hormonsystem und Immunsystem zusammenwirken. Das Ziel der Stressreaktion ist die Anpassung des Organismus an die tatsächliche oder befürchtete (antizipierte) Gefahr oder Anforderung.

Der amerikanische Stressforscher Richard Lazarus beschrieb bereits 1974, dass das Erleben von Stress letztlich über zwei Stufen entsteht und dass in diesem etappenreichen Ablauf die Antwort auf die Frage liegt: Warum stresst den einen eine Situation, die der andere locker bewältigt?

Wenn wir eine uns potenziell gefährdende Situation wahrnehmen – egal ob wir mit der Waffe bedroht werden oder jemand versucht, uns vor den Kollegen bloßzustellen –, bewerten wir sofort, ob diese Situation für uns bedrohlich oder unbedeutend ist. Erst wenn wir sie als bedrohlich einstufen, wird unser Stresssystem aktiv. Wir überprüfen blitzschnell und unbewusst unsere Möglichkeiten: Haben wir die Kraft und die Mittel, die Situation zu bewältigen, die Aufgabe zu meistern? Beantworten wir diese Frage innerlich mit »Ja«, sind wir zwar aktiviert, aber eher »herausfordernd gestresst« als bedroht – wir machen uns an die Arbeit. Bewerten wir unsere Ressourcen jedoch als nicht ausreichend und kommen zu dem (unbewussten) Urteil, dass die Gefahr besteht, die Situation mit den uns zur Verfügung stehenden Mitteln nicht zu bewältigen, wird automatisch die Stress-

reaktion aktiviert. Auf der Gefühlsebene erleben wir Angst, Ärger, Scham, Schuld, also negative Emotionen. Die Anforderung
wird für uns zum Stressor.

Typische Stresssituationen entstehen also aus einem Ungleichgewicht zwischen der Herausforderung und den Kraftquellen oder Ressourcen, die einer Person zur Verfügung stehen.
Stresserleben ist dabei kein Gefühl, sondern ein komplexes Zusammenspiel von meist negativen Gefühlen, Gedanken und einer körperlichen Reaktion. Interessanterweise erleben Menschen Stress auf sehr unterschiedliche Weise: Die einen nehmen
sofort einen Zusammenhang zwischen ihren Gefühlen, Gedanken und der körperlichen Reaktion wahr; sie sehen eine Verbindung zwischen erhöhtem Herzschlag, Schwitzen, trockenem
Mund, Druck in der Magengrube und Muskelverspannung im
Nacken mit der auslösenden Situation. In der Regel können sie
auch die beteiligte Gefühlslage gut beschreiben. Andere dagegen
sind von den körperlichen Reaktionen »überwältigt«, ganz auf
sie konzentriert und bemerken den Zusammenhang zwischen
der belastenden oder gefährdenden Situation und ihrer körperlichen Reaktion kaum.

Die Stressreaktion auf drei Ebenen

Wenn wir einer Gefahr begegnen, kommt auf physiologischer
Ebene ein komplexer Regelkreis in Schwung, in dem unser Gehirn und unser Hormonsystem die Hauptrolle spielen. Zugleich
ist diese Stressreaktion eng mit unseren Gefühlssystemen ver-
woben. Man kann sie dabei ebenso wie das emotionale System,
das wir im letzten Kapitel kennengelernt haben, in drei Ebenen
darstellen. Auf der ersten Ebene reagieren wir auf akuten Stress
mit dem Reflex »Kampf oder Flucht«. Wut und Angst spielen dabei eine Rolle. Auf der zweiten Ebene veranlasst chronischer
Stress uns dazu, uns auf gewohnte Verhaltensmuster zurückzu-

ziehen. Häufig ist die Reaktion mit Scham und depressiver Stimmung verbunden. Auf der dritten Ebene behalten wir einen »kühlen Kopf«, analysieren das Problem und suchen nach der besten Lösung, ohne uns vom Stress mitreißen zu lassen. Wir zeigen Ihnen im Folgenden, wie man sich diese Verflechtung zwischen Stress und Gefühlen vorstellen kann. Hier finden Sie auch Antworten auf Fragen, die Sie sich vielleicht schon manchmal selbst gestellt haben: »Warum habe ich den Impuls wegzulaufen, nur weil Kollege X wieder eine abwertende Bemerkung gemacht hat?« oder »Warum sage ich zur Chefin immer wieder *Ja, das mache ich auch noch*, obwohl mein Schreibtisch schon überquillt?« oder »Warum fällt mir im Nachhinein immer eine viel bessere Reaktion ein als in der Situation selbst?«.

Ebene 1: Die akute Gefahr: Kampf oder Flucht

Die erste Ebene der Stressreaktion wird auch als *immediate stress response* bezeichnet:[66] Wenn wir eine Situation als unmittelbar bedrohlich bewerten, löst die Amygdala (die auch als Mandelkernbereich bezeichnete Region im Gehirn) eine heftige Angstreaktion aus und signalisiert über das Zwischenhirn dem Körper: »Alarm!« Das autonome Nervensystem, das mit allen wichtigen Organen unseres Körpers in Verbindung steht, wird aktiviert. Es setzt sich aus zwei Nervensträngen zusammen: dem Sympathikus, der immer aktiviert wird, wenn es um unmittelbare Gefahr geht. Sein Gegenspieler ist der Parasympathikus. Dessen Aufgabe ist es, den Körper vor Überlastung zu schützen, er ist unser fest eingebautes Erholungs- und Regenerationsmodul.[67]

Gesteuert wird diese Reaktion von den ältesten Strukturen in unserem Gehirn: dem Hirnstamm, dem Mittelhirn und dem Zwischenhirn, weshalb diese Reaktion vollkommen automatisch und unbewusst abläuft. Die Bewertung der Situation als unmittelbare Gefahr hat das Frontalhirn in seiner emotionalen Steuerungsfunktion abgeschaltet. Nachdenken, Selbstreflexion oder Empathie mit dem Gegenüber funktionieren angesichts einer unmittelbaren Bedrohung nicht. Das ist auch sinnvoll – jedes Zögern könnte im Ernstfall den Tod bedeuten. Die Botenstoffe Adrenalin und Noradrenalin verteilen sich blitzschnell im ganzen Körper und ermöglichen den optimalen Ablauf der Kampf-oder-Flucht-Reaktion: Das Herz schlägt schneller, der Blutdruck erhöht sich, die Muskelspannung steigt – vor allem in Oberarmen und Oberschenkeln, die für das Wegrennen oder Zuschlagen bedeutsam sind –, und den Muskeln wird zusätzliche Energie durch Freisetzung von Glukose- und Fettreserven zur Verfügung gestellt. Die Blutgerinnungszeit verkürzt sich, sodass im Falle einer Verletzung schneller eine Blutstillung eintreten würde. Innerhalb von Sekundenbruchteilen sind wir auf körperlicher Ebene bereit, wegzulaufen oder anzugreifen.

Die Botenstoffe Adrenalin und Noradrenalin wirken dabei auch auf unsere psychischen Funktionen, indem sie die Aufmerksamkeit, Konzentration und Vigilanz erhöhen. Sie sorgen für den »Tunnelblick« angesichts der akuten Gefahr. Begleitende Gefühle sind Angst oder Wut. Das abwägende Denken des Frontalhirns ruht. Wir handeln weitgehend automatisch und wundern uns oft hinterher, wie wir es geschafft haben.

An dieser Stelle wird das Zusammenspiel von Stressreaktion und den Organisationsebenen unseres emotionalen Systems besonders deutlich. Fühlen wir uns körperlich oder emotional unmittelbar bedroht (akute Stressantwort), handeln wir auf der Ebene der ersten emotionalen Entwicklungsstufe: Unsere Basisemotionen wie Angst oder Wut bestimmen unser Verhalten, wir handeln automatisch, vom Überlebensinstinkt getrieben. Unsere gesamte Reaktion wird unbewusst gesteuert und entzieht sich unserer selbstreflexiven Kontrolle.

Ebene 2: Der Stress hält länger an: Rückzug auf gewohnte Handlungsmuster

Die Ebene 2 der Stressreaktion wird von Stressforschern auch die adaptive Stressantwort (*adaptive stress response*) genannt. Parallel zum autonomen Nervensystem wird nun auch die Stresshormonachse in unserem Körper aktiviert.[68] Diese adaptive Stressantwort unterstützt nach circa 30 Minuten die Kampf-oder-Flucht-Reaktion. Sie ist unsere Reaktion auf länger anhaltende Stresssituationen. Das können Stunden oder auch Tage sein. Sie wird vor allem aktiviert, wenn wir eine neue Situation als unkontrollierbar oder unsicher interpretieren oder wenn wir unser Selbst in Gefahr sehen. Dabei kann es sich um eine aktuelle Bedrohung oder eine auf die Zukunft bezogene, antizipierte Gefahr handeln. Diese Art von Stressantwort ist beispielsweise relevant, wenn wir aufgrund einer Umstrukturierung um unseren Status in der Arbeit bangen oder sogar um unsere Arbeitsstelle.

Das limbische System arbeitet nun auf Hochtouren. Der Hippocampus, der für die Bildung unserer Erinnerungen zuständig ist, analysiert und speichert den Kontext einer Situation mit klarer zeitlicher, örtlicher und situativer Zuordnung: Handelt es sich um einen vertrauten Kontext oder muss ich in der neuen Situation mit unkontrollierbaren Gefahren rechnen? Der Mandelkern dämpft über eine direkte Nervenverbindung das Frontalhirn. Das klare Denken fällt immer schwerer. Unsere Entscheidungskompetenz leidet. Ebenso hemmt der Mandelkern den Gyrus fusiformis, eine Nervenstruktur in der Nähe der Sehrinde. Sie ist für unsere soziale Intuition zuständig. Unter Angst nimmt also sowohl die Entscheidungsfreiheit ab als auch die Fähigkeit, das Sozialverhalten der anderen angemessen zu interpretieren.[69]

Im Rahmen der adaptiven Stressantwort befinden wir uns auf der zweiten Entwicklungsebene der emotionalen Prozesse. Erlernte Verhaltensprogramme leiten unser Handeln, wir retten uns – gerade wenn die Stresssituation länger anhält – auf die (scheinbar) sicheren Bahnen der Gewohnheit, wir reagieren in vertrauten Mustern. Selbstreflexion und Empathiefähigkeit sind herabgesetzt. Unser Verhalten gleicht einem Flug auf Autopilot. Der Stressexperte Dirk Hellhammer, Professor am Zentrum für Psychobiologie an der Universität Trier, weist darauf hin, dass die adaptive Stressreaktion nur teilweise bewusst erlebt wird und dass Betroffene meist über Furcht, Angst, Depression oder Scham berichten.[70]

Ebene 3: Kein Stress mit dem Stress: Analyse und innerer Abstand statt Aktionismus

Die dritte Ebene der Stressreaktion (*evaluative stress response*) beschreibt die Situation, wenn wir »einen kühlen Kopf« behalten. Man nimmt den Stressor durchaus wahr, lässt sich jedoch nicht von der Stressreaktion mitreißen. Man analysiert die Situation, gleicht sie mit früheren Erfahrungen ab, sucht mental nach vergleichbaren Erfahrungen und spielt unterschiedliche Lösungswege durch. Schließlich trifft man eine Entscheidung. Diese dritte, selbstreflexive und komplexe Reaktionsmöglichkeit auf Stressoren ist allerdings nicht zugänglich, wenn wir uns in einer sehr bedrohlichen (oder von uns als sehr bedrohlich wahrgenommenen) Stresssituation befinden, da sie zu komplex und zeitaufwendig ist.

Gesund und lebendig ist das Wechselspiel
von An- und Entspannung

Wem es gelingt, auch unter Druck Gelassenheit zu bewahren, profitiert von dieser dritten Art, mit Stress umzugehen. Häufig finden wir diese innere Ruhe aber eher im Anschluss an die bedrohliche oder angespannte Situation. Der Stressor ist überwunden oder verschwunden, der Parasympathikus und das Anti-Stress-Hormon Oxytozin haben Körper und Geist auf ein normales Aktivitätsniveau heruntergeregelt.[71] Wir sind wieder ruhig, haben die Gefahr überstanden und reflektieren noch einmal das Erlebte. In dieser Weise lernt man für den zukünftigen Umgang mit ähnlichen Situationen. Stress wird zum Lehrmeister für das Leben.

Unsere Stressreaktion ist insofern eingebettet in das ewige Wechselspiel zwischen Anspannung und Entspannung, das fein mit allen Körperfunktionen abgestimmt ist. Wenn wir einatmen, um Sauerstoff in die Lungen zu ziehen, ist der Sympathikus aktiv, wenn wir ausatmen, um die Abgase unseres Stoffwechsels loszuwerden, ist der Parasympathikus wirksam. Auch unser Herz arbeitet in diesem Rhythmus. Während der Einatmung (Sympathikus aktiv!) schlägt es schneller, während des Ausatmens (Parasympathikus aktiv!) langsamer.

Während wir am Tage einen höheren Grundtonus durch die Steuerung über den Sympathikus haben, bringt uns nachts ein höherer Tonus des Parasympathikus Ruhe, wir können uns erholen und regenerieren. Genau dieser Wechsel von An- und Entspannung ist die Grundlage unserer Gesundheit. In ihm liegt sogar ein Geheimnis der Lebendigkeit. Wer sich nur im Zustand des Ausruhens aufhalten würde, wäre schnell gelangweilt und hätte nur wenige Impulse zum Lernen oder für seine persönliche Entwicklung.

Inzwischen glauben Hirnforscher wie Gerald Hüther sogar, dass genau die Situationen, die uns an die Grenze unserer Möglichkeiten bringen, uns wichtige Lernimpulse liefern: »Stressreaktionen haben wir nicht deshalb, damit wir krank werden, sondern damit wir uns ändern können.«[72] In gewisser Weise sind Stresssituationen also Impulse, die eine Entwicklung anregen können, zum Beispiel weil sie Fragen wie diese aufwerfen: »Wie kann ich das nächste Mal mit der gleichen Situation besser zurechtkommen?« oder »Was hat mich da eigentlich genau in Stress versetzt?«.

Unter Dauerstress reagieren wir auf neue Belastungen in automatischen Gewohnheiten

Wenn wir jedoch dauerhaft unter Stress stehen, beispielsweise weil die ständige Bewertung unserer Leistung uns Druck macht oder wir verunsichert sind, da der nächste Change-Prozess in der Firma bereits ansteht, obwohl der letzte noch nicht abgeschlossen ist, dann agieren wir in gewisser Weise ständig auf der Ebene 2 der adaptiven Stressreaktion und verharren dementsprechend auch in Gefühlen wie Angst oder Aggression. Die Folge: Unser Frontalhirn ist nicht voll aktiv.

Wir tun uns schwer, uns einen klaren Überblick zu verschaffen oder vernünftige Pläne für den Umgang mit der nächsten Herausforderung zu machen, sondern reagieren eher automatisch und in Gewohnheitsmustern. Man möchte eigentlich nach Hause gehen, aber weil das E-Mail-Postfach nochmal blinkt, schaut man hinein und beantwortet auch noch diese Anfrage. Die Kollegin fragt, ob man eben noch diese Aufgabe übernehmen könnte. Eigentlich quillt der eigene Schreibtisch schon über – aber man sagt trotzdem »Ja«. Einfach weil diese Reaktion der Gewohnheit entspricht. Wir kommen vom Modus Mensch in den Modus Hamster.

Die Gesundheitsgefahr Dauerstress:
Der Weg in die Erschöpfungsspirale

Dauerhafter Stress führt insofern zum »Automatenleben« – und zur sich selbst verstärkenden Stressspirale. Denn wir können uns der Anforderungen von außen immer schlechter erwehren und verlieren den Überblick darüber, was Priorität haben sollte. Wir sind im Verteidigungs- oder Angriffsmodus gefangen. Wir rennen immer schneller, kommen in atemlosen Aktionismus und irgendwann in die totale Erschöpfung. Der Weg gleicht einer Erschöpfungsspirale, ihren Motor bilden die chronische Stressantwort und die negativen Emotionen.

Der Neuroendokrinologe Bruce McEwen hat den Begriff »Dauerstress« entscheidend mitgeprägt. Seine Erkenntnisse zeigen, wie tiefgreifend die Veränderungen sind, die auftreten, wenn Körper und Geist in ständiger Hab-acht-Stellung stehen: Wer nach Belastungssituationen keine Gelegenheit findet, um sich zu entspannen und regenerativ wieder Energie aufzutanken, trainiert seinen Körper und Geist nach und nach auf ein immer höheres Aktivierungsniveau. Nach einigen Wochen kann der Körper nicht mehr auf das ursprüngliche Ruheniveau zurückschalten, selbst wenn man eine längere stressfreie Pause erlebt. Man bleibt angespannt – und dementsprechend empfänglich für neue negative Botschaften und die mit ihnen verbundenen negativen Emotionen. Die Gefühlswelt bleibt in den Bereichen Ärger und Angst hängen. Das Verhaltensrepertoire ist durch den Autopiloten eingeschränkt, der Blutdruck bleibt erhöht, die Muskeln angespannt, und der Schlaf selbst als regenerative Quelle ist gestört.[73]

Irgendwann werden das Gefühl der Anspannung und auch die negative Gestimmtheit zur Normalität. Die Konzentration lässt nach, ebenso die Leistung. Leistung wird nicht mehr aus dem Ansporn der ursprünglichen akuten Stressaktivierung heraus erbracht, sondern man muss sich dazu zwingen. Denn man

Die Erschöpfungsspirale

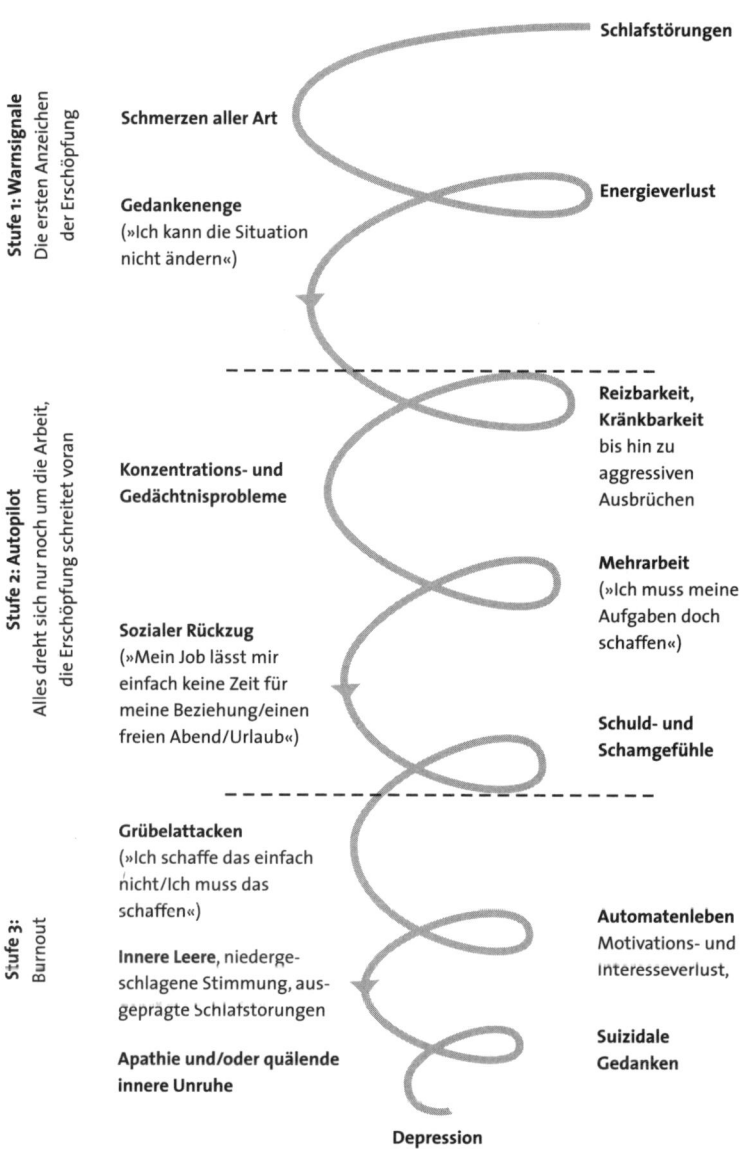

Stufe 1: Warnsignale
Die ersten Anzeichen der Erschöpfung

Schmerzen aller Art

Gedankenenge
(»Ich kann die Situation nicht ändern«)

Schlafstörungen

Energieverlust

Stufe 2: Autopilot
Alles dreht sich nur noch um die Arbeit, die Erschöpfung schreitet voran

Konzentrations- und Gedächtnisprobleme

Sozialer Rückzug
(»Mein Job lässt mir einfach keine Zeit für meine Beziehung/einen freien Abend/Urlaub«)

Reizbarkeit, Kränkbarkeit bis hin zu aggressiven Ausbrüchen

Mehrarbeit
(»Ich muss meine Aufgaben doch schaffen«)

Schuld- und Schamgefühle

Stufe 3: Burnout

Grübelattacken
(»Ich schaffe das einfach nicht/Ich muss das schaffen«)

Innere Leere, niedergeschlagene Stimmung, ausgeprägte Schlafstörungen

Apathie und/oder quälende innere Unruhe

Automatenleben
Motivations- und Interesseverlust,

Suizidale Gedanken

Depression

Unger/Kleinschmidt: »Das hält keiner bis zur Rente durch!«

spürt, dass die Anspannung die Kräfte aufzehrt, dass Kreativität und Freude an der Tätigkeit abhandengekommen sind. Doch es muss zu schaffen sein. So strengt man sich einfach noch mehr an.

Mit der Zeit beginnt das ständig hohe Aktivierungsniveau, Körper und Geist auszulaugen. Die Stresshormone stören den Nachtschlaf, die Muskelaktivierung führt zu Verspannungen, die Konzentrationsfähigkeit ist herabgesetzt. Es kommt zu Schmerzen aller Art, dem Gefühl von Energielosigkeit, Gereiztheit bis hin zu gravierenden körperlichen und seelischen Störungen. Anhand von Patientenberichten hatten wir in unserem Buch *Bevor der Job krank macht* das Bild der Erschöpfungsspirale entwickelt, das den Vorteil hat, dass die verschiedenen Warnzeichen und körperlichen Signale ebenso wie unsere Emotionen, unsere Einstellungen und sozialen Reaktionen einmal in ihrer zeitlichen Abfolge zusammengefügt werden können.

Studien vom Institut für Arbeit und Technik in Gelsenkirchen (IAT) zeigen sogar den zeitlichen Horizont, in dem wir Dauerstress vertragen: Nach etwa acht Wochen Daueranspannung verlieren wir die Fähigkeit, uns überhaupt noch zu entspannen und auf ein Ruheniveau herunterzufahren. Die Betroffenen fühlen sich dünnhäutiger, chronisch müde und beginnen ihre Arbeit zu hassen. »Rund 40 Prozent der Befragten wiesen deutliche Anzeichen für chronische Erschöpfung auf. Etwa 30 Prozent hatten zudem Probleme damit, sich zu erholen«, erklärt Erich Latniak vom IAT.[74]

Dauerstress schädigt das Gehirn

Neuere Studien dokumentieren außerdem, dass die Daueranspannung mit der Zeit unser Gehirn verändert. Es »lernt« Dauerstress! Neurobiologen und Stressforscher sprechen von stressinduzierter Neuroplastizität. Sie beschreiben damit, dass sich unter Dauerstress Nervenzellen und ihre Verbindungen untereinander verändern, ebenso wie die Vernetzung zwischen Hirnregionen. Diese funktionellen und strukturellen Veränderungen betreffen insbesondere drei Regionen des Gehirns: die Amygdala, den Hippocampus und den präfrontalen Kortex.

Teile der Amygdala (Mandelkern) sind im Dauerstress ständig aktiviert und versetzen uns in eine ängstliche oder feindselige Stimmung. Der präfrontale Kortex kann den Mandelkern nicht mehr aus seiner Daueraktivierung herausbringen, verliert also seine Fähigkeit, die negativen Emotionen zu dämpfen und zu begrenzen. Die selbstreflexiven und emotional distanzierenden Fähigkeiten sind reduziert. Auch die soziale Wahrnehmung ist eingeschränkt, hilfreiche Personen werden nicht erkannt oder auch schnell als Feinde erlebt. Die negativen Emotionen in Kombination mit dem starren Fokus des Frontalhirns auf Anforderungen von außen führen zum Leben im Modus Autopilot, zum Automatenleben. Optionen, wie »Heute gehe ich früher nach Hause«, »Diese Aufgabe delegiere ich« oder »Heute gehe ich mit meinem Partner ins Kino, statt noch abends Akten zu wälzen«, erscheinen gar nicht mehr auf dem Display der Wahlmöglichkeiten.

Die dauergestresste Person spürt diese eingeengte Lebensweise durchaus, sieht jedoch keinen Ausweg und empfindet ihre Lebenssituation zunehmend als »out of control«. Fragt man diese Menschen, warum sie nichts verändern, so hört man häufig: »Ich muss doch aber …« oder »Ich habe keine Wahl …«.

Neurobiologisch hat ein sich selbst verstärkender Prozess eingesetzt. Die Nervenzellen in der Amygdala vernetzen sich aufgrund der Daueraktivierung immer besser und auch die Vernetzung zur Hirnstruktur Hippocampus verstärkt sich. Die Folge: Die Angstkonditionierung nimmt zu. Wir sind ganz allgemein ängstlicher gestimmt. Der Kontext Arbeitsplatz wird zu einem Ort der negativen Gefühle und Gedanken. Manche Menschen unter Dauerstress entwickeln Panikattacken, wenn sie nur an ihren Arbeitsplatz denken. Chronischer Stress führt außerdem im

Hippocampus dazu, dass Nervenzellaussprossungen (Dendriten) verkümmern, sich Synapsen (Spines) zurückbilden und die für die Gedächtnisbildung wichtige Verstärkung der elektrischen Langzeitpotenziale (LTP) abnimmt. Die Fähigkeit zu lernen und sich zu erinnern nimmt ab. Insbesondere das Kurzzeitgedächtnis ist betroffen.

Umso länger diese dauergestresste Situation anhält, desto stärker fokussiert sich die Wahrnehmung auf das Negative in unserem Umfeld und in uns selbst. Man sieht nur noch das Versagen, die Bedrohung und die Gefahr. Der Blick für das Schöne im Leben geht verloren, ebenso die Fähigkeit, abzuschalten und sich zu erholen. Die Nervenverbindungen zwischen Frontalhirn und Hippocampus nehmen ab. Das Frontalhirn ist dauerhaft gehemmt und das klare Denken fällt immer schwerer. Der »freie Wille« ist subtil eingeschränkt. Die dauerhafte Stressreaktion hinterlässt auch in unserem Körper Spuren: Blutdruck und Thromboserisiko erhöhen sich, Blutfette und Blutzucker steigen, vermehrte Muskelanspannung führt an den Schwachstellen unseres Muskel-Skelett-Systems zu einem Verstärkungskreislauf von Schmerz und Anspannung. Der Körper passt sich wie das Gehirn an den Dauerstress an, erbringt aber eine Mehrleistung dafür. Der Preis, den wir für diese Überlast zahlen, sind stressassoziierte Risikofaktoren oder manifeste Erkrankungen wie Bluthochdruck, Herzinfarkt, Tinnitus, chronischer Rückenschmerz, chronische Schlafstörungen, Diabetes Typ II, Übergewicht, Sexualstörungen …

Zu Beginn des Buches erzählten wir von dem Projektmanager Michael Schwarz. Der 53-Jährige erlebte gerade eine Phase von Dauerstress, weil sein Projekt nicht gut lief. Hätte man zu diesem Zeitpunkt in das Gehirn des Projektleiters Michael schauen können, hätte man genau dies gesehen: eine verkümmernde Nervenvernetzung vom Frontalhirn zum Mandelkern und eine höchst aktive Amygdala. Das lang anhaltende Stresserleben hat dazu geführt, dass Michael alles an seinem Arbeitsplatz unter dem Blickwinkel der Anspannung und Bedrohung betrachtet. Alles wird zum Problem oder zum Angriff. Die Ehefrau, die mit ihm reden möchte, wissen will, wie es ihm geht, oder den Urlaub planen möchte. Die Kinder, die größer werden und damit auch höhere Ansprüche entwickeln. Das Haus, das es abzubezahlen gilt.

Auch seine Arbeit sieht Michael nur noch als Gestresster – statt sich in Ruhe Gedanken darüber zu machen, was man verändern könnte, bleibt er im Modus Autopilot und rödelt immer weiter in den gewohnten Bahnen. Er macht Überstunden, arbeitet die Wochenenden durch und hält an den einmal gefassten Absprachen und Zielen fest. Die Anzeichen von Erschöpfung, seine Gereiztheit, die Schlafprobleme und die immer größer werdende Abneigung gegen seine Arbeit ignoriert er mit dem starren Gedanken: »Ich muss einfach weitermachen! Härter arbeiten!« Selbst das Gespräch mit seinem Chef Jäger, falls es so positiv gelaufen wäre, wie anfangs geschildert, kann er mit dem Blick des Gestressten zuerst nur als möglichen Angriff begreifen.

Die gestresste Gesellschaft ist in ihren Gewohnheiten gefangen – und häufig werden genau die falschen Entscheidungen getroffen

Michaels Reaktion klingt aus sachlicher Distanz wenig sinnvoll. Und tatsächlich ist der Modus Autopilot und das getriebene und automatische Abarbeiten und Fokussieren auf ein Problem in den modernen Arbeitssituationen meist nicht gerade hilfreich. Im Gegenteil. Gerade weil sich die Vorgaben so häufig ändern, Deadlines verschoben werden, überraschend Meetings im elektronischen Terminkalender aufpoppen und einem den gesamten Tagesablauf durcheinanderschütteln, oder Projekte, die gestern noch auf der Prioritätenliste des Chefs ganz oben standen, plötzlich nach hinten fallen, ist man heutzutage laufend dazu aufgefordert, klar zu denken und gut abgewogene Entscheidungen zu treffen, wenn man am Ende des Tages das Gefühl haben möchte, wirklich etwas geschafft zu haben. Unter der Last der Möglichkeiten, der Dauererreichbarkeit und der rasanten Veränderungen brauchen wir Pausenzeit: Möglichkeiten zur Selbstreflexion, zur Arbeitsreflexion, zur Reflexion unserer sozialen Beziehungen und Pausenzeit, um auf unseren Körper zu hören, was er uns etwa in Form von Schlafstörungen, Schmerzen oder Anspannungszeichen sagt. Nur dann können wir delegieren oder eine Aufgabe angemessen ablehnen. Wer jedoch an überzogenen Zielen oder dem Wunsch, alles richtig und perfekt zu machen, festhält, reitet sich dagegen oft immer weiter in die Stressspirale.

Je länger der Dauerstress eine Person und ihr Fühlen, Denken und Handeln verändert hat, desto länger braucht sie, um wieder klar denken zu können. Diese Erkenntnis ist sehr wichtig. Denn in unserer schnelllebigen und schnellentschiedenen Zeit wird im Zustand des Dauerstresses oft genau die falsche Entscheidung getroffen. Wer richtig »fertig« ist, rutscht emotional auf die erste oder zweite Entwicklungsstufe der Emotionen, Angst und Wut, Scham und Schuld, Ohnmacht und Verzweiflung bestimmen das Gefühlsleben. Häufig erscheint die Kampf-oder-Flucht-Reaktion als einzig mögliche Antwort auf eine Stresssituation: Ich fliehe aus der Arbeitssituation, schmeiße den Job, verlasse meinen Partner – aber das ist keine selbstreflexive Entscheidung. Das Frontalhirn mit seiner analytischen und abwägenden Funktion, unsere positiven Emotionen waren nicht beteiligt.

Entscheidend ist daher, sich zuerst aus dem Dauerstress zu lösen. Kommen Sie erst wieder auf Augenhöhe. Lassen Sie Ihr Frontalhirn wieder anspringen und damit die Kraft Ihrer positiven Emotionen. Entscheiden Sie erst dann!

Wider das Leben auf Autopilot

Daraus ergibt sich auch die Verantwortung, die der moderne Mensch hat, wenn er gesund bleiben möchte: Er muss lernen, sein Gleichgewicht aktiv zu steuern. Ohne Stress wird es nicht gehen. Von außen werden immer Anforderungen und Situationen auf uns zukommen, die uns an die Grenze bringen. Zum Beispiel weil sie unseren sozialen Status, unseren Wunsch nach Anerkennung, unsere Aufgehobenheit in der Gemeinschaft gefährden. In Kapitel 8, 9 und 10 lesen Sie, wie diese Selbstregulation zurück in die Balance gelingen kann.

Im nächsten Kapitel zeigen wir erst einmal, was in einem Unternehmen passiert, das in die Stressfalle tappt – in dem also viele Beschäftigte das Gefühl haben, dass der Druck ständig steigt, oder sich von Unsicherheit, Monotonie oder Sinnlosigkeit belastet fühlen. Immerhin sagen die allermeisten Menschen, dass die Arbeit der Stressfaktor Nummer eins in ihrem Leben sei. Da ist es interessant zu schauen: Was passiert da genau? Und mit dem Vorwissen aus den vorangegangenen Kapiteln lenken wir den Fokus etwas präziser auf die Frage: Unter welchen Bedingungen triggert die Arbeit bei den Beschäftigten übermäßig negative Gefühle? Wie versetzen Unternehmen ihre Mitarbeiter in Dauerstress? Es wird deutlich, dass moderne Managementtechniken dabei wie Brandbeschleuniger wirken, die das Stressfeuer entfachen. Und es wird sichtbar, dass letztlich nicht nur der einzelne Burnout-Betroffene leidet, sondern am Ende die ganze Firma verliert. Doch dies wird oft vertuscht.

EXKURS
FAKTOREN, DIE DIE STRESSANFÄLLIGKEIT ERHÖHEN

Neben den Anforderungen von außen und unserem inneren Kampf mit den Werten der individualisierten Gesellschaft gibt es auch andere Faktoren, die darüber entscheiden, wie stark wir unser Leben als belastend empfinden.

Wer in der Stadt aufwuchs, ist gestresster

Wer schon als Kind viel Stress erlebt hat, reagiert später im Leben empfindlicher auf stressauslösende Situationen. Es gibt inzwischen zahlreiche Untersuchungen, die belegen, dass Kinder aus Familien, in denen sie Unsicherheit, Ohnmacht oder unberechenbares Verhalten eines Elternteils erlebten, als Erwachsene ein eher sensibles oder überaktives Stresssystem haben. Denn unser Stresssystem ist zwar genetisch festgelegt, aber es kann durch Erfahrungen in der Kindheit verändert werden. Man spricht von epigenetischen Veränderungen, die in der Prägungsphase des Stresssystems auftreten. Selbst vorgeburtliche und geburtliche Stresserfahrungen scheinen dabei eine Rolle zu spielen. Gene werden an- oder abgeschaltet, und die Umwelterfahrungen hinterlassen so ihren Abdruck in der genetischen Regulation des Stresssystems. Später im Leben ist die Verletzlichkeit oder Vulnerabilität für bestimmte Stressoren erhöht.[75]

Studien zeigen auch, dass neben der Familie die Lebensumwelt, in der wir aufwachsen, unsere Stress-Widerstandsfähigkeit oder Resilienz direkt beeinflusst: Menschen, die in Großstädten aufgewachsen sind oder aktuell dort leben, reagieren schneller mit der Aktivierung ihres Stresssystems in einer belastenden Untersuchungssituation als Menschen, die in Kleinstädten oder Dörfern aufgewachsen sind oder leben.[76] Offensichtlich birgt der typische Alltag in der Großstadt schon für Kinder mehr Stresssituationen, beispielsweise die vielfältigen sozialen Herausforderungen, mit denen man schon früh umgehen muss, der Lärmpegel und das Lebenstempo. Personen aus dörflichen Gegenden bleiben dagegen auch in so mancher Situation völlig unaktiviert, die eigentlich handlungsmotivierend sein sollte. Personen aus Kleinstädten agieren in dieser Studie am häufigsten angemessen auf die Stresssituationen.

Selbstverbrenner und Verunsicherte

Der Psychologe und Burnout-Experte Matthias Burisch hat zwei Grund-Persönlichkeitstypen ermittelt, die eine erhöhte Gefährdung für eine Dauerbelastung von Stress und Burnout aufweisen: »Selbstverbrenner« und »Verunsicherte«.[77] Die »Selbstverbrenner« nehmen sozusagen den Kampf mit jedem Löwen auf. Im Joballtag sind es die Menschen, die jede neue Aufgabe übernehmen, die der Chef ihnen nahebringt oder die sich im Meeting ergibt. Alles ist eine Herausforderung. Sie fühlen sich unverzichtbar, für alles verantwortlich und möchten über Leistung ihre Unabhängigkeit demonstrieren. Sie gehen deshalb schnell in Vorleistung und sind enttäuscht, wenn die anderen nicht folgen oder die Anerkennung durch den Chef am Ende ausbleibt. Es sind Menschen, die häufig ihre Grenzen überschreiten, um einen Job zu erledigen. Oft gehen sie unbewusst weit über das tatsächlich Geforderte hinaus – und dieses Verhalten macht sie sowohl für Erschöpfung als auch für Enttäuschung anfällig.

Daneben sind die »Verunsicherten«, die jede Anforderung und Veränderung als »Löwenangriff« erleben, besonders gefährdet. Sie zeichnen sich dadurch aus, dass sie kein gutes Gefühl für ihre Fähigkeiten haben, eher ängstlich vermeidend oder überkontrollierend sind. Sie sehen häufig schon das schlimme Ende, bevor es da ist, machen sich beispielsweise bereits über die Folgen einer verpassten Deadline Gedanken, wenn der Ablauf mal einen Tag ins Stocken gerät. Oder sie malen sich vor jedem Gespräch den schlimmsten Verlauf aus – und gehen dementsprechend bereits gestresst in die Kommunikationssituation. Jede Veränderung scheint bedrohlich, entsprechend wird gerne an den bestehenden Strukturen festgehalten.

Zu einem ähnlichen Ergebnis kam der amerikanische Psychoanalytiker Sydney Blatt, der mit verhaltenstherapeutischen und tiefen-

psychologischen Kollegen die Psychotherapieforschung durchfors-
tete und zwei Persönlichkeitsdimensionen beschrieb, die zur
Depression disponieren:[78] Zum einen waren es leistungsstarke Menschen, die versuchten, sich durch möglichst perfekte Leistung die
Anerkennung der anderen zu sichern, weil erst das ihre Autonomie
sichern würde. Dieser unbewusste Versuch, durch Leistungsaner-
kennung die persönliche Unabhängigkeit und den Selbstwert zu sichern, führt zu einer unbewussten »Mehrarbeit«, die den Betreffenden in Versagenssituationen schnell abstürzen lässt oder auf Dauer
durch die konstant hohe Belastung in die Erschöpfung treibt. Auf
dem Weg in die Depression kommt meistens beides zusammen, ein
schon vorbestehendes sehr hohes Belastungsniveau und dann ein
enttäuschendes oder kränkendes Erlebnis, etwa mit einem Vorgesetzten. Kurz: Diese Gruppe versucht durch Leistung Anerkennung
und Liebe durch andere und damit Unabhängigkeit von diesen zu
erreichen. Ihr Grundproblem liegt in der Selbstwertregulation. Erst
wenn der andere mich wertschätzt, kann ich mich auch selbst wertschätzen, und erst dann kann ich mich als unabhängig erleben.

Die andere Gruppe bilden nach Sydney Blatt Menschen, die stark
von konkreten Beziehungen abhängig sind, sie brauchen immer den
Kontakt mit und die Rückmeldung von wichtigen Bezugspersonen.
Wie die Fliege umschwirren sie das Licht. Schon geringe Modifikati-
onen der Beziehungen oder Lebens- und Arbeitsstrukturen bringen
sie aus dem Gleichgewicht. Ihre unbewusste Mehrarbeit besteht in
Beziehungssicherung, oft sorgen sie für Harmonie am Arbeitsplatz
und reagieren schon auf kleine Veränderungen angespannt. Bei dieser Gruppe geht es um sichere Bindung, um die Kompensation unsi-
cherer oder ambivalent erlebter Bindung.

Beide Gruppen decken sich in gewisser Weise mit den Selbstver-
brennern und Verunsicherten des Burnout-Forschers Burisch.
Selbstwert und Bindung sind offensichtlich zwei zentrale Mechanismen der Depressionsentstehung. Nach skandinavischen Studien
entwickelt ungefähr die Hälfte der von einem schweren Burnout
Betroffenen nachfolgend eine Depression.[79]

Wenn man sich an den Stressor nicht gewöhnt

Der amerikanische Stressforscher Bruce McEwen beschreibt noch zwei weitere Reaktionsmuster auf Stress, die dafür sorgen können, dass eine eigentlich erträgliche Belastungssituation zum Dauerstressor wird: Das ist einerseits dann der Fall, wenn jemand sich einfach nicht an einen bestimmten Stressor gewöhnen kann, zum Beispiel der Kollege, der es nicht schafft, die knappe Art des Chefs einfach zu akzeptieren, und sich jedes Mal wieder maßlos und dauerhaft darüber aufregt. Oder die Kollegin, die sich von einem Kunden immer wieder auf die gleiche Palme schicken lässt.[80]

Das zweite gefährdende Muster liegt darin, nicht abschalten zu können. Die Betroffenen grübeln auch zu Hause weiter über die Probleme im Job oder über einen Konflikt mit dem Kollegen. Dieses Phänomen des Nicht-abschalten-Könnens scheint dabei sehr verbreitet zu sein und ist ein starker Stressmotor. Eine aktuelle repräsentative Umfrage des Landesinstituts für Arbeitsgestaltung des Landes Nordrhein-Westfalen fand heraus, dass über 40 Prozent der Beschäftigten nicht von der Arbeit abschalten können. 23 Prozent sagten sogar, dass die Gedanken an den Job es ihnen unmöglich machen, sich zu erholen.[81]

Stressverstärkende Einstellungen
> Perfektionismus
> Idealismus
> Alles allein machen (Einzelkämpfer)
> Alles kontrollieren wollen
> Sich für alles verantwortlich fühlen
> Sich unverzichtbar fühlen
> Es immer allen recht machen wollen
> Immer für Harmonie sorgen wollen
> Nicht »Nein« sagen können

Psychosoziale Risikofaktoren im Unternehmen

> Geringer Handlungs- und Entscheidungsspielraum
> Fehlende soziale Unterstützung
> Geringe Wertschätzung durch Vorgesetzte, Kollegen, Kunden
> Nicht leistungsgerechte Entlohnung
> Fehlende Weiterentwicklungsmöglichkeiten
> Arbeitsplatzunsicherheit
> Mangelnde Fairness
> Als ungerecht erlebte Vorgesetzte
> Schlechtes Teamklima
> Unklare Rollen und Aufgabenbeschreibung
> Arbeitsverdichtung, Zeitdruck, Schichtdienst
> Häufige Störungen, Erreichbarkeit rund um die Uhr

KAPITEL 6
Unternehmen brennen aus

Menschen brennen aus, Mitarbeiter brennen aus – können auch Unternehmen ausbrennen? Ja, sagt Heike Bruch, Professorin und Direktorin am Institut für Führung und Personalmanagement der Universität St. Gallen.

Für ihre Studien hat Bruch, die als eine der versiertesten Personalmanagement-Expertinnen in Deutschland gilt, in den vergangenen zwölf Jahren über 700 Unternehmen mit an die 100 000 Mitarbeitern unter die Lupe genommen. In der »Top-Job-Trendstudie« untersucht sie in regelmäßigen Abständen etwa 100 Firmen und analysiert alle Facetten der Personalführung von der Mitarbeiterzufriedenheit über Gesundheitsdaten bis zur Performance.[82] Seit einigen Jahren erweist sich immer wieder: Fast die Hälfte der Unternehmen zeigt eine gewisse Erschöpfung und einen Mangel an Energie, der durchaus mit dem Energieschwund zu vergleichen ist, den Menschen erleben, wenn sie sich auf der Erschöpfungsspirale abwärts in Richtung Burnout bewegen: Die Leistungsfähigkeit ist reduziert, Präsentismus nimmt zu (trotz Krankheit am Arbeitsplatz erscheinen), die Produktivität geht zurück. Das Unternehmensklima ist feindselig und von Misstrauen geprägt. Viele Beschäftigte fühlen sich erschöpft und resigniert. Die Stimmung wird zunehmend schlechter, das kollegiale Verhalten nimmt ab. »Die Kündigungsabsicht der Beschäftigten steigt um fast 300 Prozent«, erklärt Personalexpertin Bruch. [83]

60 Prozent der befragten Mitarbeiter in den Firmen am Rande der Erschöpfung gaben an, sie hätten keine ausreichenden Res-

sourcen für ihre Arbeit. Bei vergleichbaren Unternehmen ohne Anzeichen von Erschöpfung äußerten dies nur zwei Prozent. Die Aussage »Ich arbeite ständig unter erhöhtem Zeitdruck« bejahten in den erschöpften Unternehmen 80 Prozent der Befragten, in den Vergleichsunternehmen nur vier Prozent. 75 Prozent der Beschäftigten in diesen Unternehmen befanden außerdem: »Die Prioritäten meines Unternehmens ändern sich häufig.« In den Vergleichsfirmen meinte das nur ein Prozent. In Sachen Arbeitsbelastung gaben in vom Ausbrennen akut bedrohten Unternehmen 83 Prozent der Befragten an, kein Licht am Ende des Tunnels zu sehen, in den anderen waren es nur drei Prozent. »Regelmäßige Erholungsphasen vermissten in Problemunternehmen 86 Prozent, in den anderen Firmen nur sechs Prozent der Befragten«, führt Bruch aus.[84]

Unternehmen in der Beschleunigungsfalle

Die Ursache für diese kollektive Erschöpfung sieht Bruch ganz klar in zu viel Druck und Tempo vonseiten der Geschäftsleitung: Die Unternehmen sind in die Beschleunigungsfalle getappt. Diese definiert Bruch wie folgt: »Unternehmen in der Beschleunigungsfalle überlasten ihre Mitarbeiter mit einem Zuviel an Aufgaben und Veränderung, für die nicht ausreichend Ressourcen zur Verfügung stehen, verlieren den Fokus durch fehlende Priorisierung und bewegen sich permanent an der Leistungsgrenze ohne Aussicht auf Regeneration.«[85]

Häufig stand am Anfang dieser Entwicklung tatsächlich einmal eine sinnvolle und notwendige Beschleunigung. Weil der Druck am Markt stieg, hatten alle Gas gegeben, in schneller Folge neue Produkte auf den Markt gebracht, die Innovationsprozesse angetrieben, mehrere Projekte zeitgleich gestartet. »Eine Zeit lang funktioniert das prima«, weiß Bruch. »Aber allzu oft möchten Firmenchefs das rasante Tempo zum Normalzustand machen. Was als einmaliger Leistungsschub begann, wird zur chronischen Überlastung.«[86]

Zum Beispiel beim Schweizer Industriekonzern ABB, den Heike Bruch als Beraterin begleitete. 1988 wurde das Unternehmen als Zusammenschluss der schwedischen Asea und der Schweizer Brown Boveri gegründet. Danach kam die Expansion und allein im ersten Jahr nach der Fusion kaufte ABB 55 Unternehmen hinzu. Nach acht Wachstumsjahren, in denen ABB zum schärfsten Konkurrenten der Industriekonzerne Siemens und General Electric wurde, zeigten sich die ersten Anzeichen von Erschöpfung. »Zukäufe wurden nicht mehr ordentlich integriert, und verschiedene Konzernbereiche konkurrierten um denselben Kunden. Das ging so weit, dass ein entnervter Kunde, bei dem bereits der achte ABB-Vertreter vor der Tür stand, nur noch sarkastisch meinte, sie könnten das nächste Mal ja einen Bus nehmen und alle gemeinsam kommen«, erzählt Bruch.[87]

Erst steigt die Rendite – dann werden die Beschäftigten krank

Bevor einem Unternehmen auffällt, dass es in der Beschleunigungsfalle sitzt, vergeht meist viel Zeit – in der die Beschäftigten durchaus schon massiv leiden. Allerdings schlagen sich die individuellen Schwierigkeiten noch längst nicht in der Rendite der Firma nieder. Im Gegenteil. Die meisten Beschäftigten versuchen, solange es geht mitzuhalten – und bescheren dem Unternehmen auf der Überholspur nicht selten satte Gewinne. Zum Beispiel beim Software-Riesen SAP. Die Firma steht gut da. Doch auch 2013 forderte Konzerngründer Hasso Plattner: »Wir müssen wieder eine Gründerkultur entwickeln«, was vor allem heißt: »schneller werden, viel, viel schneller«.[88] Plattner wird auch mit Sätzen wie diesem zitiert: »Manchmal will ich die Walldorfer Entwickler packen und schütteln und anschreien: Bewegt euch schneller!«[89] Der neue SAP-Vorstand Vishal Sikka spricht sogar vom »Zwang zur Schnelligkeit« als Unternehmensphilosophie. Schließlich habe SAP das Ziel, »der Welt zu helfen, sich durch Software neu zu erfinden«.

Aber zu welchem Preis? Der SAP-Betriebsrat verzeichnet ständig mehr Langzeitkranke – eine typische Folge von zu viel Stress im Betrieb. Im Jahr 2012 waren es über 1000 Neuzugänge im betrieblichen Eingliederungsmanagement,[90] also Beschäftigte, die nach mehr als 42 Tagen Krankheit wieder in den Job zurückkehren. Zugleich verfügt SAP über ein vorbildliches betriebliches Gesundheitsmanagement. Fast könnte man sich fragen, ob dahinter ein Prinzip steckt: das Feuer anheizen bis aufs Maximum und dazu die betriebseigene Brandschutzanlage und das Feuerlöschsystem vorhalten. Paradoxe Realität im Turbokapitalismus.

Die Auswahl der Beispiele in Unternehmen mit vielen Beschäftigten und internationaler Ausrichtung ist kein Zufall. Die Studien der Personalexpertin Heike Bruch zeigen: Gerade die größeren Unternehmen mit über 1500 Mitarbeitern saßen überdurchschnittlich häufig in der Beschleunigungsfalle: 77 Prozent der fast 100 untersuchten Unternehmen. Bei den kleineren Firmen mit durchschnittlich 230 Mitarbeitern waren es dagegen knapp 60 Prozent, bei den Kleinunternehmen mit um die 50 Beschäftigten »nur« 30 Prozent.

Außerdem schnappt die Beschleunigungsfalle besonders häufig im schnelllebigen produzierenden Gewerbe und in stark zentralisierten Betrieben zu, wo die Beschäftigten wenig Handlungsspielraum haben und für jede Entscheidung bestimmte Prozeduren durchlaufen müssen – das lähmt und erzeugt Stress.[91]

Umstrukturierungen machen den größten Druck

Als besonders erschöpfend erweist sich dabei die hohe Schlagzahl von Umstrukturierungen und Veränderungsprozessen, die in modernen Unternehmen mittlerweile längst zur Normalität geworden sind. Das hat dramatische Folgen: »Veränderungen und außergewöhnliche Belastungen werden zum Dauerzustand«, erklärt Personalexpertin Bruch.[92] »Das nimmt den Mitarbeitern jede Hoffnung auf Erholungspausen, in denen sie Energie schöpfen können.«

Die gesamte Firma arbeitet ständig im Ausnahmezustand, die Beschäftigten laufend an der Belastungsgrenze. Schließlich bringt jede Umstrukturierung mehr Arbeit mit sich: Prozesse werden verkürzt, Abläufe verändert, neue Aufgaben kommen für jeden Einzelnen hinzu. Zugleich sind die alten Aufgaben und Projekte in das Neue zu integrieren oder zu übergeben oder zumindest sauber abzuwickeln. Ganz zu schweigen von der emotionalen Belastung, die eine Umstrukturierung mit sich bringt. Man muss sich von alten Kollegen verabschieden, vielleicht auch von lieb gewonnenen Aufgaben. Es gilt, personelle Veränderungen zu verkraften, die einem vielleicht nicht gefallen, Tätigkeiten zu übernehmen, die man sich nicht ausgesucht hat und die einem nicht liegen. Und auf jeden Fall soll man ab jetzt noch effizienter sein als vorher.

»Die Arbeit in einem Unternehmen, das sich permanent an der Auslastungsgrenze bewegt, ist für die Beschäftigten in der Regel am schlimmsten«, stellt Bruch aufgrund ihrer Studien fest. Auch Nick Kratzer, Soziologe am Institut für sozialwissenschaftliche Forschung ISF in München und Experte für das Spannungsfeld Arbeit und Gesundheit, stellt aufgrund seiner Forschungen fest, dass viele Unternehmen sich nicht erreichbare Ziele stecken und es so zu einer systematischen Überbelastung der Belegschaft kommt.[93]

Eine gewisse Überlastung oder auch Mehrfachbelastung, die zeitlich begrenzt ist, können die allermeisten Beschäftigten durchaus wegstecken. Aber wenn es kein Licht am Ende des Tunnels gibt, fühlt man sich wie in einer Tretmühle, gefangen in einer ausweglosen Stresssituation.

Die Führungskraft verliert den Kontakt zum Mitarbeiter

Was ist zu tun? Ein Unternehmen funktioniert in gewisser Weise wie ein atmender Organismus. Er kann über einige Zeit schnell laufen, aber wenn er außer Atem ist, ist erst einmal eine Ruhepause nötig. Aus der Sportwissenschaft kennt man diese Zusammenhänge sehr genau: Wer nur hart trainiert, wird langfristig keinen Erfolg haben, nicht einmal eine gute Muskulatur aufbauen. Für ein sinnvolles Training sind die Phasen der Erholung und Regeneration genauso wichtig wie das Trainieren selbst. Denn in dieser Zeit werden Muskeln aufgebaut, neue Bewegungsabläufe abgespeichert. Zudem haben Muskeln und Sehnen unterschiedliche Regenerationszeiten. In einer Firma ist das nicht anders.

Wenn die Führungskraft nicht im Dialog mit ihren Mitarbeitern bleibt, immer nur auf die Leistungsvorgaben oder die neuen Ziele schaut und nicht mitbekommt, wie es ihren Mitarbeitern damit geht, ist das mit einem übertrainierten Sportler vergleichbar, der nicht im Dialog mit seinem Körper steht: Beide verpassen die richtige Balance zwischen Anstrengung und Erholung und produzieren am Ende Verluste und Verletzungen.

Umso erstaunlicher ist, dass die Wirtschaftsjournalistin Dagmar Deckstein in ihrem Buch *Klasse! Die wundersame Welt der Manager* beschreibt, wie deutsche Spitzenmanager beklagen, dass sie keinen Kontakt mehr mit ihren Mannschaften haben.[94] Dieser direkte Kontakt mit den Mitarbeitern und den Kunden ist ein fester Bestandteil der Aufgabe von Führungskräften. Die Spitzenmanager selbst beschreiben sich als rastlos Getriebene, die von den Analysten, Investoren und Finanzmärkten gejagt werden. Dabei macht Deckstein deutlich, wie sehr die oberste Führung abgeschottet in einer Eigenwelt lebt, und zitiert den ehemaligen Vorstandsvorsitzenden der Deutschen Bank mit den Worten: »Das ist natürlich aus der Logik einer Welt gesprochen, die nicht öffentlich darstellbar ist.«

Deckstein veröffentlichte ihr Buch 2009. Fünf Jahre später wissen wir, dass bei der Deutschen Bank vieles nicht öffentlich darstellbar war. Deckstein sah das Topmanagement 2009 auf dem Höhepunkt der Wirtschaftskrise in einer eigenweltlichen Logik abgeschlossen. Die Beteiligten stehen unter der Renditepeitsche und fühlen sich fremdbestimmt. Selbstreflexion aus der Beobachterperspektive ist selten. Im Verhältnis zu ihrer großen äußeren Entscheidungskompetenz scheint ihre innere oder persönliche Kompetenz gering. Sie halten sich an Rituale und Privilegien, Vertrauen ist schwach ausgeprägt. Deckstein zitiert einen Management-Berater: »Emotionen, so wichtig sie auch im Geschäftsleben sind, bedürfen der regelmäßigen Kontrolle durch eingehende Selbstreflexion. Zugegeben, nicht jeder Topmanager schafft das.«[95] Sollten im emotionalen Kapitalismus am Ende Manager und Mitarbeiter im selben Boot sitzen? Aber sie sprechen ja nicht miteinander. Und das Gehalt schafft die Distanz.

In ihren Studien belegt Personalexpertin Heike Bruch auch eindrucksvoll, dass die Anfälligkeit für Erschöpfung mitnichten ein rein persönliches Problem der Beschäftigten ist. Tatsächlich sind es die Arbeitsbedingungen und die von der Unternehmensleitung vorgegebene Führungskultur, die sich massiv auf die Energiebalance aller Mitarbeiter und das Risiko auszubrennen auswirken. Denn die übermäßige Beschleunigung belastet die Mitarbeiter auch, wenn ihre persönliche Disposition keine Hinweise auf eine Burnout-Gefährdung zeigt, im Unternehmen das soziale Klima grundlegend stimmt und die jeweiligen Aufgaben prinzipiell gut zu den Beschäftigten passen. Kurz: wenn die individuellen Burnout-Risikofaktoren eher niedrig sind. 87 Prozent der Befragten fühlten sich prinzipiell im Unternehmen durch ihre Tätigkeit weder unter- noch überfordert, 66 Prozent fühlten sich von ihrer Führungskraft anerkannt. 97 Prozent erlebten eine positive Gemeinschaft im Unternehmen, ebenso viele übereinstimmende Wertvorstellungen und 75 Prozent Gerechtigkeit. Insofern verwundert es auch nicht, dass Unternehmen wie SAP oder Unilever, in denen der Stresspegel gestiegen ist und in denen eine große Zahl von Mitarbeitern gestresst und erschöpft ist, durchaus auf der Liste der »Great Places to Work«, der besten Arbeitgeber, zu finden sind.

Doch ganz offensichtlich können das prinzipiell gute Arbeitsklima, die Akzeptanz von Sabbaticals und Teilzeit oder Angebote zur Gesundheitsförderung die Beschäftigten nicht ausreichend stärken, um im Dauerstress, der durch zu viel Druck und Beschleunigung entsteht, gesund zu bleiben.

Management by Freiheit und Selbstverwirklichung – teuflische Mischung

Alexandra Michel ist Dozentin und wissenschaftliche Mitarbeiterin an der Marshall School of Business der University of Southern California, Los Angeles. Ihre Langzeitstudien über das Leben und Arbeiten von Investmentbankern zeigen, wie moderne Managementtechniken Menschen dazu bringen, sich regelrecht kaputtzuarbeiten.[96] Michel begleitete für ihre Studien Mitarbeiter in zwei Investmentbanken über zehn Jahre hinweg: hoch ausgebildete Wissensarbeiter, die jedoch durchaus auch soziale Kompetenzen haben müssen, denn Kundenkontakt gehört zum Geschäft. Die Investmentbanker tragen viel Verantwortung – bei jedem Deal geht es um Millionen. Im Gegenzug verdienen sie sehr gut und bekommen vom Unternehmen jede denkbare Unterstützung, vom guten Essen im Büro bis hin zur Haushaltshilfe für daheim. Außerdem genießen sie in ihrem Job absolute Autonomie. Niemand kontrolliert ihre Anwesenheit im Büro, keiner gibt feste Eckpunkte vor. Freiheit ist Programm. Und das einzige gemeinsame Ziel heißt: Wir wollen gute Arbeit machen. Das schließt Spitzenumsätze ein.

Eine traumhafte Arbeitswelt? Eher ein Albtraum, fand Michel heraus. Denn nach vier Jahren waren die Investmentbanker gesundheitlich am Ende. Schon wenige Wochen nach dem ersten Tag im Job arbeiten viele frischgebackene Banker 120 Stunden pro Woche. Die Wenig-Arbeiter kommen auf 80 bis 90. Die Arbeit wird zum wichtigsten Lebensinhalt, der ihnen scheinbar alles gibt: Ihre Freude sind gelungene Millionendeals, ihre sozialen Kontakte Kunden und Kollegen. Ihr Selbstwert speist sich aus dem Erfolg und der fürstlichen Entlohnung. Ihr Privatleben reduzieren sie auf ein Minimum. Die meisten sind unter 30 und unverheiratet. Wenn man sie nach ihrem Motiv fragt, sagen sie: »Das mache ich, weil ich es möchte. Ich gebe meine gesamte Zeit und Energie freiwillig in meine Arbeit.«

Nach einiger Zeit rebelliert der Körper der meisten trotz aller Freiwilligkeit. Die ständige Anspannung führt zu Schlafproblemen, Schmerzen und Befindlichkeitsstörungen aller Art. Doch die Investmentbanker ignorieren ihre körperlichen Beschwerden. Das bleibt so bis ins vierte Jahr der Berufstätigkeit. Da werden die gesundheitlichen Beschwerden massiv. Sie fingen an, Haare zu verlieren, 30 bis 50 Pfund zuzunehmen, sie konnten schlecht schlafen, einige hatten Abhängigkeiten von verschiedenen Substanzen, beobachtete Michel.

Viele sind zu diesem Zeitpunkt längst Dauergäste bei Ärzten oder nehmen Drogen, um zwischendurch mal zu entspannen. Doch sie merken nicht, dass mit ihrem ungebremsten Leistungseifer etwas nicht stimmt. Sie sehen in keiner Weise, dass die gefühlte Freiheit und Freiwilligkeit ihrer Verausgabung letztlich Trugbilder sind. Denn das Unternehmen hat ihren Geist mithilfe bestimmter Managementtechniken manipuliert, sie zum haltlosen Workaholic erzogen. Das klingt vielleicht nach Verschwörungstheorie. Doch die Bankdirektoren, die Michel in ihrer Studie nach den Ursachen für das ungesunde Arbeitsethos fragte, formulieren es recht klar: »Setze einem Menschen ein explizites Ziel und belohne ihn entsprechend, dann wird er genau bis zu diesem Ziel arbeiten. Aber es gibt kein Ende des Engagements, wenn du ihn seine eigenen Ziele verfolgen lässt.« Ein anderer erklärt: »Niemand hat hier die psychologische Kraft, über seine Arbeitsweise zu reflektieren. Man ist im Survival Modus.« Und dieser Krisenmodus wird absichtlich aufrechterhalten. Das ist noch nicht einmal ein Geheimnis. »Es ist normal, dass nachts um 24 Uhr eine E-Mail kommt, in der es heißt, ein Millionendeal muss bis zum nächsten Morgen um 9 Uhr fertig sein«, konstatiert Michel. »Da stellt man keine Fragen mehr, sondern tut, was getan werden muss.«[97]

Als nach vier Jahren die meisten der Investmentbanker aus den zwei Banken, die Michel begleitete, körperlich und seelisch am Ende waren, begannen 40 Prozent, ihre Haltung zu verändern: Sie lernten, ihren Körper nicht mehr als Feind für ihre Leistungskraft, sondern als Freund zu sehen, der ihnen zeigt, wo die Limits des gesunden Engagements liegen. Michel spricht davon, dass ihr Körper für sie vom zu bezwingenden Objekt zu einem Subjekt wurde. Die anderen 60 Prozent der Investmentbanker machten weiter wie bisher – und schleppten sich noch zwei bis vier Jahre durch ihren Job. Gute Ärzte und ausreichend Medikamente hielten sie arbeitsfähig. Insgesamt waren sie kränker als die erste Gruppe und letztlich auch geschäftlich weniger erfolgreich.

Das Unternehmen hat Kopf und Körper fest im Griff

Auf der Basis ihrer Studien hat Michel eine Theorie entwickelt: Unternehmen können in der Gedankenwelt der Mitarbeiter Motivationen anfeuern, die diese verleiten, sich bis zum Burnout oder dem körperlichen Zusammenbruch zu verausgaben – und die Warnzeichen und Hilferufe des Körpers zu ignorieren. Die Selbstfürsorge geht komplett verloren.

In diesen Firmen sind besonders diejenigen, die sich mit ihrem Job identifizieren und eine gute Arbeit machen möchten, einer echten Gesundheitsgefahr ausgesetzt. Denn sogar die Reduktion der Arbeitszeit bei den 40 Prozent der reflektierten Investmentbanker auf eine 80-Stunden-Woche ist natürlich nicht wirklich gesund. Es reicht vielleicht, um wieder fit genug für den guten Job zu werden. Aber für Privatleben? Lebensfreude? Dafür ist auch in diesen Strukturen kein Platz.

Nun haben wir ja ausgeführt, dass Unternehmen, die ausschließlich aufs Gaspedal treten, letztlich teuer dafür bezahlen, weil die Beschäftigten irgendwann ausgebrannt und ausgelaugt sind. Das müsste entsprechend auch für Investmentbanken gelten. Nur: In dieser Branche bleibt man sowieso nur für sieben bis höchstens neun Jahre. Dann rücken neue MBA-Absolventen nach und wollen zeigen, was sie können. Deshalb funktioniert das unmenschliche Arbeitsethos in dieser Branche auch wirtschaftlich.

Die »alten« Investmentbanker sind mit Mitte 30 frei, haben objektiv ausgesorgt und könnten sich locker zur Ruhe setzen – aber dazu haben sie gar keine Lust. Die allermeisten wechseln in andere Branchen und beginnen dort in Management-Positionen. »Viele starten mit dem Wunsch, aufgrund ihrer Erfahrung nun ein ruhigeres Arbeitsleben zu führen«, erklärt Michel. Aber die Praxis zeigt: »Es ist wie verhext. Nach spätestens einem Jahr haben sie ihr Umfeld und ihre Arbeit so umgebaut, dass sie wieder 100 und mehr Stunden arbeiten«, sagt Michel. »Die Arbeitsweise in der Investmentbank hat den gesamten Menschen umstrukturiert und ist zu seinem Habitus geworden.« Die Betroffenen können gar nicht anders, als im Turbostil arbeiten, und das geben sie weiter: Die Unternehmen, in denen ehemalige Investmentbanker tätig werden, werden schneller und leistungsorientierter, beobachtet Michel, die die Banker auch nach ihrem Ausscheiden aus der Bank weiter begleitet. Sie implementieren nach und nach die Arbeitsatmosphäre der Investmentbank auch in ihrer neuen Firma. »Wenn man bedenkt, wie viele dieser Manager Jahr für Jahr in die Wirtschaft gehen und vor allem in Unternehmensberatungen, Zukunftsbranchen wie IT, internationalen Konzernen und in Regierungen neue Tätigkeiten finden, dann muss man sagen: Sie verändern die Wirtschaft und die gesamte Gesellschaft«, ist sich Michel sicher.[98]

Aktuelle Studien zeigen auch schon jetzt für Deutschland, dass die verdeckten (also nicht notierten und unbezahlten) Überstunden in den letzten Jahren zunehmen und inzwischen das gleiche Volumen haben wie die bezahlten Überstunden.[99] Immer öfter kommt es vor, dass gerade die gut ausgebildeten Mitarbeiter auf Posten mit hohem Freiheitsgrad ihren Arbeitstag beenden und »ausstempeln«, um sofort wieder an den Schreibtisch zu gehen. Um ihrem eigenen Arbeitsethos zu genügen, überspringen sie sogar locker die arbeitsgesetzlichen Vorschriften. In Unternehmen, in denen die Vertrauensarbeitszeit gilt, wird mehr gearbeitet als in anderen Unternehmen. Das Motiv der Vielarbeiter? Sie möchten einen guten Job machen – und sie messen sich nicht an der Arbeitszeit, sondern am Erreichen von persönlichen Zielen. Genau wie die Investmentbanker. Und häufig reicht für diesen Maßstab der Acht-Stunden-Tag einfach nicht aus!

Bei den Investmentbankern kann man sehen, dass die Kombination aus maximaler Freiheit, der Aussicht auf maximale Selbstverwirklichung im Job und einem Top-Gehalt sogar die Kraft hat, einen Menschen zum 100-Prozent-Arbeitstier zu machen. Und die Manager, die genau dieses Ziel im Auge haben, werden mehr. Hier schließt sich der Kreis zu den Aussagen des Philosophen Byung-Chul Han in Kapitel 2 über die Selbstausbeutung in der Leistungsgesellschaft.

Wenn es kein gesellschaftliches Bewusstsein für die Konsequenzen der Beschleunigungsfalle und der modernen Managementtechniken gibt, wird der Turbokapitalismus vermutlich in den nächsten Jahren nach und nach überall Einzug halten. Und die meisten Beschäftigten, aber auch Betriebsräte und Führungskräfte auf den mittleren Ebenen werden es noch nicht einmal rechtzeitig merken, weil er als Geschenk mit Namen »mehr Freiheit« oder »mehr Selbstverwirklichung« von Unternehmensberatern oder neuen Top-Managern in die Firma gereicht wird.

Dass eine Gesellschaft, die auf diese und andere Weise das Gefälle zwischen Leistern und Minderleistern, zwischen irre reich und bitterarm verstärkt, die Gesundheit ihrer Bürger ruiniert, zeigen wir im nächsten Kapitel. Zum einen machen diese Zusammenhänge die enorme Dimension der Burnout-Krise deutlich. Außerdem zeigen sie: Wenn eine Gesellschaft gewisse Ungerechtigkeiten pflegt, steigt der Stresspegel für alle. Nur wenn wir dieses komplexe Wechselspiel verstehen, können wir etwas daran ändern.

KAPITEL 7
Können Gesellschaften ausbrennen?

Wie misst man Wohlstand? Als Erstes denken die meisten dabei vermutlich an den materiellen Wohlstand, ein gutes Einkommen, einen hohen Lebensstandard. Doch wenn man etwas genauer hinschaut, kommt einem schnell in den Sinn, dass wir auch persönliche Sicherheit, ein soziales Netz, gute Bildungsmöglichkeiten, eine funktionierende Infrastruktur und soziale Gerechtigkeit als wichtige Werte im Wohlstand empfinden, ebenso die Garantie der Freiheit: sowohl im Sinne der persönlichen Bewegungsfreiheit als auch im Sinne der Meinungsfreiheit – und der persönlichen Entwicklungsfreiheit. In diesem Sinne sollte sich auch jeder Einzelne die Frage stellen, was Wohlstand für ihn bedeutet. Denn wir wünschen uns Wohlstand – und ein gutes Leben. Nur wer weiß, was er für sich darunter versteht, kann kritisch überprüfen, ob Wohlstand und ein gutes und gelungenes Leben Hand in Hand unterwegs sind oder ob er für den Wohlstand einen Preis zahlt, der auf Kosten des guten Lebens geht. Das ist natürlich eine Frage, wie sie nur in den reichen Ländern gestellt werden kann.

Auch auf gesellschaftlicher Ebene hat die Frage »Was ist Wohlstand und woran messen wir ihn?« viele Ebenen. Lange Zeit galt hier als das Maß aller Dinge das Bruttosozialprodukt (BSP), das Pro-Kopf-Einkommen. Die wirtschaftliche Stärke eines Landes wurde mit dem Wohlstand der Bevölkerung gleichgesetzt. Gerade für ärmere Länder stimmt das auch. Denn die Lebenserwartung und andere Gesundheitsfaktoren steigen in ökonomisch wenig entwickelten Ländern mit dem Anstieg des

Nationaleinkommens pro Person erst einmal stark.[100] In Ländern mit einem Pro-Kopf-Einkommen über 20 000 Dollar stellt man jedoch fest, dass in diesen reichen Staaten die Lebenserwartung nicht länger mit dem nationalen Einkommen pro Kopf korreliert.

Das Bruttosozialprodukt taugt nicht zum Messen des Wohlstandes

In diesen reicheren Ländern verfehlt die rein wirtschaftliche Definition von Wohlstand offensichtlich das Ziel. Denn auch, wenn das BSP stetig wächst, steigt nicht automatisch die Lebenserwartung der Bevölkerung und die Menschen werden in einem Land mit dem höheren BSP nicht automatisch zufriedener. Sie fühlen sich nicht gesünder und empfinden nicht mehr Wohlstand. Dieses als »Easterlin-Paradox« benannte Phänomen ist schon lange bekannt.

Die britischen Sozial- und Gesundheitswissenschaftler Richard Wilkinson und Kate Pickett haben sich der Frage, welche Faktoren es denn letztlich sind, die die Gesundheit und das Wohlbefinden der Menschen in reicheren Gesellschaften ausmachen, mit Hingabe gewidmet und Tausende von statistischen Daten aus aller Herren Länder ausgewertet. In ihrem viel diskutierten Buch *Gleichheit ist Glück. Warum gerechte Gesellschaften für alle besser sind* zeigen sie, dass vor allem ein gewisses Maß an sozialer Gleichheit der wesentliche psychosoziale Gesundheitsfaktor ist. Und dementsprechend soziale Ungleichheit das Potenzial hat, die Menschen unzufrieden und krank zu machen.

Als Maßstab für die soziale Ungleichheit in einem Land nahmen die Wissenschaftler dabei den Abstand zwischen den Einkommen der reichsten und der ärmsten 20 Prozent in den jeweiligen Staaten. Dabei stellten sie fest, dass in Ländern, in denen die soziale Kluft besonders stark ausgeprägt ist, der Abstand zwischen Reich und Arm rund doppelt so hoch ist wie in den Staaten mit geringer Ungleichheit. Und diese Diskrepanz hat Folgen. Richard Wilkinson: »Je größer die Unterschiede zwischen Arm und Reich, umso größer sind auch die sozialen Probleme.«[101] Länder mit großer sozialer Kluft, wie beispielsweise die USA, Portugal und Großbritannien, haben sehr viel schlechtere Gesundheitswerte als Länder, in denen höhere soziale Gerechtigkeit besteht, wie beispielsweise in Japan, Schweden, Dänemark und den anderen nordeuropäischen Ländern. »Ob es um Kriminalität, Gewalt, Drogenmissbrauch, Schwangerschaften im Kindesalter, um schlechte Gesundheit, Fettleibigkeit, den Bildungsstand oder die Lebenserwartung geht: Überall zeigt sich, dass ›ungleiche‹ Staaten wesentlich schlechter dastehen.« Und zwar nicht nur ein bisschen schlechter, betont Wilkinson.

Die Einkommensungleichheit innerhalb eines reichen Landes korreliert direkt mit einer ganzen Reihe von Gesundheitsparametern und sozialen Problemen: nicht nur mit der Lebenserwartung, der Kindersterblichkeit, der Teenager-Geburtenrate, der Rate von psychischen Erkrankungen einschließlich Suchterkrankungen und körperlichen Gesundheitsrisiken wie Übergewicht, sondern auch mit den Bildungschancen, der sozialen Mobilität, der Menge der angemeldeten Patente, der Anzahl der Gefängnisinsassen, der Mordrate und schließlich mit dem generellen Faktor Vertrauen. Vor allem letzterer Punkt ist von großer Bedeutung für das Wohlbefinden des Einzelnen in einer Gesellschaft. Denn Menschen in Gesellschaften mit ungerechterer Einkommensverteilung trauen sich untereinander weniger.

Soziale Ungleichheit verursacht Stress, Krankheit und Verbrechen

Das heißt zusammengefasst: Größere Einkommensunterschiede verschlechtern die Gesundheit der Bevölkerung in ganz konkreter Form. Die Rate des Drogengebrauchs ist höher, ebenso die Rate der Kindersterblichkeit, die Höhe der Lebenserwartung sinkt und die Verbreitung seelischer und körperlicher Erkrankungen steigt. In Staaten mit großer sozialer Kluft ist es außerdem ungleich schwieriger, einen sozialen Aufstieg zu schaffen, es herrschen schlechtere Bedingungen für die Kindererziehung und Bildung, die Rate von Verbrechen und Morden ist höher, das Sozialkapital und das gegenseitige Vertrauen ist reduziert. Die Atmosphäre in diesen Ländern ist geprägt von Sorge um den Status und bangen Fragen wie: Werde ich in dieser Gesellschaft bestehen können? Werde ich meinen Lebensstandard auch morgen noch halten können? Werden meine Kinder schaffen, ihren Weg zu gehen? Wird sich mein Engagement auszahlen? Neid und Missgunst sind ausgeprägter als in gleichberechtigteren Gesellschaften und in der gesteigerten Form auch Verbrechen und Schädigung von Mitmenschen. »In den westlichen Industrienationen, in denen der Unterschied zwischen Arm und Reich weniger ausgeprägt ist, gibt es bis zu sechsmal weniger Morde. Und bis zu zehnmal weniger Menschen sitzen im Gefängnis«, rechnet Richardson vor.[102] Deutschland liegt in dieser Analyse im oberen Mittelfeld der Staaten mit mehr sozialer Gleichheit. Der sozialen Marktwirtschaft sei Dank.

Richardson und Pickett haben mit ihrer Arbeit eine breite Datenbasis geschaffen, die Überlegungen von Gesundheitsexperten wie Sir Michael Marmot ergänzt, der sich bereits seit den 60er-Jahren intensiv mit dem Zusammenhang von sozialen Determinanten oder Ursachen von Gesundheit beschäftigt. Michael Marmot ist wohl einer der bekanntesten Gesundheitswissenschaftler in diesem Bereich. Der britische Professor für Epidemiologie und Gesundheitswissenschaften am University College London leitet die sogenannte »Whitehall-Studie«, eine Gesundheitsstudie, die bei fast 30 000 Beschäftigten im öffentlichen Dienst die Zusammenhänge zwischen sozialem Status und Krankheitsrisiko untersucht. Marmots Erkenntnis aus dieser Mammut-Arbeit: Das Krankheitsrisiko korreliert negativ mit dem sozialen Status. Und wer seine Arbeit und seine Arbeitsabläufe nicht kontrollieren kann und sich nicht ausreichend wertgeschätzt fühlt, erleidet psychosozialen Stress, der wiederum das Risiko erhöht, körperlich und seelisch krank zu werden.

Marmot kommt zu dem Schluss: »Wenn die wichtigsten Determinanten von Gesundheit sozialer Natur sind, dann muss es hier auch Mittel der Beeinflussung und Besserung geben. Statt des Bruttosozialeinkommens als Maßziffer für ökonomisches Wohlbefinden sollten wir besser unseren Gesundheitsstatus als Maßstab für Wohlbefinden anwenden.«[103]

Wohlstand als soziales Wohlergehen

Die schwedische Gesellschaft hat diese Erkenntnis bereits in die Tat umgesetzt: In der Gesundheitspolitik Schwedens geht es inzwischen darum, gesundheitsförderliche Grundlagen für die gesamte Bevölkerung zu schaffen. Neben besserer medizinischer Vorsorge und Versorgung stehen die Möglichkeit der Teilhabe und Partizipation an der Gesellschaft, die ökonomische und soziale Sicherheit, die Schaffung möglichst günstiger Bedingungen für Kindheit und Erwachsenwerden sowie eine gesündere Umwelt und ein gesünderes Arbeitsleben im Mittelpunkt.

Schweden folgt damit in gewisser Weise einer Erkenntnis, die auch der Ökonom, Philosoph und Nobelpreisträger Amartya Sen formuliert und als wegweisend für wohlhabende und gesunde Gesellschaften im modernen Sinne beschreibt: »Entwicklung besteht darin, die Wahlmöglichkeiten der Menschen auszuweiten. Die wichtigsten sind: ein langes, gesundes Leben zu führen, sich bilden zu können und einen angemessenen Lebensstandard zu haben«, sagt Sen.[104] Wirtschaftswachstum allein kann, aber muss die Lebensumstände der Menschen nicht verbessern. Wenn beispielsweise das Gesundheitssystem nicht jedem zugänglich ist, sinkt die Lebenserwartung bestimmter Personengruppen auch in einem reichen Land. Sen nennt das Beispiel vom wohlhabenden Amerika im Vergleich zum ärmeren Indien. Trotz dieser wirtschaftlichen Vorherrschaftsstellung haben Schwarze in den USA eine geringere Lebenserwartung als Bewohner des indischen Bundesstaats Kerala, der ein für alle zugängliches Gesundheitssystem besitzt. Sen spricht deshalb von den »Capabilities«, den Möglichkeiten, die einem Menschen in einer Gesellschaft zur Verfügung stehen. »Die Freiheit der Wahl gibt uns Möglichkeiten zu entscheiden, was wir tun sollten, aber damit zugleich auch die Verantwortung für das, was wir tun – soweit unsere Handlungen frei gewählt sind«.[105]

Ab einem bestimmten Punkt des ökonomischen Wohlstandes kann das Ziel einer gesellschaftlichen Entwicklung also nicht mehr allein darin bestehen, das Bruttoinlandsprodukt zu steigern, sondern das soziale Wohlergehen der Bürger muss in den Blick rücken. Die deutsche Bundesregierung hat deshalb im Jahr 2010 die Enquete-Kommission »Wachstum, Wohlstand, Lebensqualität« ins Leben gerufen. Mitte 2013 wurde der Abschlussbericht mit fast 1000 Seiten vorgelegt.[106] Ein Ergebnis: ein neuer Indikator für Wachstumsmessung mit dem hübschen Namen »W hoch drei«. Dieser Indikator soll nicht nur Aufschluss über den Wohlstand, sondern auch über Soziales, Teilhabe und die Lage der Natur geben. Er errechnet sich kompliziert aus vielen statistischen Größen. Die Bundesregierung soll dazu jährlich Stellung nehmen.[107]

Auch Frankreich hatte im Jahr 2008 die Stiglitz-Sen-Fitoussi-Kommission gegründet, die sich mit der Frage befasste, wie sich Wohlstand und sozialer Fortschritt messen lassen, ohne sich einseitig auf Einkommensgrößen wie das Bruttosozialprodukt zu stützen. In ihrem Abschlussbericht 2009 hat die Stiglitz-Kommission klar festgelegt, dass das Bruttoinlandsprodukt als Maßstab ungeeignet ist, um heute noch das soziale Wohlergehen einer Gesellschaft zu erfassen. Sie empfiehlt beispielsweise auch »Vermögensverteilung« und »Ungleichheit« sowie »Verwirklichungschancen« zu erheben und eine Art Kennziffer für Gesundheit, Erziehung, soziale Vernetzung, persönliche Aktivitäten, Sicherheit und Umweltbedingungen zu generieren. Das wäre schon näher dran an dem Parameter Lebenszufriedenheit als die Ergebnisse der deutschen Kommission. Man sieht: Die Bemühungen stecken in den Kinderschuhen. Aber immer mehr Ländern wird klar, dass sie die sozialen Faktoren nicht länger außer Acht lassen können, wenn das Ziel eine funktionierende Gesellschaft und Wirtschaft sein soll.

Die Folgen der gestressten Gesellschaft werden unterschätzt

Der Sprengstoff, der in der gestressten Gesellschaft lauert, könnte noch weitaus höher sein als nur eine gewisse Unzufriedenheit. Eine höhere Ungleichheit bedeutet auf gesellschaftlichem Niveau letztlich auch, dass einige Gruppen sich überlegen und andere unterlegen fühlen, dass mehr Rivalität entsteht und das eigene Wohlergehen, der eigene soziale Status immer wieder als bedroht erlebt wird.

Die Menschen reagieren auf dieses Umfeld häufig trotzig und denken sich: »Ihr werdet schon sehen!« Sie konzentrieren sich auf ihr ganz persönliches Wohl und leben ein »Geiz ist geil«-Leben auf allen Ebenen – im Konsum ebenso wie im sozialen Miteinander. Man könnte das Geiz-ist-geil-Format auch das »amerikanische Modell« nennen. Der amerikanische Psychiatrieprofessor und Direktor des neuropsychiatrischen Instituts der Universität von Kalifornien, Peter C. Whybrow, beschreibt in seinem Buch *American Mania: When More Is Not Enough*, wohin eine Gesellschaft steuert, die extreme Ungleichheit lebt: In seiner Analyse der »gierigen Gesellschaft« in den USA beschreibt Whybrow, dass in diesem Umfeld zwar die ökonomische Entwicklung durchaus rasant verlaufen kann, aber parallel dazu fast automatisch soziale Werte abgebaut werden.[108] Whybrow illustriert am Beispiel USA, wie Egoismus und Gier das Gemeinwohl gefährden.

In Deutschland ist die soziale Ungleichheit weniger stark ausgeprägt, doch immer noch stark genug, um zu verunsichern. Denn auch der Konkurrenzdruck hat sich globalisiert, viele junge Menschen fragen sich: »Werde ich bestehen können?« Die Digitalisierung wird zu einer heute noch unvorstellbaren Automatisierung unserer Arbeitswelt führen – und wir werden gleichzeitig irgendwann bis zu unserem 70. Lebensjahr arbeiten müssen, wenn die Sozialsysteme nicht kollabieren sollen. Die Jungen – vor allem in den anderen europäischen Ländern – haben heute große Schwierigkeiten, Fuß zu fassen. Sie hangeln sich über Monate und Jahre von Praktikum zu Praktikum. Die Jugendarbeitslosigkeit ist hoch. Ihnen wird Politikverdrossenheit nachgesagt, große Angepasstheit und absurder Pragmatismus. Die häufig benannten Möglichkeiten, »das Beste aus seinem Leben zu machen«, bestehen für viele von ihnen nur in der Theorie.

Junge Erwachsene grübeln über das Thema Familiengründung. Kann man sich überhaupt Kinder leisten? Und wenn ja – wann ist der beste Zeitpunkt zur Familiengründung? Wäre es günstiger und in gewisser Weise sicherer, ein Kind noch im Low-Budget-Leben des Studiums zu bekommen, wo man zumindest noch relativ frei über seine Zeit entscheiden kann? Dann könnte man im Job vielleicht schon mit Mitte 30 wieder richtig Gas geben? Oder wäre es intelligenter, erst auf der Basis eines sicheren Jobs eine Familie zu gründen? Zwar mit mehr Geld, aber vermutlich mehr Zeitdruck? Aber weil im Bachelor-Studium heute eigentlich auch keine Zeit mehr ist und man auch nicht weiß, wann der sichere Job denn nun zu einem kommt, verschieben sich die Prioritäten immer wieder. Das Ergebnis, die niedrige Geburtenrate, trotz der eigentlich hohen Anreize durch den Staat, kennen wir alle. Und hat man sich entschieden, bleiben die Unsicherheit und der Stress bestehen. In dem Artikel »Ich liebe mein Kind. Ich hasse mein Leben«,[109] brachte die Autorin Stefanie Lohaus treffend auf den Punkt, was eine ganze Generation junger Menschen fühlt: Lohaus, selbst Mitte 30 und Mutter, zitiert verschiedene Studien, die zeigen, dass Paare mit Kindern glücklich über die Kinder sind – und zugleich völlig gestresst von ihrem Leben. Sie hetzen zwischen Job und Kinderbetreuung – immer mit dem Gefühl, dass beides nicht so gut gelingt, wie sie es sich wünschen würden. Sie sind unzufrieden mit ihren Partnerschaften und wie sich die Arbeit in der Familie verteilt. Sie vermissen soziale Teilhabe und die Unterstützung im Beruf. Viele Familienmenschen fühlen sich im Job sogar als Teilnehmer zweiter Klasse, besonders wenn sie Teilzeit arbeiten.

Dieses Gefühl ausgebremst und ausgeschlossen zu sein, kennen nicht nur die Jüngeren oder berufstätige Eltern. Ab spätestens 50 empfinden sich viele deutsche Arbeitnehmer wie »altes Eisen« und sorgen sich, aufs Abstellgleis geschoben zu werden. Ein Indiz dafür, dass sie recht haben: Nur knapp 20 Prozent der 50- bis 64-Jährigen werden noch aktiv in Weiterbildungsprogramme der Unternehmen einbezogen, zeigt eine Untersuchung der Bundesanstalt für Arbeitsschutz und Arbeitsmedizin.[110] Und auch wenn die Beschäftigungsquote von Männern und Frauen zwischen 55 und 65 kontinuierlich steigt und inzwischen bei 60 Prozent liegt, so sind hierzulande doch sehr viel weniger Menschen in diesem Alter erwerbstätig als in den nordischen Ländern (Schweden: 72 Prozent). Umfragen zeigen, dass dies nicht unbedingt zum Wohlbefinden der Menschen beiträgt. Anerkennung und Verdienst fehlen vielen schmerzlich.

Der Mangel an Zeit verschärft das Problem

Zu diesem Mangel an Entfaltungsmöglichkeiten kommt für fast alle Bürger der industrialisierten Gesellschaften der Druck der Uhr. Wir leiden an ständiger Zeitnot – und damit am Gefühl, für das Leben, das wir eigentlich leben möchten, keine Zeit zu haben. Auch das stresst.

Der Soziologe Hartmut Rosa von der Universität Jena erforscht unser Problem mit der Zeit und illustriert die weitreichenden Folgen: »In ärmeren Gesellschaften haben die Menschen weniger Güter – dafür in der Regel viel Zeit«, erklärt Hartmut Rosa. »In wohlhabenderen Gesellschaften dreht sich das Verhältnis um. Die Menschen haben mehr Güter – aber in der Regel kaum noch Zeit.«[111] Und an dieser ständigen Zeitnot leiden sie. Schließlich ist unsere Zeit letztlich unser Leben. Wenn man diese ständig mit Dingen verbringt, die man nicht wirklich wichtig findet oder nicht genießen kann, entsteht irgendwann das Gefühl, gar nicht zu leben. Und das ist genau, was viele Menschen in der Industriegesellschaft empfinden.

Rosa erklärt anschaulich, wie es zu dieser notorischen Zeitnot kommen konnte – und warum sie dem Gefühl von Wohlstand entgegensteht. Zum einen wollen wir immer mehr in die Zeitfenster packen, die uns zur Verfügung stehen. Rosa hat es ausgerechnet: Wir legen Wege heute dreimal schneller zurück als noch vor einigen Jahren – aber wir bewegen uns viermal so weit. Mit den besseren und günstigeren Flugverbindungen haben wir nicht die alten Strecken schlicht schneller bewältigt – sondern wir fingen an, die gewonnene Zeit zu nutzen, um auch am Wochenende mal schnell zum Skifahren abzudüsen oder einen Auslandstermin an einem Tag runterzurocken.

Auf diese Weise bleiben wir auf unserem Zeitkonto trotz aller zeitsparender Innovationen immer im Minus: Unser Wunsch nach noch mehr Tätigkeiten übersteigt den Zeitgewinn einfach bei Weitem. Dahinter steht der Geist der kapitalistischen Gesellschaft – der längst auch unser Denken prägt. Schneller, weiter und mehr scheint uns einfach besser als langsamer und wenig.

Was hat das nun mit Burnout zu tun? Dass wir uns wahnsinnig anstrengen – aber diese Anstrengung am Ende nie zu einem Gefühl der Befriedigung führt. Denn über der Jagd nach neuen Möglichkeiten und Dingen, über dem Streben danach, all die Aufgaben und Optionen in den Griff zu bekommen, ist uns das Wichtigste verloren gegangen: der wirkliche Kontakt mit sich selbst und anderen und damit mit der Welt. Rosa nennt es »Resonanzerfahrung« und meint damit, dass es für einen Menschen lebenswichtig ist, mit den anderen Menschen, mit denen er interagiert, in einer echten Verbindung zu stehen. »Die innere und die äußere Welt kommen in Kontakt.« Eine typische Erfahrung, die das illustriert, ist das Singen im Chor – ich singe, wir singen. Wir singen zusammen und schwingen zusammen – und unsere Herzen gehen auf. Für Rosa ist es kein Zufall, dass Chorsingen derzeit eine so große Beliebtheit erfährt. Es bietet die Resonanzerfahrungen im ganz ursprünglichen Sinne. Doch letztlich wollen wir genau dieses Gefühl in unserem ganzen Leben haben – und nicht nur ein paar Stunden in unserer Freizeit. Ein Leben, dessen Wirken von Resonanzerfahrungen durchdrungen ist, das wäre ein gesundes, ein gutes Leben.

Wer sich engagiert, ohne Resonanz zu erfahren, ohne dass er sich »gehört« fühlt und »Antwort« erlebt, wer »nicht berührt« und »nicht berührt wird«, der sieht irgendwann keinen Sinn mehr in all seinen Bewegungen und Anstrengungen. Und genau dies ist das Lebensgefühl, von dem Menschen berichten, die einen Burnout erleben: »Ich habe nur noch funktioniert«, »Ich habe gar nichts mehr gefühlt«. Die Betroffenen rennen und hetzen trotzdem weiter, weil es in unserer Gesellschaft auch ein großer Anker ist, wenn man zumindest reibungslos funktioniert. Das garantiert immerhin eine oberflächliche Resonanz in Form von Lob, Anerkennung im Beruf und dem Gefühl »Ich habe alles im Griff«.

Doch letztlich kann eine Gesellschaft, in der Getriebensein und Frustration der Normalzustand geworden sind, nicht gut gehen: Wenn niemand mehr Zeit und Lust hat, sich mit Gedanken rund um Gesellschaft und das eigene Leben zu beschäftigen, geht das Interesse an Politik und Engagement zurück. Man hat gar keinen Draht mehr dazu – und auch keine fundierte Meinung. Ständige Zeitnot und der Mangel an Resonanz sind insofern demokratiezerstörend. Wenn die Menschen sich nicht mehr mit ihrem gesellschaftlichen Umfeld verbunden fühlen und sich keiner die Zeit nimmt für Nachbarschaft, den Elternabend in der Kita oder den Einkauf beim Gemüsehändler um die Ecke, dann bröseln Stadtteile, soziale Orte und ganze Städte einfach auseinander. Die Burnout-Diskussion lenkt den Blick genau auf diese Missstände. Und es ist höchste Zeit, die Frage nach dem Sinn, die sich hinter dem Gerede um Stress und Erschöpfung verbirgt, ernst zu nehmen und auf breiter gesellschaftlicher Ebene zu diskutieren. Denn die Antworten auf diese Frage bereiten den Weg zur Gesundheit ebenso wie für ein funktionierendes und faires Miteinander in unserer Gesellschaft. Und führen damit letztlich zum echten Wohlstand.

KAPITEL 8
Die Gesundheitsspirale

Was ist Gesundheit? Wie entsteht sie? Wie gesund bin ich? Was belastet mich? Was droht mich krank zu machen? Warum bleiben einige Menschen trotz außergewöhnlicher Belastungen gesund? Fragen, die Wissenschaftler ebenso wie jeden von uns persönlich beschäftigen.

In unserem ersten Buch *Bevor der Job krank macht* beschäftigten wir uns vor allem mit den Folgen von Dauerstress und dem Mechanismus der Erschöpfungsspirale. Wir hatten uns aber auch auf die Suche nach positiven Beispielen gemacht und Einzelpersonen interviewt, denen selbst in sehr fordernden Arbeits- und Lebenskonstellationen eine gute Balance gelingt.

Am Ende des Buches stellte sich uns deshalb die konkrete Frage: »Wenn am unteren Ende der Erschöpfungsspirale die Depression lauert, wie lässt sich die Stressspirale umdrehen? Wie könnte es nach oben weitergehen? Gibt es eine Glücksspirale? Was ist der Gegenpart zu Erschöpfung? Kraft, Erfolg, Zufriedenheit, Harmonie, Gemeinschaft und Lebenssinn? Vielleicht schlicht Gesundheit?«

Heute sind wir schlauer. Die aktuelle Forschung in vielen verschiedenen Disziplinen, von der Evolutionsbiologie und Psychologie bis zur Hirnforschung, zeigt: Es scheint auch in Richtung Gesundheit einen sich selbst verstärkenden Mechanismus zu geben. Eine Gesundheitsspirale. Und in dieser Aufwärtsspirale zu seelischer und körperlicher Gesundheit spielen offensichtlich die positiven Gefühle wie Freude, Zuversicht, Liebe und Neugier eine große Rolle.

Doch bevor wir in die Details und den praktischen Nutzen der Gesundheitsspirale einsteigen, lassen Sie uns das Thema Gesundheit noch etwas vertiefen. Denn die Antwort auf die Frage: Was ist Gesundheit?, hat sich in den letzten Jahren stark gewandelt.

Gesundheit ist kein Zustand, sondern ein Prozess

Die Weltgesundheitsorganisation schreibt in ihrer Ottawa-Charter zur Gesundheitsförderung (1986): »Gesundheit ist ein Stadium des Gleichgewichts zwischen gesundheitsbelastenden und gesundheitsfördernden Faktoren.« Und daraus folgt: »Gesundheit und Krankheit sind Eckpunkte eines Kontinuums.«

Gesundheit ist demnach kein feststehendes Ziel, das man erreichen kann, wenn man sich nur ordentlich anstrengt. Sie ist kein idealer Dauerzustand, der durch einen eindeutigen Krankheitsverursacher wie ein Virus oder eine Phase niedergedrückter Stimmung »unterbrochen« wird. Sie ist ein ständiger Balanceakt zwischen unseren eigenen Energien, Abwehr- und Selbstheilungskräften und den Belastungen und Beanspruchungen, die unsere Umwelt an uns heranträgt.

Dieser Gesundheitsbegriff gilt dabei nicht nur für »weiche« Faktoren wie psychosoziale Stressoren, sondern auch für »harte« Krankheitsverursacher wie Viren. Wenn mich in der Bahn oder auf einer Party massenweise Viren über den Weg der Tröpfcheninfektion treffen, weil jemand neben mir niest, dann kann es sein, dass mein Immunsystem diese erfolgreich abwehrt und ich nicht krank werde. Es kann aber auch sein, dass ich mich anstecke und selbst einen Schnupfen bekomme.

Wie stark dieser Schnupfen wiederum wird, ob ich auch noch Fieber dazubekomme und heftig krank werde oder nur leicht erkältet bin, hängt ebenfalls von dem Verhältnis zwischen den

»angreifenden« Risikofaktoren und meinen persönlichen Schutzfaktoren ab.

Auch in Bezug auf unsere seelische Gesundheit geht es letztlich um die Balance zwischen Risikofaktoren und Schutzfaktoren. Nehmen wir beispielsweise die Situation, dass ein Ingenieur ein Projekt zum ersten Mal allein durchführen soll. Er ist gut ausgebildet, hat ein Team, das ihn unterstützt. Die Aufgabe fordert und aktiviert ihn extrem. Doch sein Gefühl ist: Ich kann das schaffen! Er arbeitet konzentriert und fokussiert. Er bewältigt die Aufgabe Schritt für Schritt, ist am Ende mit der Lösung zufrieden und erhält die entsprechende Anerkennung. Die Risiko- und Schutzfaktoren haben sich die Waage gehalten, er konnte der Belastung standhalten, seine Psyche bleibt gesund.

Die gleiche Belastung könnte jedoch eine andere Person überfordern und in eine Stresssituation bringen, die sie auf Dauer krank macht. Beispielsweise, weil sie Angst hat zu versagen oder weil sie die Erfahrung gemacht hat, dass es als Schwäche ausge-

Gesundheit: Balance von Risiko- und Schutzfaktoren

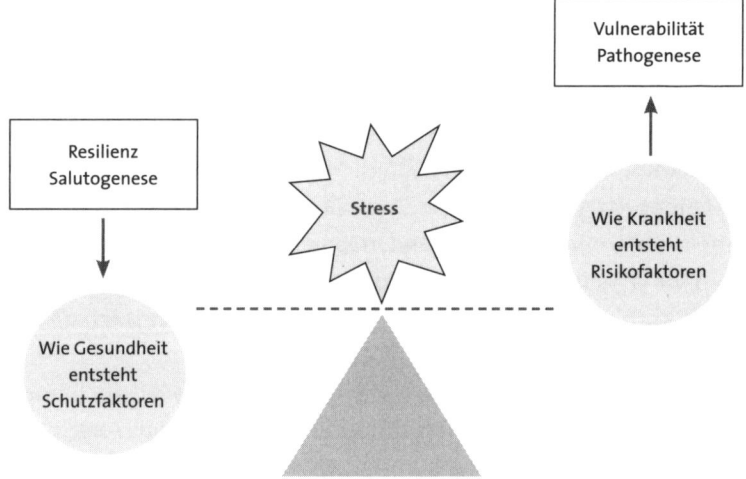

legt wird, wenn man sich Unterstützung organisiert. Oder weil diese Person nicht die nötigen Fähigkeiten für diese Aufgabe mitbringt oder Vorgesetzte und Kollegen sie nicht unterstützen. In dieser Situation kann es gut sein, dass der Betreffende sich im Laufe des Projektes immer erschöpfter fühlt. Die Risikofaktoren übersteigen seine Schutzfaktoren, Krankheit kann entstehen.

Gesundheit ist die Balance von Risiko- und Schutzfaktoren

Gesundheit kann man sich wie eine Waage vorstellen. In der einen Waagschale liegen unsere Kraftquellen (Ressourcen) und Schutzfaktoren. In der anderen Waagschale liegen die Anforderungen und Risikofaktoren. Die Risikofaktoren können den Pol der Krankheit stärken, und genauso können Schutzfaktoren die Risikofaktoren abfedern und den Pol des Gesunden stützen. Gesundheit und Krankheit schließen sich in dieser Definition nicht wechselseitig aus.

Das Balancemodell bringt mit sich, dass wir auf persönlicher und gesellschaftlicher Ebene mehr Verantwortung für unsere Gesundheit haben, als wir denken. Denn wir selbst können körperliche Risikofaktoren wie Rauchen, Übergewicht, Bewegungsmangel oder Schlafmangel direkt beeinflussen. Auch unsere Schutzfaktoren, wie zum Beispiel Bewegung oder eine mediterrane Diät, die besonders gesundheitsförderlich zu sein scheint, können wir eigenständig aufbauen. Das gilt auch für die psychosozialen Schutz- und Risikofaktoren.

So lässt sich verstehen, dass sich sogar Menschen mit größeren gesundheitlichen Einschränkungen gesund fühlen: beispielsweise eine Person mit Diabetes, die ihre Zuckerwerte gut im Griff und auch emotional gelernt hat, mit ihrer Erkrankung so umzugehen, dass sie diese wenig belastet. Wenn man einen solchen Menschen fragt, ob er sich eher auf der gesunden oder

der kranken Seite des Lebens einordnet, wird er vermutlich sagen: »Ich fühle mich gesund.« Diese Person hat ausgeprägte Risikofaktoren (die Diabetes-Erkrankung), konnte ihre Schutzfaktoren aber derart stärken, dass am Ende das Gefühl von Gesundheit entsteht. Ebenso können Personen, die großen psychischen Anforderungen ausgesetzt sind, durchaus sagen: »Mein Leben macht mir Spaß. Ich fühle mich gesund.« Das wird immer dann der Fall sein, wenn sie zugleich das Gefühl haben, in der Lage zu sein, mit den Anforderungen zurechtzukommen.

»Ich kann das schaffen«: Die Kraft des Kohärenzsinns

Der Soziologieprofessor Aaron Antonovsky beschäftigte sich intensiv mit der Frage, was Menschen gesund hält, und entwickelte so das Konzept der Salutogenese. Antonovsky identifizierte drei wichtige innere Parameter, die dafür sorgen, dass wir auch aus schwierigen Situationen gesund oder sogar gestärkt wieder herausfinden: wenn wir uns die Welt auch unter schwierigen Gegebenheiten erklären können (Verstehbarkeit), wenn wir davon überzeugt sind, die Anforderungen des Lebens durch eigene Kraft oder auch mit fremder Hilfe bewältigen zu können (Machbarkeit), und wenn wir die Auseinandersetzungen mit den Lebensanforderungen als sinnvoll erleben (Sinnhaftigkeit). Die Fähigkeit eines Menschen, die Ressourcen in sich selbst und in seinem Umfeld in dieser Weise zu nützen, beschreibt Antonovsky als »Selbstkohärenz« oder »Kohärenzsinn«.[112] Dieser ist bei manchen Personen stärker, bei anderen schwächer ausgeprägt.[113] Die »positive Psychologie« hat diese Gedanken im Konzept der Resilienz, der psychischen Widerstandskraft, weiter ausgebaut. Letztlich geht es in beiden Konzepten um die Frage: Welche Schutzfaktoren sind für Menschen besonders relevant? Was entscheidet darüber, ob wir auf unsere Kraftquellen zugreifen können? Wie können wir unsere psychische Gesundheit auch in stressigen Zeiten aktiv erhalten?

So wie es eine Erschöpfungsspirale gibt, auf der wir immer tiefer in Richtung Burnout oder Depression strudeln können, gibt es tatsächlich auch eine Gesundheitsspirale, die sich unter günstigen Umständen selbst verstärkt. Ihr Antrieb: positive Gefühle. In den letzten Jahren wird immer klarer, dass die positiven Emotionen in dieser Dynamik der Gesundheit eine Schlüsselrolle spielen. Sie sind so etwas wie der Motor der Gesundheitsspirale. Erst ihre Kraft bringt die anderen Schutzfaktoren in Schwung. Die amerikanische Psychologin Barbara L. Fredrickson von der University of North Carolina untersucht seit Jahrzehnten das Wesen und die Bedeutung der positiven Gefühle für unser Leben, unsere persönliche Entwicklung und unsere Gesundheit. Lange Zeit waren diese so etwas wie die Stiefkinder der psychologischen Forschung. Man beschäftigte sich vor allem mit den negativen Emotionen. Schließlich sind sie es ja auch, die den Menschen die größten Probleme bereiten, zum Beispiel in Form von Angsterkrankungen oder Depressionen, als unbändiger Wutanfall oder krankhafte Eifersucht.

Positive Gefühle als Motor für Gesundheit

Erst die Studien von Barbara L. Fredrickson und ihren Kollegen und Kolleginnen brachten ans Licht, dass die Wirkung der positiven Emotionen für die gesamte Entwicklung der Menschheit ebenso wie für die Entwicklung und Gesundheit jedes einzelnen Menschen elementar ist. Und damit mindestens so wichtig wie die Schutz- und Warnfunktion der negativen Emotionen. In unserer heutigen Welt vielleicht noch wichtiger. Warum? Für ihre Studien hat Fredrickson das Gefühlsleben von Hunderten von Menschen über Wochen und Monate begleitet. Sie ließ die Probanden Tagebuch über ihre Gefühlswelt führen und prüfte zugleich ihre Fähigkeiten in Bezug auf verschiedene kognitive Bereiche: Konzentrationsaufgaben, Knobelaufgaben, Merkaufgaben. Dabei stellte sie fest: Wahrnehmung, Denken und Verhalten verändern sich beim Menschen grundlegend, je nachdem, ob er sich in positiver oder negativer Stimmung befindet. Empfinden wir positive Emotionen wie Freude oder Zuversicht, so haben wir automatisch mehr Ideen und sehen viel mehr Handlungsmöglichkeiten, als wenn wir der gleichen Situation traurig oder ängstlich gestimmt begegnen. Und die erweiterten Denkfähigkeiten wiederum ermöglichen uns ein flexibleres Verhalten. Fredrickson: »Mit der Zeit verstärken sich so persönliche Ressourcen, wie Achtsamkeit, Resilienz, soziale Verbundenheit und sogar körperliche Gesundheit.«[114] Ihre Erkenntnisse fasste Fredrickson in der »Broaden-and-build-Theorie« (Weiten-und-wachsen-Theorie) zusammen und ermöglichte damit der Psychologie eine völlig neue Denkrichtung und einen veränderten Blick auf den Zusammenhang zwischen Gefühlen, menschlicher Entwicklung und Gesundheit.

Positive Gefühle sind demnach für den Menschen einer der stärksten Motoren für persönliches Wachstum, körperliche und seelische Gesundheit. Positive Emotionen machten es möglich, dass ein Da Vinci in Wissenschaft und Kunst über sich hinauswuchs. Positive Emotionen ebneten einem Kolumbus und anderen Entdeckern innerlich den Weg, um über den Tellerrand des herrschenden Weltbildes hinauszublicken und sich zu neuen Ufern aufzumachen. Positive Emotionen motivieren Entwicklungshelfer genauso wie Erfinder immer wieder aufs Neue, ihre Energie in ihre Projekte zu investieren. Sie sind die Wegbereiter aller bahnbrechenden Erfindungen und gesellschaftlichen Entwicklungen.

Unter dem Einfluss von negativen Gefühlen verengt sich unser Blickwinkel und unser Verhaltensrepertoire schränkt sich automatisch auf wenige, bereits erprobte Möglichkeiten ein. Unter dem Einfluss von positiven Emotionen weitet sich dagegen das Blickfeld der Menschen in jede erdenkliche Richtung. Die visuelle Aufmerksamkeit steigt, ebenso die neugierige Offenheit für neue Erfahrungen – kritisches Feedback eingeschlossen. Die kreativen Fähigkeiten und die Vielfalt der möglichen Verhaltensweisen in einer bestimmten Situation nehmen zu. Das Gefühl der Verbundenheit mit anderen Menschen steigt.[115] »Positive Emotionen ermöglichen einen temporären Zustand des Bewusstseins, der geprägt ist von einer größeren Spannbreite von Gedanken, Handlungen und Empfindungen.«[116] Dabei beflügeln die positiven Emotionen sowohl Fähigkeiten und Selbstwahrnehmung in Bezug auf die eigene Person als auch die sozialen Fähigkeiten des Betreffenden. Aus ihren Studien schließt Fredrickson, dass die positiven Emotionen in der Evolution des Menschen genau diese Funktion hatten: das Empfinden, Denken und Verhaltensrepertoire zu weiten und damit der Entwicklung des Einzelnen, aber auch seiner Gruppe oder Gemeinschaft Rückenwind zu geben.

Wohlwollende Gedanken an andere als Startschuss für persönliche Entfaltung

Während negative Gefühle uns meist zu einer schnellen Reaktion veranlassen, scheinen positive Gefühle vor allem auf lange Sicht zu wirken – wenn man ihnen regelmäßig Raum gibt und sie in seinem Leben kultiviert.

Dies konnte Fredrickson beispielsweise bei Studienteilnehmern beobachten, die an einem Sieben-Wochen-Kurs teilnahmen, in dem sie eine einfache Meditation lernten, die von positiven Gefühlen begleitet ist. Bei der »Loving-Kindness-« oder »Liebende-Güte-Meditation« sorgt man für eine ruhige Atmosphäre und einen entspannten Atemfluss. Dann konzentriert man sich in Gedanken darauf, sich selbst und anderen Lebewesen freundliche Wünsche zu schicken. Man beginnt damit, diese guten Wünsche an sich selbst zu richten, und erweitert dann den Kreis derjenigen, denen man sich innerlich mit Wohlwollen zuwendet, vorzugsweise zunächst mit einem Menschen, der einem nahesteht. Die Meditation findet ihren Abschluss, indem man allen Lebewesen auf dieser Welt Glück, Frieden und Gesundheit wünscht. Typischerweise verwendet man dazu die Formulierung: »Möge ich glücklich/gesund/sicher sein«, »Mögest du …«, »Mögen wir alle …«.

Zu Beginn werden viele diese Sätze und die damit verbundene Konzentration auf das eigene Wohlbefinden und das der Mitmenschen oft als etwas aufgesetzt und fremd empfinden. Doch mit etwas Übung entwickelt jeder eine eigene Haltung zu den Sätzen und ihrem Inhalt. Denn sie sind nicht als banale Affirmationen, als Gebet oder Forderung zu verstehen. Es geht darum, Wohlwollen für uns selbst und andere zu kultivieren, indem wir uns mit guten Wünschen oder auch der Sehnsucht nach einem geborgenen und gesunden Leben verbinden. Wir spüren, wie gut es uns tut, dem anderen Gutes zu wünschen. (Eine Anleitung der Übung finden Sie im Anhang.)

Die Teilnehmer des Kurses stellten auf jeden Fall fest, dass sich in ihrem Leben eine positive Stimmung einstellte – die auch über den Kurs hinauswirkte. Sogar an Tagen, an denen sie nicht meditierten, fühlten sie sich positiver gestimmt. Das begann ihr Leben zu verändern. Sie nahmen ihre Beziehungen als näher und angenehmer wahr, kamen mit ihren Alltagsaufgaben leichter zurecht und empfanden weniger körperliche Symptome, über die sie zu Beginn des Kurses berichtet hatten, wie zum Beispiel Rücken- oder Kopfschmerzen, Schlafstörungen oder Erschöpfung. Sogar im Follow-up-Treffen, zu dem Fredrickson die Probanden nach einem Jahr einlud, war die höhere Rate an positiven Gefühlen und die typischen Auswirkungen deutlich spürbar. »Positive Emotionen bilden mit der Zeit dauerhafte persönliche Ressourcen«, stellt Fredrickson fest.[117]

Positive Gefühle stärken die psychische Widerstandskraft

Offensichtlich war eine Aufwärtsspirale in Gang gekommen: Unter dem Einfluss positiver Emotionen hatten die Probanden neue Erfahrungen gemacht, die wiederum weitere positive Emotionen auslösten. Schritt für Schritt fand eine Entwicklung statt hin zu einer stärkeren und resilienteren Person, die erlebt, dass sie mit anderen Menschen in positiver Verbindung steht und die allermeisten Situationen des Alltags durchaus meistern kann. Die nicht automatisch auf jeden Reiz, jede Anforderung oder Belastung reagiert, sondern eine gewisse Gelassenheit in sich trägt und sich den Raum für gute Entscheidungen nimmt. Eine Person, die fähig ist, aus den meisten Situationen das Beste zu machen. Die mit offenen Augen durch die Welt geht, einen Blick für die vielen schönen Dinge im Leben hat und auch nach stressigen Momenten relativ schnell wieder in ihre Balance zurückkommt. Dazu Barbara Fredrickson: »Menschen mit diesen Ressourcen leben mit größerer Wahrscheinlichkeit ein Leben, in dem sie Herausforderungen effektiv begegnen, Vorteile aus den Möglichkeiten ziehen, die sich ihnen bieten, in dem sie erfolgreich, gesund und glücklich sind in den Monaten und Jahren, die noch kommen.«[118]

Positive Emotionen entfalten vor allem über einen langen Zeitraum ihre stärkende Wirkung, die uns schließlich widerstandsfähiger gegen Stress, mutiger, zufriedener und gesünder macht. »Es verändert, wer du bist«, erklärt Fredrickson. Während negative Gefühle uns meist wie Paukenschläge im Kopf dröhnen, spielen die positiven Gefühle eher wie ein fein gestimmtes Orchester im Hintergrund unseres Lebens.

Studien aus ganz anderen Richtungen bestärken Fredricksons Erkenntnisse. So hat der Entwicklungspsychologe George E. Vaillant in einer umfassenden Studie mehr als 800 Menschen über ihr gesamtes Leben begleitet und ihre persönliche und berufliche Entwicklung mitverfolgt. Die leitende Frage dieser Studie über die Entwicklung im Erwachsenenleben (»Study of Adult Development«) war: Was macht ein zufriedenes Leben möglich? Was sind die Eigenschaften und Fähigkeiten der Menschen, die am Ende sagen: »Mein Leben ist gelungen«? Was sind die Faktoren, die Gesundheit und Wohlbefinden bestimmen? Vaillant kommt dabei zu Ergebnissen, die erstaunlich genau mit den Beobachtungen von Barbara Fredrickson übereinstimmen:[119]

Die Menschen, die gesund und zufrieden alt wurden, zeichneten sich vor allem durch eine hohe soziale Kompetenz und Verbundenheit mit anderen Menschen aus. Die meisten führten feste Beziehungen zu Partnern und Freunden und hatten sich bereits in mittleren Lebensjahren sozial und in Beziehungen mit ihren direkten Mitmenschen engagiert. Hinzu kam, dass sie im Laufe ihres Lebens »emotionale Reife« entwickelt hatten. Damit meint Vaillant die Fähigkeit, Schwierigkeiten im Leben aktiv und konstruktiv zu begegnen, statt sich von ihnen in Ohnmacht oder Hoffnungslosigkeit treiben zu lassen. Als sinnvolle und »reife« Reaktionen auf Schwierigkeiten benennt Vaillant beispielsweise Humor, das Engagement für andere Menschen, die Fähigkeit, Situationen, in denen man gescheitert ist, als Lernmöglichkeit zu begreifen, aber auch die Fähigkeit, ein Problem für eine gewisse Zeit beiseitezulegen, um sich später damit zu beschäftigen. Ebenfalls als hilfreich beschreibt Vaillant die Kompetenz, geeignete Ventile für aggressive oder destruktive Gefühle wie Wut und Enttäuschung zu finden (zum Beispiel Sport zu treiben oder künstlerisch aktiv zu werden).

Dabei handelt es sich letztlich also um typische Verhaltensweisen, die eine schnellere Distanzierung von negativen Emotionen erlauben und die positive Emotionen fördern und damit das positive Erleben im persönlichen Alltag stärken. Vaillant stellte dabei fest: Die »objektive Belastung« – Schicksalsschläge, Krankheiten, zeitweise Arbeitslosigkeit oder persönliches Scheitern – war kein Indiz dafür, ob eine Person zufrieden und gesund alt wurde. Die positive Haltung bestimmte das Lebensgefühl sehr viel stärker als die realen Glücks- oder Unglücksmomente im Leben der Menschen.

Gerade soziales Engagement und emotionale Reife sind inzwischen von vielen Seiten als gesundheitsförderlich erforscht. Doch erst jetzt wird klar, dass ihr verbindendes Element die positiven Emotionen sind, die Menschen dazu motivieren, in dieser Weise Schutzfaktoren für die Anforderungen des Lebens aufzubauen und gut für sich selbst und ihre Gesundheit zu sorgen.

Positive Gefühle verändern unser Gehirn

Inzwischen weiß man auch, auf welchem Weg sich diese persönlichen Ressourcen dauerhaft in unserem Wesen verankern. Positive Emotionen (ebenso wie die negativen, von denen im Dauerstress-Kapitel 5 viel die Rede war) verändern nachhaltig das Netzwerk unseres Gehirns. Deshalb wird es mit der Zeit immer leichter, auch unter Druck gelassen und klar zu bleiben. Studien zeigen, dass man diese Lernfähigkeit des Gehirns mithilfe von Meditation aktiv in Fahrt bringen kann. Wer regelmäßig Achtsamkeitsmeditation übt, stärkt beispielsweise ganz konkret vier Funktionsbereiche in unserem Gehirn, die direkt an der Stressregulation beteiligt sind: die Aufmerksamkeitsregulation, die Körperwahrnehmung, die Emotionsregulation und die Selbstwahrnehmung, also den Blick auf sich selbst.[120]

Diese Veränderungen sind die direkte Folge der Meditationsübungen: In der Achtsamkeitsmeditation übt man, seine Gedanken ebenso wie seine Emotionen bewusst wahrzunehmen, aber nicht daran festzuhalten. Man lässt sie einfach auftauchen und so gut es geht weiterziehen. Akzeptiert, was an positiven und negativen Gefühlen und Gedanken aufsteigt, ohne sie gleich zu bewerten. Man übt sich in gelassener Distanz und beobachtet das Treiben in seinem Inneren ein wenig wie ein Zuschauer. Statt auf jede neue Story, jeden Anflug von Ärger sofort anzuspringen, sich aufzuregen oder über Lösungen für das Problem zu grübeln, bleibt man der Beobachter. Man stärkt seine Präsenz, die Fähigkeit, den Augenblick wahrzunehmen. Und man unterlässt das Nachdenken, die Grübeleien über die Zukunft oder das Vergangene.

Mit der Zeit lernt man, auch im Alltag den Autopiloten immer öfter abzuschalten, und findet wieder in die Selbststeuerung und in entschiedenes Handeln. Eine flexiblere Selbstregulation in Bezug auf die Anforderungen, die an uns gestellt werden, kann sich entwickeln.[121]

Die Haltung zur Arbeit wird gesünder

Neue Studien zeigen sogar, dass Achtsamkeitstraining ganz konkret zu einer gesünderen Haltung in Bezug auf die Arbeit führt. Burnout-Forscher prägten dafür den Begriff Work-Engagement. Dies bezeichnet eine Haltung zur Arbeitssituation, die von einer positiven Erfüllung durch den Beruf, dem Erleben positiver Stärke, Elan und Hingabe gekennzeichnet ist.[122] Achtsamkeitstraining reduziert nicht nur die negativen Symptome von Burnout, sondern stärkt auch unsere Ressourcen für ein gesundes Engagement in unserer Arbeit. Letztlich wird durch diese Veränderung in uns sogar das Ergebnis unserer Arbeit besser, wie verschiedene Untersuchungen nachweisen: Durchlaufen Lehrer ein Achtsamkeitstraining, bessert sich nicht nur ihr eigenes Wohlbefinden, sondern auch das Verhalten ihrer Schüler. Das konnten die Untersuchungen von Silke Ruprecht, Diplompädagogin am Zentrum für angewandte Gesundheitswissenschaften in Lüneburg, belegen.[123] Im Laufe des Trainings zeigte sich, dass die Lehrer nach dem Arbeitstag besser abschalten und auch die typischen Misserfolge des Pädagogenalltags besser verarbeiten konnten. Auch im Unterricht waren sie gelassener, und offensichtlich färbte diese neue engagierte Gelassenheit direkt auf die Schüler ab. Bei jungen Psychotherapeuten zeigte sich ebenfalls, dass ein Achtsamkeitstraining den Behandlungsverlauf und das Behandlungsergebnis ihrer Patienten verbessert.[124]

Bisher werden solche Untersuchungen vor allem in sozialen und helfenden Berufen durchgeführt – dort, wo die menschliche Beziehung so grundlegend für das Gelingen der Arbeit ist und zugleich gerade durch die Beziehungsarbeit auch viel Stress entstehen kann. Doch man kann sicher sagen, dass es in allen Berufen für das Arbeitsergebnis förderlich ist, wenn wir konzentriert und zugleich gelassen bleiben können.

Im Anhang finden Sie konkrete Übungen, die Sie auf den Weg zu mehr positiven Gefühlen in Ihrem Leben bringen.

Positive Gefühle und körperliche Gesundheit hängen ebenfalls eng zusammen

Immer mehr Studien weisen darauf hin, dass positive Gefühle nicht nur unsere seelische, sondern auch unsere körperliche Gesundheit stärken. Hier ist das enge Zusammenspiel unserer Emotionen mit dem vegetativen Nervensystem, dem Hormonsystem und dem Immunsystem zentral.

Wenn wir Freude oder Liebe empfinden, erhöht der Nervus Vagus, der zentrale Ruhenerv, seine Aktivität. Er sorgt dafür, dass sich unser Herzschlag beruhigt, und signalisiert damit dem gesamten Körper und Geist den Zustand von Sicherheit. Stressreaktionen werden gedrosselt. Der Ruhenerv ist insofern so etwas wie der natürliche Dimmer für die Stressreaktion, der uns von einer aktivierten Phase in eine entspannte Stimmung zurückbringt. Die Gefühlslage verändert sich unter diesem Einfluss von ängstlich angetrieben hin zu ruhig, entspannt und offen. Der Körper regeneriert sich und das Gehirn löst sich vom fokussierten Tunnelblick. Die Gedanken fangen an, weiter und kreativer zu schweifen. Der Tonus des Nervus Vagus gilt deshalb als ein wichtiger Indikator für Gesundheit und Regenerationskraft des Körpers. Neben dieser ausgleichenden Funktion sorgt die Aktivität des Nervus Vagus auch dafür, dass wir richtiggehend Lust auf soziale Kontakte bekommen: Unsere visuelle Wahrnehmung stellt sich speziell auf andere Menschen ein, unsere Mimik wird expressiver und sogar unser Ohr justiert sich aktiv auf die Frequenz der menschlichen Sprache. Positive Gefühle sorgen auf diese Weise direkt dafür, dass wir offener für Kontakte werden und uns leichter in eine soziale Gruppe einbringen. Freundliche soziale Kontakte wiederum verstärken die Aktivität des Ruhenervs und stärken damit unser Gefühl von Sicherheit und Geborgenheit. Eine positive Spirale in Richtung Gesundheit kommt in Gang.[125]

Die Psychologin Bethany Kok hat gemeinsam mit Barbara Fredrickson dieses sich selbst verstärkende Zusammenspiel intensiv untersucht.[126] Sie beschreibt eine Aufwärtsspirale, in der sich Vagus-Aktivität, positive Emotionen und soziale Beziehungen wechselseitig verstärken. Und da die parasympathische Vagus-Aktivität direkt mit Gesundheit in Verbindung steht, stärkt diese Aufwärtsspirale nicht nur unser seelisches Wohlbefinden, sondern auch unsere körperliche Gesundheit.[127]

In der folgenden Grafik haben wir die Erkenntnisse von Kok und Fredrickson zu einer ganzheitlichen Gesundheitsspirale verbunden. Die Aufwärtsbewegung zeigt, wie positive Emotionen einen Prozess in Gang bringen, der die psychische und körperliche Gesundheit stärkt. In diese Spirale fließen auch die Erkenntnisse aus der therapeutischen Arbeit mit Menschen ein, die stressbedingte Erschöpfungszustände erlebt haben und daran wachsen konnten, sowie die Erkenntnisse aus Hirn- und Emotionsforschung.

Die Kraft der positiven Emotionen entwickelt sich dabei über einen längeren Zeitraum. Insofern ist auch der Weg zu einem Menschen mit »positiver Grundstimmung« eher ein Prozess,

Die Gesundheitsspirale

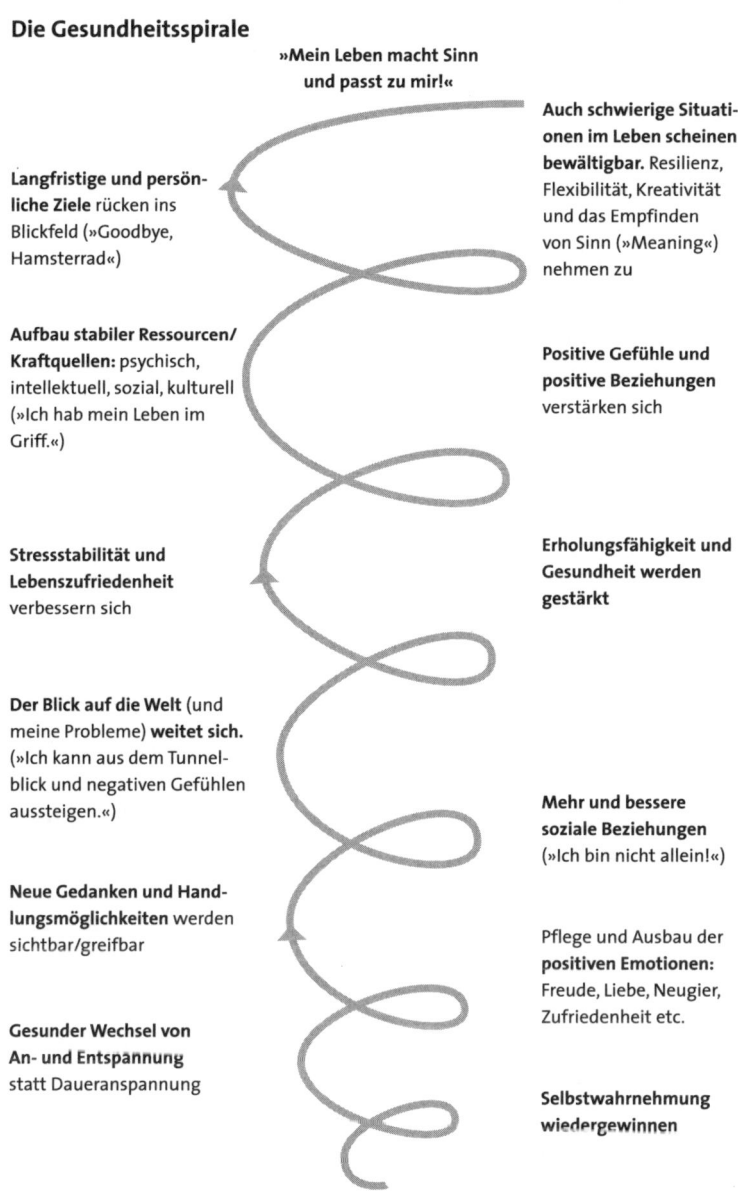

»Mein Leben macht Sinn und passt zu mir!«

Auch schwierige Situationen im Leben scheinen bewältigbar. Resilienz, Flexibilität, Kreativität und das Empfinden von Sinn (»Meaning«) nehmen zu

Langfristige und persönliche Ziele rücken ins Blickfeld (»Goodbye, Hamsterrad«)

Aufbau stabiler Ressourcen/ Kraftquellen: psychisch, intellektuell, sozial, kulturell (»Ich hab mein Leben im Griff.«)

Positive Gefühle und positive Beziehungen verstärken sich

Stressstabilität und Lebenszufriedenheit verbessern sich

Erholungsfähigkeit und Gesundheit werden gestärkt

Der Blick auf die Welt (und meine Probleme) weitet sich. (»Ich kann aus dem Tunnelblick und negativen Gefühlen aussteigen.«)

Mehr und bessere soziale Beziehungen (»Ich bin nicht allein!«)

Neue Gedanken und Handlungsmöglichkeiten werden sichtbar/greifbar

Pflege und Ausbau der positiven Emotionen: Freude, Liebe, Neugier, Zufriedenheit etc.

Gesunder Wechsel von An- und Entspannung statt Daueranspannung

Selbstwahrnehmung wiedergewinnen

»Ausgebrannt und unzufrieden«

Unger/Kleinschmidt, In Anlehnung an Kok/Fredrickson

der sich über Monate, vielleicht über Jahre entwickelt. Schließlich ist an einer solchen Veränderung ja nicht nur unser Wille beteiligt, sondern es kommt zu echten Umbauprozessen in unserem Gehirn und unseren Gewohnheiten. Allerdings verändert sich die Haltung zum Leben bereits, wenn man seinen Fokus verändert und die Quellen positiver Emotionen in seinem Leben überhaupt wahr- und ernst nimmt. Freudige Momente werden zunehmen, soziale Beziehungen lebendiger werden. Diese Bereicherung stellt sich relativ schnell ein – und ist ein guter Antrieb, um auf der Gesundheitsspirale zu bleiben und weiter voranzugehen.

Ein gesunder Wechsel von An- und Entspannung ist der erste Schritt raus aus dem Hamsterrad. Erst dann entsteht Raum für positive Gefühle. Sie sind der Motor der Gesundheitsspirale, öffnen den Blick auf die Welt und beflügeln die Lust auf soziale Kontakte. Dadurch entstehen neue Ideen, wie man sinnvoll handeln könnte, ebenso wie hilfreiche Beziehungen. Die persönliche Widerstandskraft (Stressstabilität) und Lebenszufriedenheit wachsen. Von der positiven Grundstimmung profitiert auch die körperliche Gesundheit, sowohl die seelischen als auch die körperlichen Ressourcen wachsen. Dies verstärkt die positive Grundstimmung. Man ist stärker mit sich selbst verbunden und fühlt sich weniger von den äußeren Anforderungen getrieben. Langfristige persönliche Ziele rücken ins Blickfeld und geben stabile Orientierung und Halt. Viele Probleme, die vormals belastend waren, erscheinen nun lösbar. Man empfindet sich den Anforderungen des Alltags nicht mehr als ausgeliefert, sondern fühlt sich mit den Situationen sinnhaft verbunden, steuert selbst seine Kräfte und Möglichkeiten.

Dabei kann man die Gesundheitsspirale auch auf der Ebene der Gesellschaft weiterdenken: Wenn viele Individuen einer Gesellschaft ihr Leben und Tun als sinnhaft empfinden, sich ihrem Leben gut gewachsen und sich in der Gemeinschaft eingebunden und wohl fühlen, entstehen Kräfte, die die gesamte Gesellschaft verändern können. Die innere Haltung dieser Menschen nimmt die individuellen Bedürfnisse ebenso wie die Bedürfnisse der anderen Menschen in ihrer Umgebung wahr und ernst. Das individuelle Selbst und das kulturelle Selbst verbinden sich sozusagen und finden ein gutes Gleichgewicht. Eine solche Gesellschaft ist stark, kann auch schwierige Situationen und Anforderungen bewältigen, sie ist kreativ, fair und zugleich lebendig.

Persönliche Entwicklung und Stresstoleranz ab 3 zu 1?

Damit Sie uns nicht falsch verstehen: Es geht nicht darum, negative Gefühle loszuwerden und positive Gefühle unendlich zu stärken. Kein Mensch soll bei jedem Schicksalsschlag sofort das Positive sehen. Das wäre nicht authentisch. Das Bild vom positiv gestimmten Menschen ist kein ständig kichernder Glückskeks, sondern eher ein grundsätzlich positiv gestimmter, klar denkender Geist in einem fest geknüpften sozialen Netz.

Barbara Fredrickson, die Expertin für positive Emotionen, stellte sich deshalb die Frage: Was ist der richtige Mix? Wie viele positive Gefühle sind gesund? Dabei zeigten ihre Studien, dass es letztlich ein bestimmtes Verhältnis von positiven und negativen Emotionen im Leben eines Menschen ist, das darüber entscheidet, ob man insgesamt eher angespannt, negativ gestimmt und depressiv durchs Leben geht und sein Dasein wie Stillstand empfindet, oder ob man eher positiv gestimmt ist, sich anderen Menschen verbunden fühlt, den Reichtum der Lebendigkeit genießen kann, sich auf persönlicher Ebene weiterentwickelt und seine Gesundheit stärkt.

Menschen beginnen demnach regelrecht aufzublühen (»flourishing«) und ihre Potenziale im Leben zu entfalten, wenn sie mehr als drei Mal so viele positive wie negative Gefühle empfinden. Bei denjenigen, die vor allem gut funktionieren, aber sich eher mit dem Gedanken »Muss ja!« durch den Tag hangeln, liegt das Verhältnis von positiven zu negativen Emotionen dagegen bei 2 zu 1. Und Menschen, die ihr Leben eher von negativen Emotionen bestimmt sehen, sich häufig mutlos, ohnmächtig, vielleicht sogar depressiv fühlen, liegt das Verhältnis bei 1 zu 1 und niedriger.[128]

Im Zuge ihrer Studien stellte Fredrickson außerdem fest, dass die meisten von uns überhaupt nicht wissen, dass man positive Emotionen aktiv und selbst für sich in Gang setzen kann. »Viele Menschen denken fälschlicherweise, dass positive Gefühle, wenn sie gültig und bedeutend sein sollen, spontan auftreten müssen.« Aber die empirischen Untersuchungen zeigen: Personen, die mehr positive Erlebnisse haben, empfinden auch mehr positive Emotionen – und die Aufwärtsspirale kommt in Gang. »Ein aktives Streben nach positiven Ereignissen kann mehr Möglichkeiten hervorbringen, um positive Emotionen zu erleben. Mit anderen Worten: Positive Emotionen und die dazugehörige Aufwärtsspirale kann man aktiv aufsuchen, kultivieren und selbst erzeugen.«[129]

Die positiven Gefühle sind jedoch leiser als die negativen und gehen oft unbemerkt vorüber. Ein Gefühlstagebuch, in dem man fortlaufend seine positiven und negativen Gefühle im Tagesverlauf notiert, zeigt, dass die positiven Gefühle meist deutlich häufiger als die negativen auftreten. Das Lachen über einen Witz in der Zeitung. Die kleine Freude an den ersten Blumen im Frühling. Das Gefühl von Verbundenheit, das man bei einem guten Gespräch empfindet.

Positive Gefühle pflegen heißt nicht, ständig *happy* zu sein: Entscheidend ist das Umschalten von negativ auf positiv

Der Hirnforscher Richard Davidson konnte belegen, dass Menschen, die gut mit Stress zurechtkommen, sich vor allem dadurch auszeichnen, dass sie relativ schnell von negativen wieder auf positive Emotionen »umschalten« können. Bei depressiven Menschen zeigten die Studien, dass sie länger in den negativen Gefühlen festsitzen und dass zugleich positive Gefühle sofort wieder verschwinden. Für Davidson ist die Schnelligkeit oder Langsamkeit, mit der wir von den positiven wie negativen Gefühlsausschlägen wieder zur mittleren Stimmungslage zurückkehren, deshalb ein wichtiger Baustein unserer Resilienz oder Widerstandsfähigkeit gegenüber belastenden Lebensereignissen.

Wie schnell ich mich von der Kritik meines Chefs erhole oder den Verlust meines verstorbenen Hundes verschmerze. Wie lange das Lob eines Kunden in mir nachhallt oder ich mich über einen geschäftlichen Erfolg freue – das ergibt in der Summe meine emotionale Grundeinstellung, die für Davidson ebenfalls untrennbar mit unserer Resilienz verbunden ist. Und Resilienz wird gelernt. Jeder Mensch hat aufgrund seiner eigenen Lebenserfahrung und aktuellen Lebenssituation eine andere emotionale Grundeinstellung. Da ist derjenige, der an negativen Gefühlen und Gedanken kleben bleibt, der aufgrund früherer Verletzungen und Enttäuschungen sich zynisch darin einrichtet, hinter einer negativen oder pessimistischen Erwartung Sicherheit und Schutz sucht oder sich auch aus aktuellen Niederlagen nur schwer wieder lösen kann. Und da sind die Menschen, denen es gelingt, auch in schwierigen Situationen etwas Gutes zu finden und sich eine angenehme Stimmung zu bewahren, die optimistisch ins Leben schauen und immer von Neuem Kontakt suchen. *Flourishing* bedeutet im Endeffekt: »Man fühlt sich gut und handelt gut im Sinne der Gemeinschaft.«[130]

Auch negative Gefühle sind willkommen

Wir hatten schon mehrfach gesagt, dass es nicht darum geht, die negativen Gefühle zu verteufeln. Denn sie steuern ja wichtige Schutzmechanismen, um uns beispielsweise verteidigen oder durchsetzen zu können. Wir brauchen auch die negativen Emotionen, damit unser Kompass im Leben funktioniert. Entscheidend ist die Balance der Gefühle. Übrigens hat die neuere Forschung gezeigt, dass auch für positive Gefühle gilt: »More is not more«.[131] Denn wer die positiven Gefühle immer weiter steigert und die negativen verdrängt – das scheint zum Beispiel für die Manie zu gelten, das »Gegenteil der Depression« –, der wird immer selbstbezogener, und ab einem bestimmten Pegel an positiven Gefühlen nimmt die Kreativität ab, das Verhalten wird risikoreicher und es kommt zunehmend zu Konflikten mit den Mitmenschen. Ab einer bestimmten Intensität und Dauer positiver Gefühle wird der andere gar nicht mehr als eigenständige Person gesehen, sondern als Teil des größenwahnsinnigen Selbst.

Die Krankheitsepisode Manie, der gierige Börsenrausch, der Größenwahn des Erfolgs, all das scheinen dopamingetriebene Exzesse vorrangig positiver Gefühle zu sein. Es kommt also auf die richtige Balance, auf die richtige Mischung der negativen und positiven Gefühle an. Eine gewisse Furcht davor, unser Ansehen zu verlieren, lässt uns eine wissenschaftliche Veröffentlichung noch einmal überprüfen: Plötzlich entdecken wir einen gravierenden Fehler. Trauer hilft uns, einen Verlust so zu verarbeiten, dass wir anschließend wieder mit unserer Empathie auf einen neuen Menschen zugehen können. Ärger erlaubt uns, uns in konkurrierenden Situationen durchzusetzen und im Streitgespräch vielleicht ein besseres Ergebnis zu erreichen, als wenn wir gleich nachgeben und uns unterordnen.

Ob nun das von Barbara Fredrickson und Marcial Losada für eine optimale Gesundheit propagierte mathematische Verhältnis von positiven zu negativen Emotionen größer als drei zu eins wissenschaftlich haltbar ist oder nicht, inzwischen ist deutlich, dass positive wie negative Emotionen einer umgekehrten U-Kurve folgen. Diese Kurve wird in den Gesundheitswissenschaften als »Herausforderungsmodell« beschrieben und viele kennen es als typische Leistungskurve bei Sportlern: Ab einem bestimmten Punkt ist »mehr nicht mehr«, weil sich Gegenkräfte etablieren. Dieses Grundprinzip erscheint uns für balancierte Systeme in unserem Körper und Geist, ja in der Natur an sich wichtig. Denn wir streben immer nach linearem Wachstum, linearer Leistungssteigerung, linearer Wohlstandssteigerung, linear gesteigertem Wohlbefinden. Doch an einem bestimmten Punkt wird eine unsichtbare Grenze überschritten und die Sehne reißt beim Sportler, die Spekulationsblase platzt an der Börse, der Partner verlässt mich, nachdem ich mich jahrelang fast nur um meinen Beruf und wenig um mein Privatleben gekümmert habe.

Achtsamkeit ist das Bindeglied zwischen Erschöpfungs- und Gesundheitsspirale

Achtsamkeit ist ein strapaziertes Wort. In Burnout-Gruppen und ganz allgemein zur Stressprävention bedeutet Achtsamkeit, gegenwärtig zu sein, wahrzunehmen, ohne zu bewerten, Akzeptanz für das, was ist, und bewusst gerichtete Aufmerksamkeit. Atemübungen dienen dabei genauso als Trainingsfeld wie Alltagstätigkeiten. Der Verhaltensmediziner Jon Kabat-Zinn entwickelte das achtwöchige Übungsprogramm »Stressbewältigung durch Achtsamkeit« oder »Mindfulness-Based Stress Reduction« (MBSR) mit seinen Kollegen an der Stress Reduction Clinic der Universität von Massachusetts in Worcester, USA.[132] Die Übungen dieses Trainings beinhalten Elemente aus Yoga und Meditation, und die Teilnehmer eignen sich zudem Wissen über die Stressmechanismen an. Die positiven Effekte der Achtsamkeitsübungen des MBSR sind sehr gut untersucht und belegt: anhaltende Verminderung von körperlichen und psychischen Symptomen, effektivere Bewältigung von Stresssituationen, erhöhte Fähigkeit zur Entspannung, wachsendes Selbstvertrauen und Akzeptanz, mehr Lebensfreude und Vitalität.[133] Über den MBSR-Verband können Sie bei Interesse einen Kursleiter oder eine Kursleiterin in Ihrer Region finden (www.mbsr-verband. de). Im Anhang des Buches haben wir Ihnen einige einfache Übungen und Anregungen zur Achtsamkeitspraxis zusammengestellt.

Die Studien mit Menschen, die regelmäßig Achtsamkeitsübungen praktizieren, zeigen, dass die Selbstheilungskräfte ihre Wirkung fast automatisch entfalten. Wir erkennen, wie verbissen wir im Kampf mit dem Vorgesetzten waren oder wie ohnmächtig wir uns dem selbstbewussten Kollegen gegenüber gefühlt haben. Mit der höheren emotionalen Distanz weitet sich der Blick, Neubewertungen werden möglich, neue Lösungsideen zeigen sich. Wir fühlen uns von den täglichen Anforderungen weniger belastet und kommen nach und nach wieder in das Gefühl, auf Augenhöhe mit unserem Umfeld zu sein.

Die angenehmen Erfahrungen der neuen Handlungsfähigkeit verstärken die positiven Gefühle und machen uns widerstandsfähiger für die nächste Situation, die uns potenziell in den Stress führen könnte. Wenn abends beispielsweise der Nackenmuskel wieder schmerzt, fangen wir diesmal nicht an, hektisch nachzugrübeln, was am nächsten Arbeitstag alles schiefgehen wird, wenn die Nacht schlecht und der Schmerz schlimmer wird. Stattdessen können wir den Schmerz wahrnehmen, ohne weitere Gedanken und negative Gefühle daran zu hängen. Plötzlich ist Distanz da und der Zusammenhang zwischen dem Schmerz und der belastenden Besprechung am Tage wird erkennbar. Doch statt automatisch in einen Strudel von Angst, Ärger und Abwehr zu geraten, gelingt es, gegenwärtig zu bleiben und für sich Sorge zu tragen: Heute Abend gehe ich mit meiner Partnerin ins Kino.

Der erste Schritt aus der Erschöpfungsspirale ist gemacht. Und schon in diesem Stadium verändern sich die Gehirnstrukturen, bauen sich entlang der neuen Lernerfahrungen um. Die Übungen weisen den Weg zu einem gesünderen Umgang mit den Anforderungen. Hirn und Emotionen ziehen mit.

Wer sich also auf den Weg machen möchte, den Stress in seinem Leben zu reduzieren, der kann ganz einfach damit anfangen, indem er den positiven Gefühlen in seinem Leben einen größeren Platz gibt und sie bewusst auskostet. Nicht nur als Belohnung in Form von Stolz oder Erleichterung, weil man eine Aufgabe erfolgreich erledigt hat. Sondern einfach so. Die Freude an einem mitreißenden Lied. Ein schöner Abend mit Freunden. Ein Spaziergang mit offenen Augen, Hand in Hand.

Auch ein gewisser Geiz mit negativen Gefühlen bewegt den Quotienten in die richtige Richtung. Fragen Sie sich das nächste Mal: Möchte ich mich an dieser Stelle wirklich ärgern? Weil der Bus vor der Nase weggefahren ist. Über den ungünstigen Kommentar der Kollegin. Bedenken Sie: Umso negativer Ihre Stimmung, desto anfälliger werden Sie für negative Botschaften.

Die Dauer von Ärgernissen und negativen Gefühlen können Sie aktiv verkürzen. Statt sich in Grübelkreisen immer weiter in Unlösbares hineinzudenken, lohnt es, bewusst etwas anderes zu tun. Etwas Erfreuliches. Das mag sich im ersten Moment seltsam anfühlen. Und es setzt auch wirklich ein wenig Übung in Achtsamkeit voraus. Denn wir müssen loslassen wollen von dem Ärger und es dann auch bewusst tun. Ein Liedchen pfeifen, statt sich weiter über den unzuverlässigen Kunden zu ärgern. In der Mittagspause ein Eis essen gehen, gerade weil soeben ein Arbeitsschritt misslungen ist und es Ärger gab. Abends tanzen gehen, obwohl der Termindruck groß ist und man das Gefühl hat, unbedingt noch weiterarbeiten zu müssen. Der gestresste Tunnelblick bringt uns nicht weiter. (Außer vielleicht in Richtung Burnout.) Der offene Blick unter dem Einfluss der positiven Gefühle dagegen macht kreativer, entscheidungsklüger und gesünder.

KAPITEL 9
Den Einstieg in die Gesundheitsspirale finden

Wenn man Menschen, die aufgrund von Überlastung im Beruf Burnout oder depressive Symptome entwickelt haben, näher fragt, was los war, bevor der Zusammenbruch kam, ist natürlich zuerst von der vielen Arbeit die Rede. Aber nach einiger Zeit wird immer auch klar: Vor dem Zusammenbruch hatte sich etwas verändert. Bis zu diesem Zeitpunkt war das Engagement zwar gewaltig und vermutlich auch zu viel – aber irgendwie schien das Leben noch im Lot. Die Balance kippte erst vollends, als ein zusätzlicher Stressor kam: eine Kränkung.

Kränkungen bringen das Stressfass häufig zum Überlaufen

Kränkungen oder Zurückweisungen erschüttern unser Selbstwertgefühl. Wir haben es in den vergangenen Kapiteln schon mehrfach erwähnt: Für uns Menschen stellt soziale Abwertung einen der stärksten Stressfaktoren dar. Wenn wir uns gekränkt fühlen, schlägt daher unser gesamtes Stresssystem Alarm. Das kann sogar so weit gehen, dass aus der Perspektive des Gekränkten die gesamte Anstrengung der vorangegangenen Jahre ihre Bedeutung verliert. Schließlich hatten wir unsere Kraft für unser Engagement auch aus dem Gefühl geschöpft, dass sich der Einsatz lohnt. Dass wir mit unserem Tun Gutes bewirken und das auch von anderen so gesehen und anerkannt wird. Wenn diese

Rechnung sich plötzlich als falsch erweist, weil unser Chef, Arbeitgeber oder auch die Familie die Arbeit abwertet, kann es leicht passieren, dass wir den Boden unter den Füßen verlieren und in der Stressspirale schlagartig nach unten sacken.

Eine der wichtigsten Kompetenzen, die es zu entwickeln gilt, um sich nicht mehr vom Stress mitreißen zu lassen, ist daher die Fähigkeit, angemessen mit Kränkungen umzugehen. Denn sie sind so etwas wie Turbozünder für die Erschöpfungsdynamik. Das illustriert unser folgendes Beispiel.

Barbara Völkl, 43, ist selbstständige Unternehmensberaterin. Sie unterstützt im Auftrag von Banken kleine und mittelständische Unternehmen in Krisenzeiten und hilft ihnen, die Bilanzen wieder auf Vordermann zu bringen. Sie kennt ihren Job genau, oft muss sie direkt in die Geschäftsführung einsteigen, um die Firma vor der Insolvenz zu bewahren. Häufig muss sie unpopuläre Entscheidungen treffen, Vergünstigungen für Beschäftigte streichen, unrentable Geschäftsfelder benennen und beenden. Immer muss sie Entscheidungen der bisherigen Geschäftsleitung korrigieren. Von den Inhabern der Unternehmen wird sie als Bedrohung gesehen. Kein Wunder. Schließlich deckt Barbara Fehler auf und die Firmeninhaber oder die Geschäftsführung fühlen sich oft angegriffen.

Zusätzlich zu ihrer fachlichen Qualifikation hat Barbara deshalb eine Coaching-Ausbildung absolviert. Mithilfe ihrer Fähigkeiten als Coach gelingt es ihr leichter, die Inhaber oder Geschäftsführer vom neuen Kurs zu überzeugen, sie ins Boot zu holen und gemeinsam die Firma zu stabilisieren. Als »Feuerwehr für Firmen in Not« hat sie inzwischen ein dickes Fell. Wenn sie in einer Firma eingesetzt ist, arbeitet sie nächtelang. Doch sie weiß, dass diese akuten Phasen begrenzt sind.

Aber in diesem Metallbaubetrieb ist alles anders. Der Firmenpatriarch – so nennt sie ihn – widersetzt sich ihren Vorschlägen und Forderungen. Er entwertet sie ständig, stellt ihre Kompetenz infrage und lässt sich nicht konstruktiv einbinden. Und nach einiger Zeit muss Barbara feststellen, dass er auch ihre Honorarrechnungen nicht bezahlt. Sie spricht mit ihrem Auftraggeber, einer Vermittlungsagentur. Diese hatte Barbara im Auftrag einer Bank engagiert. Barbara war im Rahmen der Projektverträge auch ein Mitarbeiter dieser Bank als fester Ansprechpartner benannt worden. Sie spricht mit ihm wiederholt über die Schwierigkeiten und die Zahlungsverzögerung. Doch der Mitarbeiter der Bank bekräftigt letztlich immer wieder nur das Interesse der Bank an ihrer Arbeit. Dass die Bank sich wünsche, dass die Firma, die im Kern gesund sei, nicht in den Konkurs gehe. Das mit der Bezahlung werde sich sicherlich regeln, versucht der Banker Barbara zu beschwichtigen. Sie solle doch etwas Geduld aufbringen, der Inhaber sei bekannt für seinen eigenwilligen Stil, am Ende habe sich aber immer alles lösen lassen.

Barbara entdeckt jedoch bei ihrer Tätigkeit, dass das Controlling der Firma überhaupt nicht funktioniert. Sie sieht, dass diese Firma auch im Kern nicht mehr gesund und schnelle Veränderung erforderlich ist. Doch je mehr Lösungen sie entwickelt, desto stärker werden die Anfeindungen. Inzwischen stehen 70.000 Euro offen.

Das Projekt beginnt ihr den wenigen Schlaf zu rauben, den sie sich gönnt. Sie wacht morgens um drei Uhr auf und denkt nach. Eigentlich müsste sie das Projekt abbrechen. Vielleicht ist der Kunde doch zahlungsunfähig? Aber warum drängte die Bank sie dann, weiterzumachen? Auch die auftraggebende Agentur hatte sie gebeten, dranzubleiben. Aber die waren ja auch von der Bank beauftragt worden und hatten ihr den Bankmanager zugewiesen. Barbara bekommt Kopfdruck, Kopfschmerzen und fühlt sich nach der wochenlangen Arbeit erschöpft. Sie sieht sich mehr und mehr in einer Zwickmühle.

Immer wieder grübelt sie über ihren Auftrag nach: Wie kann ich dem Patriarchen ein funktionierendes Controlling beibringen? Warum laufe ich bei diesem Kunden gegen eine Wand? Sie fordert erneut die Begleichung ihrer Rechnungen. Doch jetzt verweigert der Firmenchef offen die Bezahlung mit der Begründung, sie habe schlechte Arbeit geleistet, er wirft *ihr* Versagen vor. Will deshalb bewusst ihr Honorar nicht begleichen. Sie telefoniert mit der Bank und der Vermittlungsagentur. Doch die wiederholen immer nur, sie solle sich noch etwas gedulden. Barbara spürt Wut. So geht es nicht! Sie kündigt dem Kunden an, das Projekt so lange zu stoppen, bis er gezahlt hat. Er lässt sie abblitzen. Barbara unterbricht ihre Arbeit. Der Kunde sagt, er werde nichts bezahlen. Barbara spricht mit ihrer Agentur. Achselzucken. In ihrem Projektvertrag stehe ja, dass ein Zahlungsausfall zu ihren Lasten gehe. Als sie nach diesem Telefonat auflegt, kommt sie sich vor wie in einem engen Raum eingeschlossen. Panik erfasst sie, Panik und Wut zugleich. Die Schlafstörung wird quälend, ihre Konzentration und Leistungsfähigkeit verschlechtern sich rapide, sie fühlt sich zunehmend frustriert und hilflos den Grübelkreisläufen ausgesetzt.

Ihr Hausarzt rät ihr zu Krisengesprächen bei einem Psychiater, weil ihr emotionaler Zustand so instabil ist, dass sie sich kaum noch arbeitsfähig fühlt. Als sie mit dem Psychiater die Situation bespricht, ist sie ganz auf den Kunden, die Anfeindungen und Vorwürfe konzentriert. Sie beschuldigt sich selbst, weil es ihr nicht gelungen ist, »die Nuss zu knacken« und den Firmenchef konstruktiv einzubinden. Dann wieder gibt sie die Schuld dem Kunden und betont, dass sie ihm normalerweise viel schneller »die Pistole auf die Brust gesetzt« hätte.

Was ich mir erhoffe, erfüllt sich einfach nicht

Barbara sieht, dass ihre Agentur ebenso wie der Bankmitarbeiter sie hingehalten haben. Und jetzt fühlte sie sich von beiden *im Stich gelassen*. Sie spürt plötzlich, dass das die schlimmste Kränkung ist. Dass auf der Seite ihrer Auftraggeber, die doch mit ihr solidarisch sein müssten, keine Bereitschaft ist, sie zu unterstützen. Das ist schlimmer als der feindselige Kunde. Der fehlende Rückhalt, das Gefühl der Ohnmacht. Im Stich gelassen zu werden! Welche Kränkung! Burnout ist nicht nur ein Erschöpfungsprozess. Die Burnout-Forscher Christina Maslach und Michael Leiter beschreiben immer wieder, dass die »Wahrheit hinter Burnout« die Erosion der eigenen Werte, der eigenen Würde, des *Spirits* sei, mit dem wir im Job angetreten sind. Burnout entsteht da, wo sich eine unüberbrückbare Kluft zwischen den eigenen beruflichen Intentionen und der tatsächlich erlebten Arbeitssituation auftut.

Die Unternehmensberaterin Barbara hatte bis zuletzt versucht, für den Kunden das Controlling zu verbessern und damit die Gefahr einer Insolvenz abzuwenden. Im Nachhinein fragte sie sich, was das wirkliche Interesse der Bank gewesen war. Und warum sie den Vertrag mit dem Vermittler nicht für sich besser abgeschlossen hatte. Aber sie war auf der Suche nach einem neuen Projekt gewesen, denn vorher hatte sie eine Zeit lang keine Angebote gehabt. Die Kränkung, im Stich gelassen worden zu sein, traf sie tief.

Wenn wir Patienten mit Burnout und Stressdepressionen fragen, spielen Kränkungen extrem häufig eine Rolle. Wer bereits in der Erschöpfungsspirale feststeckt, sich mit der Arbeit verstrickt, es dennoch schaffen will und mit allen Mitteln den Anforderungen standzuhalten versucht, den führt eine Kränkung oder eine Folge von Kränkungen oft zum Zusammenbruch.

Kränkung – der verheimlichte Zündstoff für Erschöpfung

Wenn in Patientengruppen von Burnout-Betroffenen das Thema Kränkung auftaucht, wird die Atmosphäre sofort dicht. Es geht um sehr intimes Erleben. Doch dann öffnen sich die Menschen: Eine Ärztin berichtet, dass das wirklich Schlimme nicht ihre totale Erschöpfung und ihre Suizidgedanken gewesen seien. Wirklich schlimm sei gewesen, dass, als sie sich dem Chef offenbarte und mit schlechtem Gewissen bat, eine Zeit lang von den Nachtdiensten befreit zu werden, dieser darauf verständnislos fragte, ob sie wisse, was sie damit den Kollegen zumute, wenn diese dann auch ihre Dienste noch mitmachen müssten. Nach dieser Begegnung war sie arbeitsunfähig geworden – und wechselte später die Stelle an eine andere Universitätsklinik. Eine Angestellte im Lager eines Kaufhauses erzählt, dass sie jahrelang alles für ihre Firma gegeben hatte: die Überstunden um die Weihnachtszeit, der Extracheck der Lieferungen. Sie hatte immer viel gearbeitet. Einige Freunde hatten schon lange gesagt, zu viel. Dann wechselte der Chef und auf einmal war sie nicht mehr die Leistungsträgerin der Abteilung, sondern wurde zur älteren Mitarbeiterin, die man gerne loswerden wollte. Plötzlich wachte sie nachts auf und grübelte, entwickelte massive Schlafprobleme. Dann überfielen sie morgens in der Bahn Panikattacken.

Ganz gleich, ob man einen Patienten oder einen Therapeuten fragt, wie er auf Kränkung reagiert, alle sagen dasselbe: Die erste Reaktion ist Rückzug. Man erlebt eine quälende Empfindung der Ohnmacht, verwirrende Gefühle von Wut und Angst, Verletztheit und Ausgeschlossensein, gekränktem Stolz sowie das Gefühl, die Anerkennung des anderen verloren zu haben.[134] Kränkung ist immer eine zwischenmenschliche Reaktion. Die damit verbundenen negativen Emotionen sind so stark, dass in der Kränkungsreaktion reflektierendes Denken nicht gelingt, die Meta-Ebene des Frontalhirns, wo wir unsere Gedanken und Gefühle in eine angemessene Perspektive rücken könnten, ist nicht mehr zugänglich. Kränkungen katapultieren uns direkt auf die Ebene der unwillkürlichen Stressreaktionen, die wir in Kapitel 5 dargestellt haben. Unser Verhaltensrepertoire ist enorm eingeengt und automatisiert. Die meisten Menschen reagieren im ersten Moment mit einer Art Erstarrung. Sie ziehen sich zurück, können nicht sprechen, die Gedanken kreisen um die Situation.

Sie sind blockiert. Dieser Zustand kann Stunden bis Tage dauern. Oft hilft Schlaf. Wenn die Kränkung sogar den Schlaf raubt, kann sich die Situation allerdings über Nacht auch verschlimmern. Alkohol kann enthemmen und zu wütend erregtem und riskantem Verhalten führen. Im ungünstigen Fall verstärkt die Kränkung die bereits vorhandene Erschöpfung derart, dass der Zusammenbruch droht.[135]

Umgang mit Kränkungen

Der Weg aus der Negativspirale, die eine Kränkung auslösen kann, führt über die Akzeptanz dieser schmerzhaften Gefühle. Burnout-Patienten berichten im Verlauf der Therapie immer wieder davon, dass sie sich nicht eingestehen konnten und wollten, wie verletzt und gekränkt sie sich wirklich fühlten. Doch genau diese Abwehr war der Motor, um die Überforderung zu verheimlichen und ohne Rücksicht auf die eigene Gesundheit im gewohnten Leistungsstil weiterzuarbeiten, den Blick starr auf die Pflichten und Projekte geheftet. Die stille Hoffnung blieb, dass sich irgendwann die Anerkennung noch einstellen würde.

Vor sich zuzugeben, dass man getroffen ist, sich herabgesetzt und gekränkt fühlt, hätte zugleich bedeutet, sich die Schamgefühle einzugestehen: dass man in gewisser Weise mit seinen Zielen gescheitert ist, die soziale Unterstützung verloren hat.

Wir fragen Patienten in der Burnout-Gruppe: Was passiert im weiteren Verlauf der Kränkung? Die meisten sagen: Ich hatte schwarze Fantasien, Rachegefühle. Ich habe darüber sinniert, wie der andere zu Schaden kommen könnte. Auch selbstzerstörerische Gedanken tauchen auf, Kampf- oder Fluchtfantasien. In dieser Gefühlslage sind die meisten Menschen nicht in der Lage, auf andere zuzugehen und mit ihnen zu sprechen. Aber viele reden laut mit sich selbst: »Die können mich mal!« oder »Ich hab die Nase voll!«. Ein Manager, der bereits in der Phase innerer

Akzeptanz ist, erzählt: »Ich stehe vor dem Spiegel und wiederhole laut: ›Ich bin traurig, ich bin traurig, ich bin traurig!‹, und ich weine dabei. Es tut mir gut, ich darf traurig sein, ich darf gekränkt sein, ich darf verletzt sein. Ich kann das Gefühl jetzt benennen und fange an, es anzunehmen.« Der Druck in Bauch und Brust wird weniger. Dafür spürt man jetzt die Muskelverspannungen im Kopf- und Nackenbereich und im ganzen Körper stärker.

Nach dieser ersten Selbstannahme hilft: Ablenkung! Musik hören, lesen, spazieren gehen – ein erstes wortwörtliches »Hinaustreten« in die Natur und aus den Grübelspiralen. Schon am nächsten Tag sieht die Welt meist ein bisschen anders aus. Die Akzeptanz der negativen Gefühle, für sich selbst beruhigende Worte zu finden, für einfache Ablenkungen zu sorgen sowie schlafen – das scheinen die ersten sinnvollen Reaktionen nach einer Kränkung zu sein, die Erleichterung bringen und das Stressgefühl mildern.

Jetzt erst kommt man in die Lage, mit jemand über die Kränkung zu sprechen. Mit dem Partner, einem Freund, der Arbeitskollegin. Eine »innere« Distanz beginnt sich zu entwickeln, ein erster Abstand zu dem unmittelbaren emotionalen Erlebnis der Kränkung. Erst da kann man sich einem anderen Menschen ein Stück öffnen, sich »mit-teilen«. Wenn mein Gegenüber mich annimmt, tröstet, mich bestätigt oder meine Sichtweise durch eine andere ergänzt und wohlwollend relativiert, dann bessert sich mein Befinden deutlich. Reflexion wird möglich, man kann nach-denken über sein Erleben und seine Gefühle.

Positive Aktivitäten können jetzt für positive Gefühle sorgen und das Befinden weiter verbessern. Der Blickwinkel verändert sich: Ich bin nicht mehr gekränkt, sondern ich habe eine Kränkung erlebt. Ich kann die Kränkung akzeptieren und sie als Teil meines Lebens sehen.

Erst dann macht es Sinn, sich mit Lösungen oder Entscheidungen (Frontalhirnarbeit!) zu beschäftigen. Manchmal versteht man nun sogar die Tiefe der eigenen Kränkungsreaktion nicht mehr komplett. Nachdem man den engen Rückzugsraum der Kränkung verlassen hat, ist wieder Platz für andere Aktivitäten wie Sport, Treffen mit Freunden, Kino. Die Wunde heilt.

Es kann aber auch anders kommen: wenn ich in der Kränkung etwa an einen anderen Menschen wende, und dieser nimmt mich nicht an, sondern weist mich zurück, etwa mit einem Satz wie: »Wenn du so viel arbeitest, darfst du dich nicht wundern, dass etwas schiefgeht. Vielleicht hat dein Chef recht, mir gehst du mit deinem ewigen Stress schon lange auf die Nerven!« Dann wirft einen die Ablehnung in die Tiefe der Kränkung zurück, man fühlt sich verlassen, ungerecht behandelt und verharrt in der Verletzung. Wenn dann neue Kränkungen erfolgen, kann die Situation in einen depressiven Zustand von Hemmung und Hilflosigkeit übergehen – oder man arbeitet weiter, funktioniert, immer automatischer, gerät in den Abwärtssog der Erschöpfungsspirale.

Kränkung macht blind für die Erschöpfung

Im Burnout-Prozess gibt es ein Beharren, ein Nicht-anerkennen-Wollen der Situation. Wenn Burnout-Patienten gefragt werden, ob ihnen denn niemand gesagt habe, dass sie gefährdet seien, dann hat immer der Partner, ein Arbeitskollege, ein Freund oder sogar der Chef schon Warnhinweise gesehen und oft auch benannt. Aber weder die eigenen körperlichen Warnsignale noch die Hinweise der anderen »kamen an«.

Was macht es so schwer, aus Kränkungserlebnissen auszusteigen? Es ist der Verlust der Augenhöhe. Schamgefühle entstehen. Kann ich mir noch trauen? Kann ich den anderen noch trauen? Mit dem befürchteten oder erlebten Verlust von Selbstvertrauen macht sich das Gefühl breit, die Arbeitssituation und das gesamte Leben nicht mehr unter Kontrolle zu haben. Diese Nöte machen blind für die Warnzeichen des Erschöpfungsprozesses.

Erster Schritt in Richtung Gesundheit:
Die »Entkränkungsbrücke«

Häufig hält uns das Gefühl der Kränkung in der Erschöpfungsspirale fest. Deshalb ist es hilfreich zu wissen, wie man sich aus Kränkungen lösen kann. Erst dann wird der Blick wieder frei und wir können bewusst Entscheidungen treffen, die nachhaltig entlasten. Umso tiefer man bereits in der Erschöpfungsspirale festsitzt, umso schwieriger wird dabei der Wechsel in die Aufwärtsspirale.[136] Sich die Phasen der Kränkung klarzumachen hilft dabei, sich auch aus sehr festen Verstrickungen zu lösen.

Ein wenig ist es, als gehe man über eine »Brücke«, wenn man sich aus dem gestressten Lebensgefühl der Erschöpfungsspirale löst und wieder in eine gesunde Gelassenheit kommt und damit seine persönliche Gesundheitsspirale in Schwung bringt. Im Folgenden haben wir für Sie die Schritte beschrieben, die von dem stressigen Gefühl des Gekränktseins wieder in ein gesundes Gleichgewicht führen (siehe folgende Abbildung).

Die Abbildung verdeutlicht, wie man gleichsam aus »dem Tal der Kränkung« in mehreren Schritten zurück in eine psychische Verfassung kommen kann, die es einem wieder ermöglicht, sich gut um sich selbst zu kümmern. In gewisser Weise beginnt die Brücke auf der Seite der Erschöpfungsspirale und führt in die Gesundheitsspirale zurück.

Bei der Auswahl der positiven Aktivitäten sollte man mit einfachen Dingen beginnen, die für einen selbst immer schon mit Freude verbunden waren und kein großes Nachdenken erfordern. Entscheidend ist, dass die positiven Aktivitäten zu einem passen (zum Alter, Geschlecht, dem persönlichen Stil, den Interessen und dem sozialen Netzwerk).[137] Häufig ist es inspirierend, sich ein wenig daran zu erinnern, was man schon immer gerne getan hat (bevor die stressige Phase anfing oder sogar in der Kindheit oder Studienzeit). Dort wird man oft auf der Suche nach einfachen Lieblingsbeschäftigungen fündig. Für Men-

Die Entkränkungsbrücke

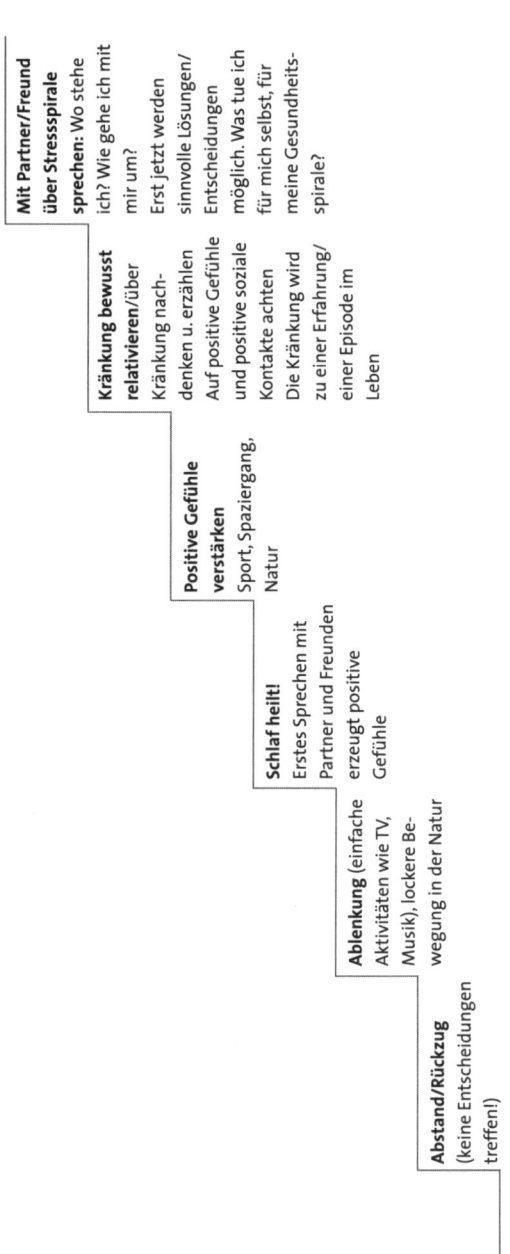

Kränkung
Wut Angst
Enttäuschung
Verletztheit
Rachegefühle

Abstand/Rückzug
(keine Entscheidungen
treffen!)

Ablenkung (einfache
Aktivitäten wie TV,
Musik), lockere Be-
wegung in der Natur

Schlaf heilt!
Erstes Sprechen mit
Partner und Freunden
erzeugt positive
Gefühle

**Positive Gefühle
verstärken**
Sport, Spaziergang,
Natur

**Kränkung bewusst
relativieren**/über
Kränkung nach-
denken u. erzählen
Auf positive Gefühle
und positive soziale
Kontakte achten
Die Kränkung wird
zu einer Erfahrung/
einer Episode im
Leben

**Mit Partner/Freund
über Stressspirale
sprechen:** Wo stehe
ich? Wie gehe ich mit
mir um?
Erst jetzt werden
sinnvolle Lösungen/
Entscheidungen
möglich. Was tue ich
für mich selbst, für
meine Gesundheits-
spirale?

schen, die sich häufiger auf Stufe eins oder zwei der Erschöpfungsspirale bewegen (siehe auch Kapitel 5), kann die »Entkränkungsbrücke« hilfreich sein, um schneller wieder in ein gesundes Gleichgewicht zu kommen und den Abwärtstrend zu stoppen. Man kann sie üben und wird feststellen, dass es funktioniert: Wir sind sehr wohl in der Lage zu trainieren, uns von Kränkungen und anderen starken Stresssituationen ein Stück weit aktiv zu distanzieren. Damit gelingt es, flotter von einer negativen Gefühlswelt in eine positivere umzuschalten. Das spart Kraft und öffnet den Blick für einen selbstbestimmteren Umgang mit den Anforderungen. Aus diesem Distanzierungstraining erwächst eine Art Dompteurfähigkeit für den Umgang mit dem Tiger Stress. Sie weist ihn in seine Schranken und auf seinen Platz.

Aus Studien wissen wir allerdings, dass diese innere Distanz und damit der Ausstieg aus der Erschöpfung immer schwieriger wird, umso tiefer eine Person bereits in der Erschöpfung steckt, umso stärker das Denken und Fühlen bereits vom Dauerstress geprägt ist. Oft gelingt das Abstandnehmen dann nicht mehr. Der Versuch verursacht möglicherweise nur noch mehr Frust und damit noch mehr Druck. Bei diesen Personen ist der Weg über die Entkränkungsbrücke hin zur Gesundheitsspirale bildlich gesprochen sehr lang.

Wenn Sie sich zu diesen Menschen zählen, dann können unsere Anregungen Sie inspirieren. Aber es könnte sein, dass sie einfach nicht ausreichen, um Ihren Umgang mit Stress langfristig zu verändern. Sie brauchen vermutlich ärztliche und therapeutische Unterstützung. So ergeht es zumindest den meisten Menschen, die bereits einen Burnout erlebt haben.

Ab Seite 163 haben wir für Sie den typischen Ablauf einer Burnout-Gruppe in der Asklepios Klinik für Stressmedizin in Hamburg beschrieben. Auch der Projektmanager Michael Schwarz, dem Sie in diesem Buch schon des Öfteren begegnet sind, und die Unternehmensberaterin Barbara Völkl haben an dieser Gruppe teilgenommen. In Acht-Wochen-Kursen lernen die Klienten, einen gesünderen Umgang mit den Belastungen zu finden und vom Modus »Autopilot« wieder in die Situation »auf Augenhöhe« mit ihrem Leben zu kommen. Der Blick auf die Gruppe zeigt: Am Anfang ist es vielleicht noch relativ einfach, die Anregungen umzusetzen, doch bald kommen die Teilnehmer an eine ihrer Grenzen: Selbstfürsorge fällt ihnen sehr schwer. Sich die Zeit für Übungen zu nehmen oder auch zu akzeptieren, dass man nicht innerhalb von wenigen Tagen wieder »voll einsatzfähig ist«, weckt Widerstände. Doch genau diese Widerstände zu überwinden ist wichtig. Denn dieser Schritt bildet die erste Voraussetzung dafür, eine gesündere Haltung zu den Anforderungen des Alltags zu entwickeln und das Ruder seines Lebens wieder selbst in die Hand zu nehmen, statt sich vom Stress durch den Tag jagen zu lassen.

EXKURS

AUS DER PRAXIS: ACHTSAMKEITSTRAINING IN DER TAGESKLINIK FÜR STRESSMEDIZIN DER ASKLEPIOS KLINIK IN HAMBURG-HARBURG

Seit 2009 gibt es im damals neu gegründeten Zentrum für Stressmedizin der Asklepios Klinik Hamburg-Harburg eine Tagesklinik für Stressmedizin mit insgesamt 20 Behandlungsplätzen. Teilnehmer sind Menschen, die aufgrund von mittelschweren bis schweren Depressionen, oft mit begleitender Angstsymptomatik und verschiedenen stressbedingten körperlichen Erkrankungen, arbeitsunfähig erkrankt sind und bei denen arbeitsplatzbedingte Konflikte und Belastungen zumindest Mitauslöser der Erkrankung sind. Der berufliche Hintergrund der Menschen ist sehr heterogen: von der Kassiererin im Supermarkt und dem Busfahrer bis zur Bankdirektorin. Das Verhältnis von Männern und Frauen ist relativ ausgeglichen.

Während der zwei Monate der Begleitung in der Klinik bekommen die Ärzte und Therapeuten einen tiefen Einblick in die Verhaltens- und Erlebensmuster der Burnout-Patienten, in die tieferen Ursachen und die Dynamik des Burnouts und in die Schwierigkeiten, die verhindern, dass man ohne fremde Hilfe aus der Erschöpfungsspirale wieder aussteigt.

Wenn die Sitzungen losgehen, sprechen die Teilnehmer typischerweise über ihre Arbeitskonflikte. Sie beklagen zu wenig Anerkennung und unfähige Chefs. Sie beschreiben den Stress, der durch zu wenig Handlungsspielraum oder mangelnde Unterstützung entsteht. Manche haben Mobbingsituationen erlebt. Doch hinter all diesen individuellen Geschichten entdeckten die Therapeuten bestimmte Gemeinsamkeiten. Nicole Plinz, therapeutische Leiterin des Zentrums für Stressmedizin, leitet Gruppen seit Gründung der Klinik:»Im Laufe der Zeit definierten sich für uns unter all diesen persönlichen Schicksalen zugrunde liegende Erlebensmuster«, erklärt sie.[138]

Menschen, die sich im Job bis zum Burnout verausgaben, mangelt es besonders an der Fähigkeit zur Selbstfürsorge. Für sie ist die moderne Freiheit, die den Menschen erlaubt, ihr Leben selbst zu gestalten, und ihnen alle Möglichkeiten offenhält, zur Bedrohung geworden: »In einer Gesellschaft, die dem Individuum das Schmieden des Lebensglücks aufträgt, wird das Misslingen der Selbstverwirklichung zu einer Gefahr, die den evolutionär verankerten Impuls weckt, zu kämpfen oder zu fliehen. Wenn keine individuellen Fähigkeiten zur Verfügung stehen, die eigenen Belastungsgrenzen selbstfürsorglich einzuhalten, wird es für den Einzelnen zum Verhängnis, dass kulturelle oder soziale Rollen ihre bremsende, haltende und begrenzende Funktion insbesondere gegenüber der Arbeit verloren haben. Die Offenheit der Möglichkeit, in der jeder zu jedes anderen Konkurrenten um das glücklichste, reichste und gesündeste Leben wird, kann dann in eine Verausgabung hineinziehen, die bis zur vitalen Erschöpfung reicht.«[139]

Die Betroffenen sind in die Falle der Freiheit getappt. Schon lange bevor sie mit der Diagnose Burnout in der Klinik landeten, hatten sie begonnen, in ihrem Streben nach Selbstverwirklichung durch Leistung bei gleichzeitigem Wunsch nach Sicherheit ständig über ihre Belastungsgrenzen zu gehen. Warnzeichen hatten sie ignoriert oder heruntergespielt. Im Kern ist der Motor für ihre Erschöpfung oft weder der strenge Chef noch die Arbeitsbedingungen. »Es reicht der Wunsch, beim Versuch, ein guter Schmied des Glückes zu sein, wirklich nichts ausgelassen zu haben oder es zumindest nicht schlechter gemacht zu haben als der Freund, die Schwester oder der Nachbar«, weiß Plinz aus der Arbeit mit Betroffenen. »Dieser Impuls verführt automatisch dazu, alles aus sich herauszuholen, um Gewissheit über den bestmöglichen Ausgang des Projektes ›mein Leben‹ zu haben.«

Die achtwöchige Therapie wurde deshalb immer stärker genau auf dieses Problem abgestimmt. Als Ziel der Behandlung formuliert Nicole Plinz heute neben der Behandlung der akuten Depression: »Wir sind überzeugt, dass eine fundierte Therapie die Veränderung der Haltung gegenüber den Anforderungen ermöglichen muss, die eine so anhaltende Stressreaktion auslösen. Und es müssen Strategien erarbeitet werden, die dem Impuls bremsend und haltend gegenüberstehen, sich über die Belastungsgrenzen hinaus vor einem möglichen Scheitern schützen zu wollen.« Denn in der Analyse der Verhaltensmuster zeigt sich: Die Angst vor einem Scheitern an den Anforderungen – die von außen, aber eben oft auch ganz massiv von den Betroffenen selbst ausgehen – treibt sie immer tiefer in die Erschöpfungsdynamik und führt schließlich zum Zusammenbruch: »Burnout ist die Krankheit des entfesselten unternehmerischen Selbst, dem ständig eine Zielvereinbarung mit sich selbst im Nacken sitzt.«[140]

»Wir können den Wind nicht ändern, aber wir können die Segel richtig setzen«

Die Praxis der Achtsamkeit, die im Kapitel 8 bereits im Zusammenhang mit dem von Jon Kabat-Zinn entwickelten Programm *Stressbewältigung durch Achtsamkeit* oder *Mindfulness-based Stress Reduction* MBSR erwähnt wurde, hat sich dabei als passende Methode für die Patienten herauskristallisiert, um zu lernen, sich von ihren automatischen Mustern zu lösen und eine gesündere Haltung zum Leben und Arbeiten zu entwickeln. In den Übungen der Achtsamkeit erfahren die Klienten, wie es ist, den gegenwärtigen Augenblick einfach wahrzunehmen und zu erleben, statt ihn unablässig zu bewerten oder in Gedanken in die Zukunft oder die Vergangenheit abzuschweifen. Die Übungen sind einfach: Man konzentriert sich auf den Atem, praktiziert »Eine Minute der Stille« oder übt sich darin zu gehen, ohne etwas anderes zu tun, als zu gehen.

Der Effekt kommt für die Klienten dennoch einer Revolution ihrer Wahrnehmung gleich: »Wer seine Aufmerksamkeit zielgerichtet lenkt, ist dem Automatismus einer Stressreaktion nicht ausgeliefert«, erklärt Plinz. »Die Erfahrung, in jedem Moment neu entscheiden zu können, wohin der Fokus der Aufmerksamkeit gerichtet wird, lässt Selbstwirksamkeit spürbar werden und schafft Distanz zu automatischen Impulsen. Reaktionsmuster können als Reaktionsmuster betrachtet werden. Aus dieser beobachtenden Distanz kann der Unterschied zwischen einem Konflikt mit dem Chef und der Sehnsucht nach dem Gelingen des Lebens wahrgenommen werden. Es entsteht Raum für selbstfürsorgliche und selbstverantwortliche Entscheidungen.«

Zentrale Säulen der Therapie: Verstehen, üben und umsetzen
Inhaltlich ruht die Burnout-Gruppe wesentlich auf zwei Säulen, der Säule des Übens und der Säule des Verstehens. Achtsamkeitstraining, Gesprächspsychotherapie und Psychoedukation ergänzen sich. In der Psychoedukation erhalten die Klienten Hintergrundwissen zu den Themen Anthropologie und Stressmedizin. So bekommen sie ein Verständnis für ihren Konflikt und welche Rolle die eigene Biografie, aber auch die menschlichen und gesellschaftlichen Voraussetzungen spielen, etwa die evolutionär begründete Kampf-oder-Flucht-Reaktion. In allen Sitzungen hat die Übung der Achtsamkeit einen festen Platz. Und schon in den ersten Tagen beginnt der Transfer in den Alltag.

Die erste Hausaufgabe ist leicht: Die Klienten sollen alltägliche Dinge wie duschen, Auto fahren oder Kaffee trinken achtsam tun. Also nur diese eine Sache machen und den Moment erleben, statt ständig nebenbei an zukünftige oder vergangene Ereignisse zu denken. Plinz: »Nach kurzer Zeit beginnen die Patienten und Patientinnen fast erstaunt zu berichten, dass sie Veränderungen in ihren Reaktionen auf alltägliche Situationen wahrnehmen. Viele Male haben wir von der erleichternden Entdeckung gehört, dass ein Stau nicht automatisch zum inneren Kochen führen muss, dass es stattdessen ebenso möglich ist, sich zurückzulehnen und eine Atemübung zu machen oder Radio zu hören.« In den Therapiestunden werden die Erfahrungen aufgegriffen und kognitiv vertieft. Plinz und ihre Kollegen berichten über die Arbeit des Gehirns und darüber, dass regelmäßige Achtsamkeitsmeditation das Gehirn strukturell verändern kann und typische Stressmuster so abflauen. Es geht darum, begreiflich zu machen, dass unsere innere Haltung unsere gesamte Wahrnehmung und all unsere Reaktionsmuster tief greifend beeinflusst – und dass diese veränderbar ist.

Übungspraxis für den Alltag: Das weckt Widerstand

Vor diesem theoretischen Hintergrund ermutigen die Therapeuten die Teilnehmer und Patientinnen, ab der zweiten Behandlungswoche eine formelle Übungspraxis in den Alltag zu integrieren – zum Beispiel eine Atemmeditation oder eine Körperwahrnehmungsübung. Dabei kommt es nicht darauf an, ob eine Person fünf Minuten oder 50 Minuten täglich Achtsamkeit praktiziert. Es geht vor allem darum, dass überhaupt eine regelmäßige Praxis entsteht. Und genau dieses Vorhaben beschäftigt die Gruppe in Woche zwei nachhaltig. Denn: Es ist für alle schwerer als gedacht, sich auch nur wenige Minuten am Tag fest für ihre Übung zu reservieren. Und das, obwohl fast alle Patienten aufgrund der positiven Erfahrungen mit der Achtsamkeit im Rahmen der Gruppensitzungen üben *wollen*! Letztlich zeigt sich an diesem Vorhaben der gleiche Konflikt, der der Motor für die Überanstrengung war: Selbstfürsorge fällt den Klienten extrem schwer. »Mit jedem Einzelnen versuchen wir zu verstehen, was einer selbstfürsorglichen Integration der Achtsamkeitspraxis in den Alltag entgegensteht«, sagt Plinz. Gemeinsam beleuchtet man die Hemmnisse: »Leistungsansprüche, Angst vor Kontrollverlust, Scham, sich auf eine neue Weise zu zeigen, oder die Schwierigkeit, Grenzen zu setzen, rücken in den Blick.«

Häufig zeigt sich, dass die Betroffenen Achtsamkeit in der gleichen Weise versuchen »abzuarbeiten« wie ihre sonstige Arbeit auch: Zu Beginn wird die Therapie als noch eine weitere Aufgabe eingestuft, die zu bewältigen man sich anstrengen muss. Erst Schritt für Schritt wird klar, dass Achtsamkeit nicht Entspannung bedeutet, sondern eine Veränderung der inneren Haltung: weg vom Modus »Autopilot« wieder hin zur Selbststeuerung.

Wenn eine regelmäßige Praxis installiert ist, ermuntern die Therapeuten die Klienten, die Übungszeit ein wenig zu verlängern.

Feste Vorgaben oder Ziele gibt es jedoch nicht. Das einzige Ziel: »Wenn die Behandlung beendet ist, sollen nicht gute Vorsätze mitgenommen werden, sondern wie ein Geländer sollen die bestehende Übungspraxis, die gut installierten Schutzmaßnahmen und die erarbeiteten Skills die gründlich gebahnten Schritte zurück in einen neuen alten Alltag geleiten.« Ein Alltag, der im besten Falle von gesunder Balance geprägt ist, und eine innere Haltung zum Leben und Arbeiten, die nachhaltig davor schützt, sich erneut in eine Überlastungs- und Erschöpfungsdynamik zu verlieren.

Ab Mitte der Behandlungszeit: Die Rückkehr in den Arbeitsalltag wird erarbeitet

Nicht nur die Achtsamkeit wächst auf diese Weise in den acht Wochen in den Alltag. Auch der Alltag der Klienten wächst in die Gruppe: So konkret wie möglich werden etwa in der vierten Woche der Behandlungszeit zum Beispiel die einzelnen Schritte einer möglichen Wiedereingliederung erarbeitet. Gespräche mit Kollegen und Kolleginnen oder Arbeitgeber und Arbeitgeberinnen werden in der Gruppe vor- und nachbereitet, aber auch schützende Aktivitäten wie der Besuch eines Sportkurses werden aus der Behandlung heraus begonnen. Diese enge Verzahnung der vielen Ebenen des Lebens ist vermutlich auch der Grund dafür, dass die Burnout-Patienten die Therapiegruppe nicht als zusätzliche Belastung empfinden, sondern als wohltuenden Ort, an dem endlich wieder lang vermisste Lebendigkeit und Verbundenheit erlebt wird.

Der Prozess der Genesung läuft dabei mitnichten linear. Ganz zu Anfang prägt das Gefühl der Hoffnung und Verbundenheit mit Gleichgesinnten die Stimmung in der Gruppe. Im ersten Behandlungsdrittel führt das Verständnis der eigenen Konfliktsituation zusammen mit dem Wissen darum, wie beispielsweise Grübelkrisen entstehen (und wie man sie vermeiden kann), zu einer Erfahrung von Selbstwirksamkeit. Die Achtsamkeitsübungen lassen auch in Situationen Entscheidungsspielräume erkennen, in denen man sich bisher fast immer als in der Falle sitzend empfunden hat. Das erste

Drittel der acht Wochen ist dementsprechend von dem Gefühl der befreienden Erfahrungen geprägt.

Im zweiten Drittel kommt die Krise
Doch nach einiger Zeit wird den Klienten klar, dass es hier kein Allheilmittel gibt, so Plinz:»Sie sehen, dass Achtsamkeit keine magischen Skills zur Verfügung stellt und dass ein Konfliktverständnis nicht auf fantastische Weise Probleme löst. Sie werden gewahr, dass Veränderungen auf selbstverantwortliche Weise gelebt werden müssen.« Enttäuschung macht sich breit, weil deutlich wird, dass keine Wunder geschehen werden, dass die Welt sich nicht ändern und die Lösung nicht leicht sein wird.

Sogar Beschimpfungen der Therapeuten sind nicht selten. Und diese haben in dieser Zeit die Aufgabe, nicht dem Impuls nachzugeben, schnelle Lösungen oder besänftigende Worte zu präsentieren, nur um dem Frust ein Ende zu bereiten. Sie selbst sind gefordert, die achtsame Haltung mit Leben zu füllen.»Aus diesem freundlich-aufmerksamen Hinschauen auf das, was ist, beginnt die Annäherung an den Alltag nach der Behandlung auf eine andere Weise, als es zu Beginn der Behandlung vorgestellt war«, erklärt Plinz.

Richtungsentscheidungen
Erst im letzten Behandlungsdrittel entscheiden Einzelne sich für konkrete Schritte. Manche denken tatsächlich über ganz neue Wege nach, einen Berufswechsel oder einen Downgrade. Jedoch sind die Schritte meist viel kleiner, als zu Beginn der Behandlung erwartet. Zumindest äußerlich.»Viele Patienten und Patientinnen beschreiben den inneren Perspektivwechsel als Erfahrung eines radikalen Paradigmenwechsels.« Der allergrößte Teil kehrt kurz nach der Behandlung, meist mit einer stufenweisen Wiedereingliederung, an den Arbeitsplatz zurück.

Das tagesklinische Setting ebenso wie das Behandlungsprogramm hat sich als sehr stimmig für Burnout-Depressionspatienten herausgestellt. Die Tagesklinik ermöglicht eine hohe Behandlungsdichte, und zugleich können die Patienten ihren Lebensalltag aufrechterhalten. So kann die Haltung und das Üben der Achtsamkeit bereits in den acht Wochen Therapie ihren Platz im ganz alltäglichen Leben finden. Daher können auch reale Stresssituationen aus dem Alltag in der Gruppe beleuchtet werden. Angstsymptomatik und Depressivität haben sich bei nahezu allen Patienten und Patientinnen am Behandlungsende wesentlich reduziert, zeigt die erste Evaluation der therapeutischen Maßnahme.[141]

Auch der Projektmanager Michael Schwarz durchlief das Acht-Wochen-Programm der Tagesklinik, mit allen Tiefs. Im Verlauf der Zeit wurde ihm klar, dass er sich häufig schon für Aufgaben bereiterklärte, ohne vorher abzuklären, ob es überhaupt sinnvoll oder machbar für ihn war, diese zu übernehmen. In der Mitte der Therapiezeit fand er die Kraft, um mit seinem Chef ein ehrliches und konstruktives Gespräch über seine berufliche Zukunft zu führen. Seine Abteilung würde personell verstärkt werden. Die beiden trafen eine Abmachung zu regelmäßigen Gesprächen im Laufe der Projekte. Denn das hatte sich für Michael als besonders belastend herausgestellt: dass er das Gefühl gehabt hatte, er müsse immer alles alleine schaffen. Im Kurs gab es die Möglichkeit, die tiefer liegenden Gründe für dieses Verhalten anzuschauen. Für ihn war um Unterstützung zu bitten bedeutend mit Versagen gewesen. Mittlerweile ist er in der Lage, Hilfe zu holen und zugleich mit seinem Chef auf Augenhöhe zu bleiben.

Neben seinem täglichen Meditationsprogramm hat er außerdem einen festen Termin mit seiner Frau installiert. Sie haben angefangen, gemeinsam ins Fitnesscenter zu gehen und im Anschluss ausgiebig in die Sauna. Michael nennt das seinen »heiligen Termin«. Seit er den Ausstieg aus dem Burnout geschafft hat, scheint die gesamte Familie aufzuatmen. Sogar seine Söhne sprechen wieder normal mit ihm – und das, obwohl er auch von ihnen Unterstützung im Haus und Garten einfordert. Burnout ist immer ein Thema der gesamten Familie – und von der Genesung profitieren letztlich auch alle.[142]

Die Burnout-Gruppe: Heiße Spur auf dem Weg zu wirksamer Prävention

Die Menschen, die an den Burnout-Gruppen und den mittlerweile zwei Tageskliniken des Zentrums für Stressmedizin teilnehmen, sind natürlich nur ein Ausschnitt derjenigen, die bis zur Arbeitsunfähigkeit in die Erschöpfungsdynamik geraten sind. Doch die Erfahrungen von Plinz und Unger weisen über die Behandlung dieser stark erschöpften Personen hinaus. Denn sie zeigen, dass es auf individueller Ebene sehr wohl möglich ist, schützende Faktoren und Fähigkeiten aufzubauen, die uns vor einer stressbedingten Erschöpfungskrise bewahren können: die Fähigkeit, im eigenen Erleben achtsam zu bleiben – und sich nicht von jedem Gedanken und jedem Gefühl, das potenziell unsere Stressreaktionsbereitschaft triggert, mitreißen zu lassen.

In Zukunft könnte die achtsame Haltung ein Standard werden, der einfach zu einem fordernden Joballtag dazugehört. Unternehmen könnten Beschäftigten die Möglichkeit geben, Achtsamkeit in Kursen zu üben (so wie heute Rückenschule normaler Bestandteil der Gesundheitsförderung ist), und Mutige könnten sogar in Meetings und Teams eine Kultur achtsamer Momente einführen, um die Hektik und Raserei zu drosseln. Innezuhalten mit »einer Minute Stille« oder einer kurzen Atembetrachtung hat überall Platz.

Das soll nicht heißen, dass Achtsamkeit der einzige und richtige Weg aus der Erschöpfung wäre. Es liegt eine beträchtliche Gefahr darin, das Problem zu sehr zu individualisieren und dem einzelnen Mitarbeiter zuzuweisen. Nach dem Motto: »Übe dich in Achtsamkeit, verändere deine innere Haltung, dann kommst du auch mit dem größten Stress klar, und unternehmerisch und gesellschaftlich braucht sich nichts zu ändern.« Auch das Unternehmen trägt Verantwortung dafür, unnötige Stresstreiber aus dem Alltag zu verbannen. Zum Beispiel indem es für gesundheitsförderliche Arbeitsstrukturen sorgt. Und indem Manager erkennen, wie sie bei ihren Mitarbeitern genau auf die psychologischen Knöpfe zu drücken, die das Stresskarussell antreiben. Dies tun Führungskräfte, wenn sie

beispielsweise den Drang nach Selbstverwirklichung mit unrealisti-
schen Zielvereinbarungen verknüpfen und gleichzeitig die Angst
vor dem Scheitern schüren.

Indem sie sich um ihre persönliche Genesung kümmern und zugleich einen klaren Blick für die Realitäten in den Unternehmen und
der Gesellschaft entwickeln, sind die Patienten der Stress-Tageskli-
nik letztlich auf dem Weg zu der Antwort auf die Frage: »Wie kann
es gelingen, in der modernen Welt gesund zu bleiben?«

Im nächsten Kapitel soll es nun darum gehen, was Unternehmen
und Führungskräfte ganz konkret für eine gesunde Arbeitsatmosphäre tun können. Experten und Best-Practice-Beispiele geben praxisnahe Anregungen. Dabei werden Sie zwei Dinge sehen: Das gängige Vorurteil, dass mehr Gesundheit automatisch
weniger Leistung bedeutet, stimmt schlicht nicht. Im Gegenteil:
In der heutigen Arbeitswelt entsteht optimale Leistungskraft
letztlich nur auf der Basis von gesunder Arbeitsatmosphäre. Die
Beispiele zeigen außerdem: Ein Unternehmen auf den Weg der
Gesundheit zu bringen ist kein Hexenwerk, und letztlich zahlt es
sich für alle aus.

KAPITEL 10

Das gesunde Unternehmen: Gesundheit und Leistung sind kein Widerspruch

Was macht ein gesundes Unternehmen aus? Wie verzahnen sich die privaten Aspekte von Gesundheit mit der betrieblichen Gesundheitsförderung? Wie viel Einfluss hat die Arbeitsatmosphäre auf die Gesundheit des einzelnen Mitarbeiters? Und wo hört der Einfluss auf? Und nicht zuletzt: Wie überzeugt man Unternehmensleitungen davon, dass sich Gesundheitsförderung auszahlt und dass auch die Psyche der Beschäftigten Chefsache sein sollte?

Diese Fragen beschäftigen uns seit Jahren. Manche Faktoren sind inzwischen sehr gut untersucht und belegt. Das ist einigen extrem engagierten Wissenschaftlern zu verdanken. So haben etwa der Medizinsoziologe Johannes Siegrist oder der Organisationspsychologe Bernhard Badura Tausende von Beschäftigten über Jahre hinweg begleitet. Sie tüftelten Umfragen aus und waren vor Ort in den Firmen, um herauszufinden, welche Arbeits- und Lebensbedingungen die Gesundheit der Arbeitnehmer im Positiven wie im Negativen beeinflussen.[143] Die Forscher analysierten die Persönlichkeit ihrer Probanden, notierten wichtige Ereignisse im Privatleben und testeten die typischen Gewohnheiten der Studienteilnehmer im Umgang mit Stress. Sie beobachteten Führungskräfte, begleiteten Umstrukturierungsprozesse von Unternehmen oder die Einführung von neuen Management-Tools. Im laufenden Prozess befragten sie die Mitarbeiter nach ihrem Wohlbefinden und analysierten die Stressfaktoren. Sie maßen die Leistungskraft der Beschäftigten, machten sich Notizen zum sozialen Miteinander und untersuchten ihre Probanden wortwörtlich auf Herz und Nieren, um den körperlichen und seelischen Auswirkungen von chronischem Stress auf den Grund zu gehen.

Wenn die Fairness geht, kommt der Stress

Aus ihren Untersuchungen lassen sich generelle Erkenntnisse ableiten. Professor Johannes Siegrist entwickelte das »Effort-reward-imbalance-Modell«, das unter dem Stichwort berufliche Gratifikationskrise bekannt geworden ist.[144] Es zeigt, dass die Gegenseitigkeit der Wertschätzung für unser Wohlbefinden grundlegend ist: Wenn wir eine Leistung für einen anderen Menschen oder eine Gruppe (Unternehmen) erbringen (*effort*), erwarten wir auch eine Belohnung, dass uns etwas zurückgegeben wird (*reward*). Dabei muss das Verhältnis von Leistung und Belohnung stimmen. Das ist im Grunde ein allgemeinmenschliches Prinzip, es geht um einen als gerecht empfundenen Austausch und Gegenseitigkeit. Als Gegengabe für unsere Arbeitsleistung erwarten wir dabei nicht nur Geld, wie Siegrist herausfand, sondern auch menschliche Anerkennung, Wertschätzung und Raum für persönliche Entwicklung. Werden diese Bedürfnisse nicht erfüllt, fühlen wir uns gestresst. Der Organisationspsychologe Bernhard Badura folgert deshalb in seinem Buch *Sozialkapital*, dass das grundlegende Element für den langfristigen Erfolg eines Unternehmens letztlich in der Qualität der Beziehungen liegt.[145]

Unser viel zitiertes »soziales Gehirn« ist die Basis für dieses typisch menschliche Empfinden und Verhalten. Menschen leben immer im Spannungsfeld zwischen dem Wunsch, persönliche Interessen zu verfolgen, und dem Bedürfnis, zur Gruppe zu gehören. Dabei sind wir stets Teil vieler Gruppen gleichzeitig: unserer Familie, dem Betrieb, einer politischen Partei oder religiösen Gemeinschaft, einem Verein, einer Nation. »Ein Grundelement der menschlichen Natur lautet, dass der Mensch sich zur Zugehörigkeit zu einer Gruppe genötigt fühlt, und die eigene Gruppe erachten wir als konkurrierenden Gruppen überlegen«, schreibt der Evolutionsbiologe Edward Wilson.[146] Die Gruppe gibt uns Schutz, Entwicklungs- und Handlungsraum und Sinn. Und die Gruppenmitglieder teilen zentrale Werte.

In der Wirtschaft der letzten 35 Jahre waren bestimmende Werte beispielsweise die Erlaubnis zum Egoismus (»Geiz ist geil!«), Effizienz (Umstrukturierungen etc.) oder der Glaube an den Finanzmarkt als coole Vorreiterbranche. Doch wer diesen Werten für sich persönlich zu viel Bedeutung zumisst, gefährdet seine Gesundheit, wie der Einblick in das Arbeiten der Investmentbanker am Ende von Kapitel 6 zeigte.

Im Extremfall geben Menschen unter dem Einfluss dieser Werte sogar ihr Leben. Vor einiger Zeit begingen einige hochrangige Banker Suizid. Im Hintergrund spielte jedes Mal eine berufliche Krise eine Rolle. Die Finanzbranche war erschüttert. Als Reaktion gründeten einige Banken, Anwaltskanzleien und Wirtschaftsprüfer in London die »City Mental Health Alliance«.[147] Den Banken werde das Ausmaß des Problems immer stärker bewusst, erklärt Peter Rodgers, Vorsitzender der Gesundheitsallianz. Inzwischen sind 18 Unternehmen in der »City Mental Health Alliance«, darunter auch Goldman Sachs und die Zentralbank von England. In der Bankbranche sprach lange niemand über psychische Probleme oder Suizide, dabei sind gerade Banker, die extrem hart arbeiten und »keine Freundschaften oder Bekanntenkreise außerhalb des Unternehmens pflegen«, am stärksten gefährdet, erklärt Stewart Black, Professor of Global Leadership and Strategy an der Wirtschaftshochschule IMD in Lausanne, in einem Online-Artikel im *Handelsblatt*.[148]

Psychische Erkrankungen: Vom Tabu zum Top-Thema

Auch jeder Betrieb ist so eine Gruppe mit gemeinsam geteilten Werten. Inzwischen sind sich Wissenschaftler und Arbeitsmarktexperten einig, dass deshalb die Arbeitsatmosphäre direkt auf die psychische Gesundheit wirkt: »Persönlichkeit spielt eine Rolle in Bezug darauf, wie wir Belastungen wahrnehmen. Dieser Zusammenhang schwächt aber nicht die eigenständige, bedeutende Rolle psychisch gefährdender Arbeitsbedingungen bei psychischen Erkrankungen, das zeigt die Auswertung relevanter Studien zum Thema.« So fasst es Jasmine Kix, Mitarbeiterin im Referat Arbeitspsychologie und Expertin für Prävention bei der Verwaltungs-Berufsgenossenschaft VBG zusammen.[149] Die VBG ist mit über einer Million Mitgliedsunternehmen und über neun Millionen versicherten Arbeitnehmern eine der großen Berufsgenossenschaften hierzulande. Sie gab aufgrund der Relevanz des Themas für ihre Mitglieder 2013 ein Expertengutachten in Auftrag, in dem die besten Langzeitstudien rund um die Zusammenhänge Stress und Arbeitswelt ausgewertet wurden.[150]

Die Analyse machte auch deutlich, welche Maßnahmen im Betrieb tatsächlich den Stresspegel senken. Dabei zeigt sich: Personenbezogene Programme, wie Entspannungskurse oder Trainings, die den Umgang mit Stress schulen, sind durchaus wirksam. Aber sie allein reichen nicht aus. »Gute Effekte hat die Qualifizierung von Führungskräften«, formuliert die Expertise. Außerdem wirken eine durchdachte Mitarbeiterbeteiligung, ein systematisches Vorgehen sowie die strukturelle Verankerung der Gesundheitsförderung auf der Ebene der Organisation (zum Beispiel regelmäßige Workshops und Gesundheitszirkel) nachweislich gesundheitsfördernd. Einmalige Aktionen bringen dagegen wenig. Und wo fängt man an? Auch da resümiert die Expertise die Erfahrungen aus erfolgreicher Praxis. Die im jeweiligen Betrieb oder der jeweiligen Organisation belastenden

Arbeitsbedingungen und deren Ursachen sollten erfasst werden, um Verbesserungen darauf zuzuschneiden. Des Weiteren sind die Unterstützung des Managements sowie die Information, die Qualifizierung und die Kooperation der betrieblichen Akteure entscheidend. Am besten beginnt man mit einer kleinen Arbeitsgruppe da, wo alle einen Veränderungsbedarf sehen. Diese Punkte zeigen sich meist deutlich, wenn man vorhandene Daten (Krankenstand etc.) auswertet und Mitarbeiter gezielt befragt.

Der ROI für seelische Gesundheit liegt bei 1 zu 4 bis 1 zu 10

Für das Unternehmen lohnt sich die gut sortierte Investition. Für Betriebe, die die seelische Gesundheit ihrer Beschäftigten fundiert und langfristig fördern, zahlt sich die Investition auf längere Sicht in einer Höhe zwischen 1 zu 4 bis 1 zu 10 aus. Jeder investierte Euro bringt langfristig also vier bis zehn Euro. Das errechnete Werner Kissling, Psychiater und Leiter des Centrums für Disease Management (CFDM) an der Technischen Universität München.[151] Andere Experten wie Michael Kastner vom Institut für Arbeitspsychologie und Arbeitsmedizin kommen auf ähnliche Zahlen. Im internationalen Bereich bestätigen die Studien von Professor Martin Knapp von der London School of Economics, dass der ROI *(return on investment)* von Früherkennungs- und Behandlungsprogrammen (»early diagnosis and treatment of depression«) auf ein investiertes Pfund 4,5 Pfund für das Unternehmen und 0,5 Pfund für das Gesundheitssystem bringen. Betriebliche Maßnahmen der Präventions- und Gesundheitsförderung zahlen sich nach Martin Knapp sogar im Verhältnis 1 zu 10 pro investiertes Pfund aus.[152]

Betriebliches Gesundheitsmanagement ist dabei ein Oberbegriff, der die Teilbereiche betriebliche Gesundheitsförderung, betriebliches Wiedereingliederungsmanagement (BEM), den

Arbeitsschutz und Personalentwicklung einschließt und dem Bereich der Personalführung zugeordnet ist.

Auch Professor Heike Bruch, Expertin für Personalwesen von der Universität St. Gallen, fand in ihren Studien heraus, dass vor allem die Unternehmen, die Leistung fördern *und* den Stresspegel mithilfe eines funktionierenden Gesundheitsmanagements in Grenzen halten, auf Dauer zu den Top-Leistern gehören. Ihre Beispiele: Der Elektronikkonzern Phoenix Contact, der zu den Weltmarktführern und zu den Vorreitern in Sachen systematischer Gesundheitsförderung im Unternehmen gehört, die Schweizer Sonova Group, Weltmarktführer für Hörgeräte mit einer ausgeprägten Kultur des Energiemanagements im Unternehmen, oder auch das Bautechnologie-Unternehmen Hilti, das immer wieder sowohl für die Qualität seiner Produkte als auch für seine Unternehmenskultur mit Preisen ausgezeichnet wird.

Trotzdem geht es in den Betrieben nur schleppend voran – warum?

Doch trotz der beweiskräftigen Datenlage: Unternehmenschefs, die sich von den Fakten überzeugen lassen und den Schritt in Richtung Gesundheit wagen, gehören nach wie vor zu den Pionieren. Die allermeisten Firmen lassen die psychische Gesundheit schlicht außen vor. Sogar diejenigen, die das Thema gesunde Mitarbeiter auf der Agenda haben und per Gefährdungsbeurteilung die Belastungen im Unternehmen analysieren, lassen psychosoziale Themen wie Stress und psychische Belastung in der Regel links liegen.

Nur die Hälfte der Unternehmen kommt derzeit der gesetzlichen Vorschrift nach, eine Gefährdungsbeurteilung durchzuführen[153] – ein eher kleiner Anteil, der sich dadurch erklärt, dass es zwar das Gesetz gibt, aber keine Kontrolle durch den Gesetzgeber oder Strafe bei Nichteinhalten.

Wiederum nur 20 Prozent dieser Unternehmen – also zehn Prozent der gesamten Unternehmen – beziehen bei der Analyse auch explizit die Faktoren mit ein, die für psychische Gesundheit relevant sind. Das würde beispielsweise bedeuten, dass im Rahmen der Gefährdungsanalyse auch gefragt wird, ob Beschäftigte finden, dass sie ausreichend Zeit für das Bearbeiten ihrer Aufgaben haben. Ob sie sich von ihrer Führungskraft und ihrem Team angemessen unterstützt fühlen. Ob es Zeit für Pausen oder starke emotionale Beanspruchungen gibt. Wie häufig sie unter Zeitdruck arbeiten und ob Störungen eher Ausnahme oder Normalität sind.

Die Zahl der Firmen, die mit Analysen und Pilotprojekten die Psyche in den Blick nehmen und dann auch effektive Maßnahmen zur langfristigen Umsetzung ergreifen, ist noch niedriger. »Als Gründe werden häufig das Fehlen von Fachwissen und die Schwierigkeit des Themas genannt«, erklärt Julia Scharnhorst, Psychologin und Praktikerin im Bereich Burnout-Prävention in Unternehmen mit ihrer Beratungsfirma »Health Professional Plus«.[154] Das Tückische am Thema Gesundheit ist dazu, dass es zwar wichtig ist – aber meist nicht brennend dringlich. Das nächste Produkt, die nächste Umstrukturierung und dann schon wieder eine Krise im Markt: Häufig wird das Vorhaben, ein BGM (oder eine betriebliche Gesundheitsförderung) aufzubauen, zwar generell ins Auge gefasst, aber ständig vertagt. Verschenktes Geld und vertane Arbeitskraft, kann man nur sagen.

Vorurteile stehen im Weg

Rund um psychische Gesundheit im Unternehmen gibt es dazu auch Vorurteile, die sich hartnäckig halten. Es ist immer noch ein Stigma, wenn jemand sagt: »Ich fühle mich überfordert. Das wird mir zu viel. Ich komme nicht mehr mit.« Führungskräfte wissen mit diesen Klagen häufig nichts anzufangen. Oder sie fühlen sich sogar angegriffen. Schließlich gefährden Mitarbeiter, die nicht reibungslos funktionieren, auch die Ziele des Chefs. Das macht Stress. Die Reaktion? Abwehr. »Am Ende haben die psychischen Probleme ihre Wurzel doch immer im Privaten«, ist ein Satz, den man aus der Leitungsebene immer wieder hört, wenn das Gespräch auf den Stresspegel und die Burnout-Rate im Unternehmen kommt. Oder auch: »Jetzt soll ich auch noch Therapeut für meine Mitarbeiter sein?« Abteilungsleiter und Chefs fürchten ein ungutes »Menscheln« im Team, wenn auch noch die Psyche im Tagesgeschäft gepäppelt werden soll. Vielen geht inzwischen schon der Hut hoch, wenn sie wieder mal hören, dass sie ihre Mitarbeiter mehr loben und wertschätzen sollen, weil das gut für die seelische Gesundheit sei.

Sogar die Beschäftigten selbst haben Vorurteile. Nicht wenige möchten zwar gerne den Stress im Job reduzieren – aber sie sehen die gesamte Verantwortung dafür beim Unternehmen und formulieren eine ganze Reihe Forderungen: Weniger Arbeitsdruck! Mehr Flexibilität, die mich entlastet! Mehr Lob! Diese Ziele werden in der Regel nicht erfüllt und das enttäuschte Fazit ist: »Was hier für meine Gesundheit getan wird, ist doch nur ein Tropfen auf den heißen Stein.« Manche fürchten auch, dass hinter den Workshops für Stressmanagement oder Resilienz letztlich doch nur der Wunsch der Firma steckt, die Mitarbeiter für eigentlich unzumutbare Arbeitsbedingungen fit zu machen. »Hat man erst den Kurs besucht, dann sagt der Chef: Jetzt kennst du dich doch damit aus und kannst mit dem Stress zurechtkommen!«, ist die dahinterliegende Sorge.

Deshalb hier noch einmal in aller Deutlichkeit:

Liebe Führungskraft, Sie sollen nicht der Kummerkasten oder Seelenklempner für Ihre Mitarbeiter werden. Und Sie sollen auch nicht zugunsten der Gesundheit anfangen, ein Schonprogramm für Ihr Team zu entwickeln. Sie können jedoch lernen, wie Sie mit einfachen Gesten und Maßnahmen zum wichtigen

Motor für gesundes Arbeiten in Ihrem Team oder Ihrer Abteilung werden. Und es könnte gut sein, dass Ihre Abteilung mit diesem Führungsstil unterm Strich sogar erfolgreicher *und* gesünder ist.

Außerdem kommt es Ihnen möglicherweise auch selbst zugute, wenn Sie beginnen, mehr Rücksicht auf Ihre psychische und körperliche Gesundheit als einen wichtigen Teil Ihrer Leistungskraft zu nehmen. Immerhin sagen ja auch ein Viertel der Führungskräfte, dass sie sich körperlich und seelisch erschöpft fühlen.

Liebe Mitarbeiter und Mitarbeiterinnen, Stressstabilität und Resilienz bedeuten nicht, Ihre Psyche zu »stählen«, sodass Sie in Zukunft jede Zumutung Ihrer Arbeitswelt ertragen. Aber man weiß heute – und alle, die eine Stresskrise erlebt und erfolgreich überwunden haben, stellen es letztlich selbst fest: Wir sind es zu einem guten Teil selbst, die den Stress in unserem Leben in den ungesunden Bereich treiben: Mit überzogenen Ansprüchen an uns selbst, aber auch mit einer gewissen Nachlässigkeit in Bezug auf unsere Energien und Möglichkeiten. Zum Beispiel, wenn wir zu jeder Aufgabe »Ja« sagen, schamhaft oder stolz nicht die notwendige Unterstützung anfordern oder jede Störung oder Unterbrechung im Arbeitsablauf akzeptieren. Wenn wir ständig online sind und noch nicht einmal abends vom Modus »Leistung« auf den Modus »Ruhiges Leben« umschalten. Der Facharzt für psychosomatische Medizin und Psychotherapie Bernd Sprenger bringt es gut auf den Punkt, wenn er sagt: »Burnout-Prävention hat viel mit Disziplin zu tun.«[155]

Liebes Top-Management, natürlich kommt ein Teil der Belastungen der Beschäftigten aus dem Privaten. Aber wenn man bedenkt, dass es letztlich um die Leistungskraft des Mitarbeiters im Büro oder in der Produktionshalle Ihres Unternehmens geht, könnte es dann nicht sein, dass diese Frage nach dem Verursacherprinzip, nach den Ursachen und den »Schuldigen«, nicht sinnvoll ist? Dass dagegen die Akzeptanz und angemessene Unterstützung durch den Betrieb den Mitarbeiter in schwierigen Lebensphasen stabilisiert und seine Belastung oft deutlich reduziert? Falls Sie Zahlen brauchen: Jeder Ausfalltag kostet Sie etwa 250 Euro. Burnout und andere stressbedingte Gesundheitsprobleme gehören zu den langwierigsten Erkrankungen überhaupt. 37 Tage sind die Menschen laut dem aktuellen Gesundheitsreport der Krankenkassen im Schnitt nicht arbeitsfähig.[156] Das macht: 7500 Euro Kosten für Sie. Manche können nach dem Zusammenbruch gar nicht mehr arbeiten. Überdurchschnittlich oft sind besonders engagierte Mitarbeiter betroffen. Vielleicht kennen Sie sogar persönlich Leistungsträger, die der Stress aus der Bahn geworfen hat. Außerdem sind Menschen, die sich längere Zeit stark gestresst fühlen, schon lange vor einer Erkrankung nicht mehr voll leistungsfähig, die Kreativität verpufft, Fehler häufen sich und ganz automatisch steigt der Frust in Bezug auf die Firma und den eigenen Job. Eine hohe Stressbelastung verursacht so im Unternehmen schnell Kosten von mehreren Millionen Euro. Ein gutes Gesundheitsmanagement gibt es für weniger Geld.

Die Bundesregierung macht sich stark für die Psyche

Sogar der Bundesregierung geht es inzwischen zu langsam voran. Denn Deutschland fällt im europäischen Vergleich in Bezug auf die Qualität der Arbeitswelt immer weiter nach hinten. Die Folgen spüren nicht nur die einzelnen Unternehmen, sondern es trifft die gesamte Wirtschaft: Derzeit sind 42 Prozent der Menschen, die vor dem Rentenalter aus dem Job ausscheiden müssen, durch psychische Probleme arbeitsunfähig geworden. Oft steckt jahrelange Überlastung dahinter. Psychische Erkrankungen sind inzwischen der Grund Nummer eins für Frühberentungen. Noch drastischer zeigt sich die Situation, wenn man sie im direkten Vergleich mit unseren Nachbarländern darstellt: Im Vergleich zu Schweden – einem Land, in dem Unternehmen schon lange in breiter Zahl das Thema gesundes Arbeiten ernst nehmen – können Männer im Schnitt 14 Jahre länger beschwerdefrei ihrer Arbeit nachgehen als in Deutschland.[157]

Die Bundesregierung startete deshalb Anfang 2013 mit der Veröffentlichung des Stressreports auch gleich die bisher größte Praxisoffensive für eine gesündere Arbeitswelt, die neben dem Körper auch die Seele der Arbeitnehmer schützt. Die ehemalige Arbeitsministerin Ursula von der Leyen fand klare Worte: »Psychische Erkrankungen sind eines der drängendsten Probleme in der Arbeitswelt und kosten Unternehmen und Sozialversicherungen Milliarden. Allein 2011 gab es 59 Millionen Krankentage wegen psychischer Belastung am Arbeitsplatz. Leider machen sich noch viel zu wenige Betriebe Gedanken, wie sie ihre Belegschaft vor Stress und Burnout schützen können. Dass es nicht am guten Willen mangelt, zeigt die Tatsache, dass die deutschen Unternehmen spitze sind, wenn es um den Schutz vor körperlichen Gefahren geht. Jetzt ist es höchste Zeit, dass wir auch bei den psychischen Belastungen vorankommen. Es ist positiv, dass alle Beteiligten die Brisanz des Themas erkannt haben. Wir haben uns ein Fünf-Jahres-Ziel gesteckt, das wollen wir erreichen.«[158] Man will psychische Belastung bei der Arbeit auf breiter Ebene »aus der Tabuzone herausholen«.

Verhältnisse statt Verhalten rücken ins Blickfeld

Bemerkenswert an dieser Offensive ist dabei nicht nur, dass die Psyche aus der Tabuzone in den Mittelpunkt der Gesundheitsförderung gestellt wird. Herausragend ist ebenfalls, dass hier erstmals die Arbeitsbedingungen, also die Verhältnisse in den

Fokus rücken. Bisher stand fast immer das *Verhalten* der Mitarbeiter im Mittelpunkt der Aufklärung und der Angebote rund um Gesundheitsförderung im Bereich Psyche. Stresspräventionskurse, Seminare für Zeitmanagement oder Trainings für mehr Entspannung bieten heute viele Firmen ihren Mitarbeitern. In manchen kommt sogar der Masseur an den Schreibtisch, oder im Foyer steht ein Kicker, an dem sich Beschäftigte den Stress von der Seele spielen können. Auch gibt es immer mehr Unternehmen, die sich externe Berater (Stichwort *Employee Assistant Program*) buchen, um gestressten Beschäftigten mit Rat und Tat zu helfen, persönliche und berufliche Krisen zu bewältigen.

Die Verhältnisse und damit die Arbeitsbedingungen, die Führungskultur und die gesamte Atmosphäre des Arbeitens im Unternehmen wurden jedoch bisher noch nie so tief gehend in den Mittelpunkt der Diskussion gestellt. Von der Leyen hat sich des Themas dann auch in ihrer Amtszeit vehement angenommen, vor Vertretern von Unternehmen flammende Reden gehalten und über ihr Ministerium viele Publikationen zur Aufklärung ebenso wie praktische Handlungsleitfäden ermöglicht und verbreitet. Das Projekt »Psychische Gesundheit in der Arbeitswelt« hat vermutlich mehr Verantwortliche in Unternehmen erreicht als jede vorherige Initiative zur psychischen Gesundheit im Job. Über die Website www.psyga.info kann sich bereits jetzt jedermann, Mitarbeiter ebenso wie Führungskräfte, mit Informationen und Praxistipps für gesundes Arbeiten versorgen.

Inzwischen ist von der Leyen nicht mehr Arbeitsministerin, doch ihr formuliertes Ziel, psychische Belastungen bei der Arbeit »aus der Tabu-Zone« zu holen und die »psychische Gesundheit bei arbeitsbedingten Belastungen deutlich zu stärken«, soll dennoch bis 2018 von der »Gemeinsamen Deutschen Arbeitsschutzstrategie« (GDA), einer Gemeinschaftsaktion von Bund, Ländern und Unfallversicherungsträgern zur Stärkung von Sicherheit und Gesundheit am Arbeitsplatz, umgesetzt werden.

Konkret will die GDA unter dem Arbeitstitel »Stress reduzieren – Potenziale entwickeln« Folgendes erreichen: »Flächendeckende Umsetzung von Maßnahmen zur menschengerechten Gestaltung der Arbeit und die Vermeidung von Gesundheitsrisiken durch psychische Belastungen«.[159] Ein hohes Ziel, und die Zeit drängt schon jetzt: Leitfäden und Vorträge zum Thema sollen entwickelt und die Verantwortlichen für Arbeits- und Gesundheitsschutz in den Unternehmen im Thema psychische Belastung geschult werden. Von 2015 bis 2017 wollen die Akteure der GDA etwa 12 000 Betriebe besuchen, um den Ist-Zustand zu dokumentieren und die Akteure im Betrieb zu beraten. Man will allen zeigen, wie eine Gefährdungsbeurteilung gelingt, die das Thema psychische Belastung mit einschließt. Und nicht zuletzt: Man will auch Lösungen umsetzen und anhand von Best-Practice-Beispielen das Thema anschaulich und pragmatisch in weitere Unternehmen bringen. Eine Vielzahl von Informationsmedien online und offline sind geplant. Wenn alles so klappt wie gewünscht, hätten wir 2018 also eine signifikant gesündere Arbeitswelt in Deutschland. Die angekündigte Evaluation wird zeigen, ob das gelingt.

Der Gesetzgeber gibt Gas

Rückenwind bekommt das Thema seit Mitte 2013 auch vonseiten des Gesetzgebers. 2012 und 2013 wurde ein Entwurf der IG Metall für eine »Anti-Stress-Verordnung« auf allen Ebenen und in allen Medien viel diskutiert. Der Gesetzgeber hat die Anregung der Gewerkschaften letztlich aufgenommen – wenn auch in stark abgeschwächter Form. Denn nach Ansicht des Gesetzgebers gibt es bereits durchaus ausreichend und gute Gesetze, die den Schutz der psychischen Gesundheit im Rahmen des Arbeitsschutzes vorschreiben. Vor dem Gesetz sind die Unternehmen beispielsweise wie erwähnt bereits seit 1996 in der Pflicht, eine Gefährdungsbeurteilung durchzuführen und auf diese Weise körperliche, aber auch seelische Belastungen im Unternehmen aufzuspüren. Der Name »Beurteilung« ist dabei verwirrend, denn im Gesetz wird klar gesagt, dass es nicht nur um das Feststellen der Gefährdungen geht, sondern selbstverständlich auch um die Entwicklung und Durchführung der passenden Gegenmaßnahmen, inklusive Evaluation zur Nachhaltigkeit der Wirkung der gewählten Maßnahmen.

Mittlerweile wurde das Gesetz schlicht noch einmal um den Begriff der Psyche erweitert. Der § 4, Abs. 1 des Arbeitsschutzgesetzes lautet jetzt:

»1. Die Arbeit ist so zu gestalten, dass eine Gefährdung für das Leben sowie die physische *und psychische* Gesundheit möglichst vermieden und die verbleibende Gefährdung möglichst gering gehalten wird.«

In § 5 (Beurteilung der Arbeitsbedingungen) ist die psychische Gesundheit neuerdings noch einmal explizit aufgeführt:

»Eine Gefährdung kann sich insbesondere ergeben durch …

1. die Gestaltung und die Einrichtung der Arbeitsstätte und des Arbeitsplatzes,

2. physikalische, chemische und biologische Einwirkungen,

3. die Gestaltung, die Auswahl und den Einsatz von Arbeitsmitteln, insbesondere von Arbeitsstoffen, Maschinen, Geräten und Anlagen sowie den Umgang damit,

4. die Gestaltung von Arbeits- und Fertigungsverfahren, Arbeitsabläufen und Arbeitszeit und deren Zusammenwirken,

5. unzureichende Qualifikation und Unterweisung der Beschäftigten,

6. psychische Belastungen bei der Arbeit.«

Damit wurde auch auf dieser Ebene eindeutig klargestellt, dass es beim Arbeitsschutz nicht nur um die Erhaltung der körperlichen, sondern auch um die der psychischen Gesundheit geht. Von offizieller Seite wurden die Glocken für das Thema jetzt endlich einmal laut geläutet. Und keiner – weder Beschäftigte noch Arbeitgeber – können sich mehr auf ein Schulterzucken zurückziehen, wenn es auf die Frage kommt: »Wie geht ihr eigentlich mit psychischen Belastungen in eurer Firma um?«

Es gibt bereits erste Anzeichen, dass der Ruf in den Etagen der Unternehmensleitungen durchaus ankommt. Zumindest berichten die Krankenkassen davon, dass die Nachfrage nach Unterstützung in Bezug auf »psychische Gesundheit« steigt, und auch die Präventionsexpertin Jasmine Kix von der VBG stellt fest: »Man macht es zum Thema.«

Viele Studien zeigen inzwischen, dass die Beschäftigten längst von ihren Firmen erwarten, dass sie sich des Themas annehmen – zu offensichtlich ist die Tatsache, dass psychische Krisen, Angst, Burnout, Depressionen und Abhängigkeitserkrankungen viele treffen: Etwa ein Viertel der Bevölkerung hat während ihres beruflichen Lebens bereits eine depressive Episode durchgemacht. Etwa die Hälfte der Beschäftigten wünscht sich mehr Unterstützung in diesem Bereich vonseiten ihres Betriebes, zeigte eine europaweite Befragung von Arbeitnehmern, etwa Beratungsangebote oder Trainings für alle Beschäftigten zum Umgang mit Depressionen.[160]

Die Praxis: Schritt für Schritt

Doch wie funktioniert es nun in der Praxis – der Weg zum gesunden Unternehmen, das auch die psychische Gesundheit ernst nimmt und schützt? Wie kann es gelingen, die Bedenken aufseiten der Leitungsebene, aber auch bei Führungskräften auszuräumen und sie mit ins Boot zu holen? Wie gelingt es, die Selbstverantwortung der Beschäftigten zu stärken? Und was passiert, wenn die nächste wirtschaftliche Krise kommt? Kann es überhaupt funktionieren, in Zeiten von Umstrukturierungen und globaler Konkurrenz den Stress im Job einzudämmen?

Natürlich gibt es viele Modelle für das perfekte Betriebliche Gesundheitsmanagement (BGM), ebenso hervorragende Literatur für das Projektmanagement und die Implementierung eines funktionierenden und nachhaltigen BGM. An dieser Stelle soll es aber eher darum gehen zu zeigen, welche Haltung und welcher Angang sich in der Praxis als gewinnbringend und sinnvoll erwiesen hat – und welche Stolpersteine man leicht umgehen kann, wenn man um sie weiß. Denn die größte Gefahr beim Start ins gesunde Unternehmen: Man will zu viel auf einmal. (Weiterführende Hinweise finden Sie auch im Anhang 2 »Die vier Säulen Prävention, Früherkennung, Behandlung und Wiedereingliederung«.)

SIEBEN ANREGUNGEN FÜR DEN START IN EIN GELINGENDES BGM, DAS DIE PSYCHE GESUND ERHÄLT

1. Jetzt beginnen! Auch wenn die Belegschaft (noch) gesund ist, die Fehlzeiten niedrig

Präventionsexpertin Jasmine Kix beobachtet es immer wieder: Viele Betriebe werden erst aufgerüttelt, wenn Burnout-Fälle auftreten oder wenn die Zahl der Langzeiterkrankten steigt. »Doch wenn der Personalengpass bereits da ist, ist die Frage ›wie kann man den Stress reduzieren‹ kaum mehr zu beantworten«, weiß Kix. »Wichtiger wäre Frühprävention, damit es nicht zu hohem Krankenstand kommt. Denn dies ist immer ein klares Indiz für zu hohe Belastung.«

2. Holen Sie das Top-Management mit ins Boot

Häufig haben Akteure im Unternehmen das Gefühl, dass die Unternehmensleitung dem Thema psychische Gesundheit eher ablehnend gegenübersteht. Sei es, dass die Ansicht vorherrscht, seelische Gesundheit sei Privatsache, oder die Haltung lautet: »Jetzt etwas tun? Das passt gerade gar nicht.«

Zu Beginn braucht es eine »Keimzelle« von Engagierten im Betrieb, die das Top-Management für das Thema gewinnt. Sonst wird es nichts. Gar nicht selten gibt es gerade auch in der Führungsetage Fälle von Burnout, Angsterkrankungen und Depression, und wenn die Führungskräfte sehen, dass sie auch selbst nicht immun, sondern in ihrer psychischen Gesundheit betroffen sind, geht es leichter voran.

Auch kann man an Unternehmensüberzeugungen anknüpfen, die das Management teilt. Sei es das Leitbild des Unternehmens, die Notwendigkeit, dem Gesetz Genüge zu tun, oder der gemeinsame Wunsch nach optimaler Kundenbetreuung, dem Gelingen des demografischen Wandels etc. An diese Themen kann man andocken und erläutern, dass die Förderung der psychischen Gesundheit auch diese Themen positiv beeinflusst, effektiver als manch andere Maßnahme.

Manchmal ist der Hinweis auf die Möglichkeit, Zuschüsse für Maßnahmen von der Krankenkasse zu bekommen, ein Türöffner. Ziel eines solchen Gespräches sollte es sein, dass das Management selbst erkennt, dass BGM in ihrem Sinne wirkt. Vermeiden sollte man dagegen Drohungen oder auch Vergleiche mit anderen Unternehmen, rät BGM-Expertin Anne Katrin Matyssek, das schüre nur Widerstand und Konflikte.[161]

Präventionsexpertin Jasmine Kix, die schon viele Unternehmen im Thema Gesundheitsmanagement beraten und begleitet hat, erlebt immer wieder, dass der Aufwand lohnt. Denn sobald das Management das Thema ernst nimmt und angemessen kommuniziert, wird es auch auf den anderen Ebenen des Unternehmens ernst genommen: »Das Management bestimmt mit seiner Haltung zum Thema Gesundheit, was bewegt werden kann. Geht das Management mit dem Thema in die Personalversammlung? Veröffentlicht es in der Mitarbeiterzeitschrift dazu? Macht es transparent, was getan wird? Wie gehen die Manager selbst mit dem Thema Überlastung um?«

3. Erst bestehende Daten sammeln und auswerten

Nicht selten passiert es, dass in einem Unternehmen ehrgeizig eine vielschichtige Mitarbeiterbefragung durchgeführt wird – doch auf die Ergebnisse folgen wenige oder gar keine Veränderungen. Das ist frustrierend für alle und kann die Atmosphäre im Unternehmen sogar zusätzlich belasten. Statt sofort mit der groß angelegten Befragung zu starten, lohnt es, sich in der Vorbereitungsphase zuerst einen Überblick anhand der Daten zu verschaffen, die im Unternehmen bereits existieren. Fehlzeitendaten, Daten von den Krankenkassen, Rückkehrgespräche und Ausstiegsgespräche geben viele Informationen über die Belastungen im Unternehmen und eine Idee davon, wie bisher mit dem Thema umgegangen wird. Auch Gespräche mit Experten im Hause, mit Führungskräften und einzelnen Mitarbeitern, die bereits nah am Thema dran sind, geben Orientierung.

Vor dem Hintergrund dieses Basiswissens wird eine Mitarbeiterbefragung ebenso wie die Gefährdungsanalyse aussagekräftiger und erfolgversprechender. Auch Arbeitsplatzbegehungen mit einem Experten oder moderierte Gruppen zum Thema Gesundheit können der richtige Weg sein, um den Belastungen auf die Spur zu kommen und Lösungsansätze zu entwickeln, die tatsächlich zur Arbeitsrealität passen und umsetzbar sind. Ganz wichtig: All diese Maßnahmen binden die Mitarbeiter frühzeitig ein.

4. Keine Analyse ohne Maßnahme: Es geht um einen langfristigen Prozess

Das BGM impliziert, dass aufgrund der Ergebnisse die passenden Maßnahmen umgesetzt werden und der Erfolg durch eine Evaluation kontrolliert wird. Das Thema psychische Gesundheit ist also nie eine Eintagsfliege, sondern ein fortlaufender Prozess. Das bedeutet auch: Jeder, der sich im Arbeitsschutz für das Thema BGM engagiert, braucht einen langen Atem!

Pilotprojekte können ein guter Einstieg in die praktische Gesundheitsförderung im Bereich Psyche sein. Externe Partner wie Unfallversicherungen und Krankenkassen unterstützen Unternehmen bei der Entwicklung geeigneter Pilotprojekte aufgrund der spezifischen Anforderungen oder Problemfelder in der Firma.

5. Was tun, wenn der Vorstand einfach nicht mitzieht?

Falls man feststellen muss, dass das Thema bei Management und Vorstand nicht weit vorne steht, kann ein Einstieg durch die Seitentür so gelingen: Ein Angebot schaffen (Vortrag zu Stress und Depression, Achtsamkeitstraining etc.), dieses kommunizieren und etablieren. Denn wenn sich ein Bedarf zeigt und Angebote gut angenommen werden, hat das auch eine Wirkung. Optimal ist, wenn an der Veranstaltung ein Vertreter des Vorstands und möglichst viele Führungskräfte teilnehmen.

6. Gute Kommunikation ist unverzichtbar

Häufig gibt es bereits Unternehmensangebote, die jedoch nicht gut dargestellt sind. Das Thema psychische Gesundheit führt ein Dasein im Schatten – und das schürt das Gefühl, es sei nicht erwünscht. Die Akteure im Unternehmen sollten jede Gelegenheit nutzen, um diese Angebote bekannter zu machen, rät Präventionsexpertin Kix, indem sie beispielsweise immer wieder auf die vorhandenen Möglichkeiten, wie Coaching-Angebote, Fortbildungsveranstaltungen, Kooperationen mit Vereinen oder das *Employee Assistance Programm* hinweisen, bei dem Beschäftigte anrufen können, um mit Coaches und Beratern Probleme in ihrem Alltag zu besprechen und Lösungen zu entwickeln. Auch eine Seite im Intranet zum Thema »Kein Stress mit dem Stress« kann die Angebote im Unternehmen gebündelt darstellen. Diese Bündelung des Status quo zeigt dem Top-Management außerdem, dass man nicht vollkommen neu anfängt und dass die Firma bereits Gutes für die Gesundheit der Mitarbeiter tut, ohne dass dies bisher klar war.

Sinnvoll ist es zudem, all diese Angebote rund um psychische Gesundheit mit positiven Beispielen vorzustellen. Das kann beispielsweise ein Mitarbeiter sein, der in der Betriebsversammlung erzählt, wie er den nächsten Karriereschritt mit dem Coach geplant oder eine andere gelungene Entscheidung getroffen hat.

Ebenso sollten die Ergebnisse des BGM laufend aufbereitet und für die Mitarbeiter und Führungskräfte dargestellt werden. Auch so etabliert sich das Thema in den Köpfen und der Kultur des Unternehmens.

7. Dranbleiben: Nachhaltiges BGM und Kulturwandel
Ein gutes BGM kann eine wichtige Säule für die Unternehmenskultur werden, in der Leitbildsätze wie »Unsere Mitarbeiter sind unsere wichtigste Ressource« oder »Die Gesundheit unserer Beschäftigten liegt uns am Herzen« ihre Verankerung in der Realität und ganz praktische Umsetzung finden. Aber das braucht Zeit. Immer steht am Anfang auch eine Person, die sich enthusiastisch für das Thema einsetzt und mit Biss und Ausdauer dranbleibt, bis es wirklich zum Selbstläufer wird. Das kann ein Vertreter aus dem Personalwesen sein oder der Gesundheitsmanager. Gelegentlich ist es der Inhaber

oder Geschäftsführer einer Firma selbst. Manchmal ist der Pionier mit Biss auch der Betriebsarzt, so wie Dr. Uwe Gerecke, Leitender Betriebsarzt beim Energiedienstleister Enercity in Hannover. Steigende Fehlzeiten hatten das Thema psychische Gesundheit auf den Tagesplan gebracht. Gerecke fing mit einer Mitarbeiterbefragung und den passenden Maßnahmen an – von Kursen für Mitarbeiter über Führungskräfteschulungen bis hin zu Teamentwicklungsmaßnahmen und dem Aspekt der Wertschätzung und psychischen Gesundheit in den Mitarbeitergesprächen. Inzwischen ist Gesundheit in den Unternehmensleitlinien für Führung und Zusammenarbeit festgeschrieben. »Ich habe über zehn Jahre gebraucht, um diese Überzeugungen und Maßnahmen im Unternehmen platzieren zu können«, sagt Gerecke.[162]

Natürlich kann auch ein gutes BGM nicht verhindern, dass ein Unternehmen in die Krise gerät, Entlassungen und enormer Arbeitsdruck die Realität sind. Aber sogar dann läuft es für alle besser, wenn die Seele mitgedacht wird. Das zeigt das Beispiel der HSH-Nordbank. Die Beschäftigten des Finanzunternehmens erlebten in den letzten Jahren eine Krise nach der anderen. Seit 2008 wurde mehr als ein Drittel der Mitarbeiter entlassen. 2011 setzte Gesundheitsmanagerin Anja Aldenhoff eine EU-geförderte Studie zur Mitarbeitergesundheit um. Aufgrund der Ergebnisse wurde ein BGM auf die Krise zugeschnitten: In den Vordergrund rückt die Sozialberatung, die Beschäftigten anonym zur Verfügung steht und sehr stark in Anspruch genommen wurde. Workshops zu Themen wie »Miteinander in unsicheren Zeiten« für Mitarbeiter und Führungskräfte und viele maßgeschneiderte Workshops für Teams wurden entwickelt. Führungskräfte wurden im Thema gesundheitsgerechte Führung geschult und lernten, wie sie ihren Mitarbeitern in der Krise den Rücken stärken können. Aldenhoffs Haltung: »Wir können die Situation nicht verändern, aber wir können die Kraft unserer Mitarbeiter so weit wie möglich stärken, damit sie in dieser Situation gesund und leistungsfähig bleiben können.« Die Rückmeldung aus der Belegschaft: »Gut, dass das BGM die Krisenzeit begleitet.«[163]

Führungskräfte: Zentrale Schnittstelle zu Gesundheit

Die Beispiele machen auch deutlich, dass die Führungskraft eine zentrale Rolle im Geschehen rund um die Gesundheit in der Unternehmenswelt spielt. Heute wird viel über schlechte Führungskräfte geschimpft. Führungskräfte machen den Mitarbeitern »das Leben zur Hölle«, heißt es dann, sie »reichen den Druck einfach durch«, sie sagen nach oben immer »Ja, das schaffen wir« und bringen damit ihre Mitarbeiter in Teufels Küche. Und korrekt und mit Studien belegbar ist: Schlechte Führung in Form eines kontrollierenden und wenig partnerschaftlichen Führungsstils kann die Mitarbeiter regelrecht krank machen. Ganz klar wurde dieser Zusammenhang in einer Studie, die der Volkswagen-Konzern vor einiger Zeit durchführte: Zwei Führungskräfte, zwei Teams. Das eine Team kränklich, mit hohen Fehlzeiten. Das andere Team überdurchschnittlich gesund. Man tauschte die Chefs. Und siehe da: Nach einem Jahr war das ehemals gesunde Team kränklich geworden und das ehemals kränkelnde Team gesund. »Führungskräfte nehmen ihren Krankenstand mit«, heißt es im Fazit der Studie aus dem Jahr 2001.[164] Eine aktuelle Mitarbeiterbefragung der VBG mit über 5000 Teilnehmern zeigt es noch differenzierter: Führen die Chefs mitarbeiterorientiert, ist die emotionale Erschöpfung bei den Beschäftigten sehr viel niedriger als in den Teams mit Führungskräften, die wenig mitarbeiterorientiertes Verhalten zeigen. Zeigen Vorgesetzte dagegen ein hohes Maß an belastendem Leitungsverhalten, steigt der Grad der Erschöpfung bei den Mitarbeitern rapide.[165]

Die Gesundheitswissenschaftler Juhani Ilmarinen und Jürgen Tempel vertieften diese Erkenntnis und werteten eine ganze Reihe von Untersuchungen aus. Sie kommen zu dem Schluss, dass gute Führung sogar *die* Stellschraube ist, mit der sich der demografische Wandel am stärksten beeinflussen ließe: »Gutes Führungsverhalten und gute Arbeit von Vorgesetzten ist der einzige hoch signifikante Faktor, für den eine Verbesserung der Arbeitsfähigkeit zwischen dem 51. und 62. Lebensjahr nachgewiesen wurde.«[166] Der Einfluss der Führungskraft ist also enorm.

Die Führungskraft: Der Wille ist oft da, aber das Wissen fehlt

Viele Firmen sehen selbst, dass die Führungsebene der erste Ansatzpunkt für mehr Gesundheit ist. »Häufig wünschen sich Firmen an erster Stelle Schulungen zur gesundheitsgerechten Mitarbeiterführung für ihre Führungskräfte«, erklärt Psychologin Angela Friebe, Niederlassungsleiterin des BGF-Instituts in Hamburg. Das Institut für Betriebliche Gesundheitsförderung hat die Krankenkasse AOK eigens für das Thema Gesundheitsmanagement im Unternehmenskontext gegründet. Die BGF-Mitarbeiter helfen vielen Mittelständlern beim Start und der Durchführung von BGM-Projekten und führen auch selbst Maßnahmen zur Gesundheitsförderung für Führungskräfte und Mitarbeiter durch. Die Idee hinter den Führungskräftetrainings: »Nur wenn sich Rahmenbedingungen der Arbeit durch gesunde Führung ein Stück weit verbessern, ist das Vorhaben Gesundheit glaubhaft und man kann die Mitarbeiter mit ins Boot holen und die Maßnahmen ausbauen«, weiß Friebe.[167]

Führungskräftetrainer sind sich dabei einig, dass das Ziel der allermeisten Chefs ist, ein guter Chef zu sein. »Gerade im unteren und mittleren Management gibt es viele Personen, die gerne und gut Mitarbeiter führen«, erklärt Maren Lehky, Expertin für Führungskultur, Kommunikation und Change Management.[168] Trotzdem haben auch diese Chefs häufig Lücken in Wissen und Repertoire in Bezug auf einen gesundheitsförderlichen Führungsstil. Wirtschaftspsychologe Jörg Felfe stellt beispielsweise fest, dass die Chefs oft kein Bewusstsein dafür haben, wie groß ihr Einfluss ist. »Die Führungskraft unterschätzt in der Regel ihre Bedeutung für die Gesundheit der Mitarbeiter«, stellt der Experte von der Helmut Schmidt Universität in Hamburg in seiner Arbeit mit Unternehmen fest.[169]

Dafür gibt es zwei Gründe: Führungskräfte haben häufig selbst kein gutes Gespür für ihre Belastungsgrenzen und ignorieren ihr seelisches Wohlbefinden, solange es eben geht. Objektiv sieht es so aus: 70 Prozent arbeiten mehr als 50 Stunden die Woche. Die allermeisten auch am Wochenende. Ein Drittel der Führungskräfte gönnt sich nur eine Pause am Tag, ein weiteres Drittel gar keine. Unterm Strich denken viele 24 Stunden am Tag an ihre Arbeit und die Probleme, die damit zusammenhängen. Zugleich wünschen sich 65 Prozent mehr Zeit für die Familie. Und über die Hälfte hat Befindlichkeitsstörungen wie Herzstolpern und Schlafstörungen.[170] Doch wenn Felfe die Führungskräfte nach ihrer Selbstfürsorge fragt, dann haben sie durchaus das Gefühl, dass sie ihre Gesundheit ernst nehmen und sich ausreichend gut um ihre Balance kümmern, eben im Rahmen des Möglichen. »Selbst- und Fremdeinschätzung gehen hier weit auseinander«, erlebt Felfe immer wieder. Man könnte auch sagen: Sehr viele Führungskräfte sind auf dem Auge Gesundheit einfach blind. Für sich selbst, aber eben auch für andere.

Außerdem sind Chefs es in der Regel nicht gewohnt, die betriebliche Situation wirklich mit den Augen des anderen, des Mitarbeiters zu betrachten. Das fällt der Führungskräfte-Expertin Maren Lehky immer wieder auf. Ganz unbewusst ziehen Führungskräfte ihre eigenen Maßstäbe und Ziele zur Bewertung einer Arbeitssituation heran – und sehen häufig keinen Grund für Stress, wo der Mitarbeiter stöhnt und ächzt. Das macht das Verständnis für die Situation schwer und die passende Unterstützung schier unmöglich.

Der erste Schritt zur gesunden Führung ist deshalb, dass Führungskräfte anfangen, die Relevanz des Themas psychische Gesundheit für sich persönlich zu entdecken. (Wie das gelingen kann, lesen Sie in Kapitel 8.) Im zweiten Schritt könnten sie die Schwierigkeiten auch aus der Sicht des Mitarbeiters betrachten. Das gelingt mit einem einfachen Gedankenspiel: Versetzen Sie sich in die Situation Ihres Mitarbeiters und fragen Sie sich: Was bräuchte ich in dieser Situation? Meist wird einem dann von ganz alleine klar: Ich bräuchte, dass mir jemand zuhört, die neuen Prioritäten mit mir sortiert etc. Dabei hilft die Haltung des aktiven Zuhörers. Lehky: »Häufig empfindet man Innehalten und Zuhören als Zeitverlust. In den typischen Aktionismus der Führungskraft passt nicht das ruhige Beziehungs- und Bindungsmoment. Aber vielleicht hilft ein Gedanke als Brücke: Innehalten und Zuhören ist ein Mittel zum Zweck. Wer als Führungskraft wirklich zuhört, hat bald motivierte und engagierte Mitarbeiter. Und genau das ebnet den Weg zum Ziel. Denn wie erreicht man Ziele? Nur mit Mitarbeitern, die mitdenken.«

So kommt psychische Gesundheit ins Team

Ein gemeinsamer Einstieg ins Thema könnte eine Teamsitzung mit dem Fokus »Gesundheit« sein, in der man sich mit den Fragen beschäftigt: Was macht uns die Arbeit leichter? Was macht uns die Arbeit schwerer? Der Ablauf kann schlicht sein: Brainstorming, Pappkarten, Pinnwand. Im zweiten Schritt könnte man im Team der Frage nachgehen: Wie können wir ausbauen, was förderlich ist? Was können wir bei den Arbeitshindernissen und Stressfaktoren reduzieren? Nicht selten entstehen hier ausgezeichnete und sehr leicht umsetzbare Ideen: Sei es die Einführung einer »Stillen Stunde«, sodass man morgens 60 Minuten am Stück an einer wichtigen Sache arbeiten kann, oder ein fester roter Faden für Meetings, damit diese nicht endlos ausufern. Diese einfache Übung zeigt: Natürlich gibt es Stellschrauben, an denen wir drehen können. Sogar extrem fordernde Situationen, wie ein wichtiger Auftrag mit hohem Zeitdruck, lassen sich weniger belastend gestalten. Zum Beispiel, indem man sich darauf einigt, Störungen zu reduzieren, oder die Führungskraft zeitnahe Unterstützung bei Fragen zum Projekt sichert.

Wichtig ist dabei allerdings, dass die Moderation die Energie beständig in die Richtung des Möglichen lenkt und so verhindert, dass das Team sich in Diskussionen über die Punkte verstrikt, an denen man ganz akut nichts ändern kann (etwa die Tatsache, dass ein räumlicher Umzug oder eine EDV-Umstellung ansteht o. Ä.).

Das Beispiel zeigt: Eine Führungskraft, die Gesundheit fördert, muss kein Übermensch sein. Das illustriert beispielsweise auch eine (nicht wissenschaftliche) Umfrage im Hamburger Logistikunternehmen Jungheinrich. Sibylle Woermann, lange Zeit zuständig für die Sozialberatung im Unternehmen, wollte wissen, welche Führungskräfte von den Beschäftigten als besonders gut und unterstützend empfunden werden.[171] Die besten Führungskräfte zeichnete aus, dass sich die Mitarbeiter mit Respekt behandelt und in ihrer Arbeit wertgeschätzt fühlten. Sie beschrieben diese guten Führungskräfte als auffällig fair und transparent in der Kommunikation, dabei aber auch ehrlich und verlässlich. Authentizität ist das Zauberwort. Interessanterweise waren diese Führungskräfte auch genau diejenigen, die ihre positive Grundhaltung bewusst pflegten, Wert darauf legten, Erfolge im Team wertzuschätzen, und betonten, dass ihnen auch ihr Privatleben wichtig ist. Bemerkenswert viele waren in ihrer Freizeit als Sportler Teil einer Mannschaft. Die Wertschätzung für die persönliche Balance zwischen Job und Privatleben und das persönliche Interesse an einem guten menschlichen Umgang in der Firma schien sich in wohltuender Weise auf ihre Fähigkeiten als Führungskraft auszuwirken.

Ohne ein Gespür für die eigene Gesundheit wird eine Führungskraft ihre Mitarbeiter kaum in eine weniger stressige Arbeitsweise führen können. Hier treffen sich die Anregungen für Beschäftigte und Führungskräfte. Denn letztlich ist der Chef ja auch ein Angestellter des Betriebes.

An dieser Stelle schließt sich nun fast unbemerkt der Bogen zum Anfang des Buches, wo es um das Zusammenspiel zwischen unseren Gefühlen und unserem Stressempfinden ging, und zur individuellen Gesundheitsspirale, die wir Ihnen in Kapitel 8 vorstellten. Denn die Vermittler der Gesundheit sind auch im Kontext Führung die positiven Gefühle. Wenn es einer Führungskraft gelingt, die positiven Emotionen der Mitarbeiter zu stärken, senkt sie den Stresspegel und fördert sowohl die Leistungsfähigkeit als auch die persönliche psychische Stabilität und Gesundheit des Teams. Professor Joachim Fischer, Direktor des Mannheimer Instituts für Public Health in Mannheim, formuliert es so: »Es ist eine zentrale Aufgabe vorwiegend für Führungskräfte, eine positive Grundstimmung bei den Mitarbeitern zu erzeugen.«[172]

So kann es im Unternehmen gelingen: Fallbeispiele aus der Praxis

Die Hinweise der Experten und die Praxistipps zeigen: Die Basis für gesundes Arbeiten ist eigentlich relativ simpel, aber wie gelingt die Umsetzung in der Praxis? Die folgenden Beispiele aus der Unternehmenspraxis zeigen, wie Firmen funktionieren, denen gesunde Mitarbeiter mindestens ebenso wichtig sind wie gute Umsätze. Und dass BGM die Kraft zum echten Kulturwandel hat, wenn die Geschäftsleitung dahintersteht.

Der aufmerksame Leser wird feststellen, dass die Maßnahmen letztlich auf einer übergeordneten Ebene immer dazu führen, dass die Beschäftigten im Betrieb sich stärker auf der Seite der Gesundheitsspirale bewegen als in der Erschöpfungsspirale: Positive Emotionen und Erfolgserlebnisse werden in diesen Unternehmen bewusst gefördert. Der gesunde Rhythmus von An- und Entspannung wird ernst genommen. Es gibt sogar Unterstützung beim Verarbeiten von negativen Erlebnissen. Führungskräfte sorgen dafür, dass Leistung und Handlungsmöglichkeiten gefördert werden und der Mitarbeiter sich und seine Fähigkeiten im Sinne des Unternehmenserfolges voll entfalten kann. Zugleich bleiben die Grenzen der Belastbarkeit im Blick und es wird darauf geachtet, dass die Freiheit in der Zielerfüllung nicht automatisch eine »interessierte Selbstgefährdung« zur Folge hat. All das führt dazu, dass die Arbeitsatmosphäre von Respekt und Vertrauen getragen ist und sich gemeinsame Werte entwickeln oder stärken. Es zeigt sich also, dass einerseits ganze Unternehmen ausbrennen können, dass sie andererseits aber ebenso die Fähigkeit haben, die Resilienz aller Beteiligten zu stärken.

Beispiel: Die Bank. Mit fast 150 Mitarbeitern ist die Raiffeisenbank Nordeifel eG bekannt für ihre partnerschaftliche, mitarbeiterorientierte Atmosphäre und Familienfreundlichkeit. Beschäftigte können hier mit ihrem Arbeitgeber alle Formen von Teilzeitlösungen aushandeln, Sabbaticals und Home-Office-Arbeitsplätze sind so akzeptiert, dass Frauen wie Männer sie gleichermaßen in Anspruch nehmen. »Wer in der Familie Verantwortung übernommen hat, übernimmt auch im Beruf ganz anders Verantwortung«, so Bernd Altgen, Vorstandsvorsitzender der VR-Bank Nordeifel.[175] Die Zufriedenheit im Unternehmen ist groß und Fachkräfte ziehen extra in die Provinz, um bei dem guten Arbeitgeber beschäftigt zu sein.

Dennoch bemerkte die Führungsebene in den letzten Jahren, dass der Stress zunimmt. »In den letzten Jahren hat sich für uns alle das berufliche und private Leben spürbar verändert. Ob in der Wirtschaft oder im Dienstleistungsgewerbe, viele Menschen erleben eine zunehmende Arbeits- und Informationsverdichtung und einen stetigen Veränderungsprozess. Sie sind diesen vielfältigen Anforderungen nicht immer ausreichend gewachsen«, erklärt Vorstandsassistentin und Projektleiterin für »Familienmanagement« Gisela Caspers.[176] Deshalb entwickelt man das Thema »Resilienz« als Weiterbildungsthema. In Vorträgen und Workshops schulen sich die Beschäftigten nun im Umgang mit schwierigen Lebenssituationen. Eine Consulting-Firma unterstützt die Bank. »Ziel der Resilienz ist es, dass unsere Mitarbeiter in Veränderungssituationen nicht erst in psychische Schwierigkeiten kommen«, erläutert Caspers. Man möchte den Beschäftigten vermitteln, wie man auch in herausfordernden Situationen den Blick auf seine Ressourcen und Möglichkeiten bewahrt, statt sich in die Ecke getrieben zu fühlen. Das gilt übrigens für das Privatleben genauso wie für das Arbeitsleben.

Falls doch Probleme oder Konflikte auftreten, steht den Mitarbeitern eine externe psychologische Mitarbeiterberatung zur Verfügung. Für die Verantwortlichen der Bank gilt schon immer:»Nur wer gesund ist, ist wirklich zufrieden. Wer gesund und relativ zufrieden ist, der wiederum arbeitet mit mehr Freude und so letztlich auch effektiver. Davon hat natürlich auch der Arbeitgeber etwas.« Und deshalb nimmt man nun auch das Thema »Umgang mit Stress« aktiv in die Gesundheitsförderung auf. Altgen ist überzeugt:»Was für den Mitarbeiter hilfreich ist, macht auch die Firma stark.« 2012 zeichnete die Bertelsmann-Stiftung die kreativ-innovativen Ideen mit dem Siegel »familienfreundliches Unternehmen« aus. Seit Kurzem ist die Bank auch eines von elf Pilotunternehmen im Projekt der Initiative Neue Qualität der Arbeit (INQA) »Zukunftsfähige Unternehmenskultur« der Bundesregierung.

Das Beispiel der Bank zeigt ein Unternehmen, in dem Gesundheit und Mitarbeiterzufriedenheit schon immer großgeschrieben wurden. Dennoch schützt die gute Arbeitsatmosphäre nicht davor, dass sich Beschäftigte überlastet fühlen. Die Bank reagiert auf diese Erkenntnis mit neuen Themen und Maßnahmen in seinem Gesundheitsmanagement und sieht BGM als fortlaufenden und lernenden Prozess.

Beispiel: Das Ingenieurbüro. Das Ingenieurbüro rpb-ingenieure GmbH, Ingenieure für Energie- und Gebäudetechnik in Köchingen, beschäftigt 14 Mitarbeiter. Inhaberin Kora Lohe, die den Betrieb gemeinsam mit ihrem Mann leitet, hat Stück für Stück einen gesunden Umgang mit den typischen Belastungsspitzen und Konfliktsituationen in der Baubranche gefunden, die Mitarbeiter vorher extrem belastet hatten.

Zeitnahe Erholung: Im Baugewerbe kommt es immer zu enormen Arbeitsspitzen. Das ist unvermeidlich. Kora Lohe hat deshalb in ihrer Firma eingeführt, dass Erholungszeiten zeitnah nach einem abgeschlossenen Projekt genommen werden.[177] Mal kommt ein Mitarbeiter einen Tag später ins Büro oder bleibt auch einen Tag zu Hause. Das ist erlaubt und auch von der Geschäftsleitung gewünscht. Aufschieben und Aufsparen von Überstunden wird nicht gefördert.

Breaks und Projektende feiern: Die Breaks zwischen den verschiedenen Projektphasen werden bewusst gestaltet. Am Ende großer Projekte sitzt das Team auch mal zusammen bei Kaffee und Kuchen und feiert:»Das haben wir gut hingekriegt.« Diese Rituale stärken die Zusammengehörigkeit, sind eine bewusste Auszeit und helfen allen, das Projekt und die Belastung, die damit einherging, auch innerlich loszulassen.

Termindruck gemeinsam abfedern: Wenn es in einem großen Projekt ganz dicke kommt, werden kreative Lösungen gefunden. Dann kann es vorkommen, dass ein Projekt von allen 14 Mitarbeitern gemeinsam in einer Woche unterstützt und so fristgerecht durchgezogen wird:»Das hat allen direkt Spaß gemacht«. Auch sonst ist es durchaus üblich, sich gegenseitig zu helfen. »Die Mitarbeiter gucken auch selbst und sehen: ›Dem qualmt der Kopf, ich habe gerade Luft. Ich helfe.‹«

Kritik und Konflikte als Chance nutzen: Konflikte im Projekt oder mit einem Bauherren können extrem stressen. Lohes Gegenmaßnahme: Schwächen anpacken, statt sie zu verheimlichen. Lohe:»Der Stress entsteht für den Mitarbeiter ja dort, wo er eine Schwäche hat. Da fühlt er sich angreifbar. Wenn Mitarbeiter von Problemen erzählen, ist es mir deshalb wichtig zu sagen: Nimm Hilfe an oder, falls eine Schulung hilfreich wäre, sage mir welche.« Voraussetzung für diese Haltung vonseiten der Führungskraft: Vertrauen in die Mitarbeiter.

Ruhiges Arbeiten ermöglichen: Eine gute Möglichkeit sind sogenannte Blindtermine. Man stellt das Telefon auf die Zentrale um und ist offiziell nicht anwesend. Das gibt die drei oder auch fünf Stunden Zeit, um eine komplexe Aufgabe einmal durchzuarbeiten, statt laufend von kleinen Rückfragen anderer Projekte unterbrochen zu werden.

Keine Schuldzuweisungen: Manchmal läuft etwas schief. Und immer geht es dann um viel Geld. Schuldzuweisungen werden schnell ausgesprochen – und schüren Stress und Ängste. Lohe lenkt den Blick bewusst weg von Schuldfragen auf die Überlegung: Wie kriegen wir das Problem in den Griff?

Dranbleiben: Stressprävention funktioniert nur mit einer offenen Kommunikation, hat Kora Lohe festgestellt: Der Prozess ist nie abgeschlossen, man muss dranbleiben. Lohe schafft das auf ihre Weise: »Ich gehe jeden Morgen durch unser Büro und rede mit jedem. Wer später ins Büro kommt, schaut bei mir rein.« So hat sie immer Informationen und auch ein Gefühl dazu, wie die Projekte laufen, ob die Mitarbeiter gut vorankommen oder Unterstützungsbedarf besteht.

Als Führungskraft für persönlichen Ausgleich sorgen: Lohe findet Ruhe bei ihren Pferden: »Da redet keiner. Das ist Ausgleich und ich tanke Kraft.« Wenn es mal zu arg wird, führt sie eine Art Berufsnotizbuch. Da reflektiert sie zehn Minuten: Was ist das Problem? Was könnten mögliche Lösungen sein? »Da schaue ich auch später mal rein und sehe, wie ich schwierige Situationen gelöst habe, was hilfreich war, was gut gelungen ist, was weniger gut war. Das ist interessant und man spürt immer wieder: Ach sieh mal! Das habe ich ja auch gekonnt!«

Die Erfahrungen aus dem Ingenieurbüro zeigen, dass sich auch mit wenig monetären Mitteln die Arbeitsatmosphäre in den gesunden Bereich drehen und halten lässt. Und es wird deutlich, dass gesunde Führung nur gelingt, wenn die Führungskraft selbst auf ihre Balance achtet. Die meisten Maßnahmen aus dem Ingenieurbüro rpb könnte jede Führungskraft auch in ihrem Team oder ihrer Abteilung verwirklichen.

Beispiel: Die Versicherung. Im Jahr 2009 wurden in Kooperation mit der Verwaltungs-Berufsgenossenschaft VBG unter dem Motto »Gesundheit mit System« per Fragebogen und mit weiteren Methoden die Gesundheitsrisiken der Beschäftigten erhoben. Themen wie »Belastungen« (z. B. Überforderung, belastendes Sozialklima), »Ressourcen« (z. B. mitarbeiterorientierter Führungsstil, Partizipationsmöglichkeiten) und »Befinden der Mitarbeiter« (z. B. Erholungsfähigkeit, Arbeitszufriedenheit) wurden erfasst. Das Ergebnis: Die Mitarbeiter waren auf vielen Ebenen belastet. Das Führungsverhalten, die Arbeitsumgebung, Zeitdruck und quantitative Überforderung sowie fehlende Möglichkeiten zur Mitbestimmung wurden als Stressoren angegeben.

Die Maßnahmen wurden auf diese Mängel zugeschnitten: Neue Büromöbel verbesserten die Arbeitsumgebung, ebenso bessere Beleuchtung und Temperaturregelung. Die Chefs durchliefen ein »Mitarbeiterorientiertes Führungstraining« und neue Führungstools wurden eingeführt – zum Beispiel ein jährliches Feedbackgespräch. Eine externe Mitarbeiterberatung (EAP) wurde engagiert und bietet seitdem schnelle Unterstützung für Mitarbeiter in Krisensituationen. Um dem hohen Zeitdruck entgegenzuwirken, nahm man die Prozesse selbst unter die Lupe. Arbeitsabläufe wurden vereinfacht und somit Aufgaben reduziert. Die Mitarbeiter erarbeiteten die Ideen selbst in Workshops.

Die zweite Befragung in 2012 zeigte, dass die Beschäftigten sich durchweg weniger belastet fühlten. »Schlüsselfaktoren für den Erfolg der Maßnahmen im Unternehmen waren eine hohe Transparenz des gesamten Prozesses und eine gute Kommunikation über alle Projektschritte von Beginn an. Gewinnbringend war auch eine starke Mitarbeiterbeteiligung«, erklären Dr. Susanne Roscher und Dr. Nicolas Feuerhahn von der VBG.[178] »So konnte einerseits das Wissen der Mitarbeiter für die Ursachenanalyse und die Entwicklung von Lösungsvorschlägen genutzt werden, und andererseits kamen die für die Mitarbeiter wichtigen Themen zur Sprache und sie akzeptierten und unterstützten daher die beschlossenen Maßnahmen.« Der vierte Schlüsselfaktor: Das Top-Management unterstützte den Prozess.

Beispiel: Das Krankenhaus. In einem großen kanadischen Akut-Krankenhaus wurden bei fast 500 Mitarbeitern (Schwestern und Pfleger) die psychosozialen Belastungen sowie der Gesundheitszustand analysiert.[179] Viele Beschäftigte fühlten sich aufgrund verschiedener Arbeitssituationen häufig gestresst. Etliche litten an Schlafproblemen, Burnout kam vor.

Die Wissenschaftler arbeiteten 56 besonders kritische Arbeitssituationen heraus und entwickelten gemeinsam mit den Mitarbeitern systematisch Lösungen für einen gesünderen Workflow. Zum Beispiel, indem die Abläufe so verändert wurden, dass die Pflegekraft auf mehr soziale Unterstützung zurückgreifen konnte, ein besseres Verhältnis von Aufwand und Anerkennung entstand oder die psychologischen Anforderungen an eine Person reduziert wurden. Dann ließ man die Schwestern und Pfleger ein Jahr lang in diesen gesünderen Abläufen arbeiten. Eine Kontrollgruppe arbeitete in der Zwischenzeit mit den gewohnten Abläufen weiter.

Nach zwölf Monaten waren die negativen Arbeitsbedingungen nach wie vor behoben und es gab eine signifikante Reduktion in Bezug auf Schlafprobleme und Burnout bei den Schwestern und Pflegern. In der Kontrollgruppe hatten dagegen in der gleichen Zeit sowohl die Schlafprobleme als auch die Burnout-Fälle in der Belegschaft zugenommen. Das Fazit der Forscher: »Ob die Maßnahmen langfristig wirken, wird davon abhängen, ob das Management und die Beschäftigten bereit sind, den Prozess weiterzuverfolgen und immer wieder zu identifizieren, was die psychosoziale Belastung im Arbeitsalltag erhöht, und ob sie die Maßnahmen umsetzen, die diese Belastungen reduzieren.«

Die Fallbeispiele zeigen: Nachhaltiges Gesundheitsmanagement, das Stress reduziert, kann gelingen. Und es ist kein Hexenwerk.

Aber was passiert, wenn unerwartete Belastungen als zusätzliche Stressfaktoren hinzukommen? Wenn der tägliche Wahnsinn des »Normalbetriebs« vom »Ausnahmezustand« abgelöst wird? In vielen Firmen fliegen dann alle guten Vorsätze rund um Gesundheit über Bord – und bald sitzen wieder alle im alten Stressschlamassel. Hier deshalb noch einige Anregungen für den Umgang mit den besonderen Herausforderungen: Change, Tempo und demografischer Wandel.

Herausforderung Change: Umstrukturierungen gesund bewältigen

Jede Restrukturierung ist ein Kraftakt. Der Stresspegel steigt in Zeiten des Wandels enorm. Veränderungen sind immer anstrengend, weil man sich auf Neues einstellen und Altes verabschieden muss. Abgesehen davon gehen moderne Change-Prozesse in der Regel ja auch mit Entlassungen und noch strafferen Strukturen einher. Und häufig laufen mehrere Change-Prozesse zeitgleich. Dennoch gibt es einen Hebel, an dem man den Stresspegel in Veränderungsprozessen extrem nach unten regulieren kann: wenn man auch die emotionalen Reaktionen der Beschäftigten ernst nimmt. Denn alle Menschen sind angesichts einer Veränderung erst einmal geschockt und begeben sich danach eine ganze Weile auf eine Berg-und-Talfahrt aus Abwehr, Ärger, Aktionismus und Frust, bevor sie sich damit anfreunden können, dass etwas vorbei ist und etwas Neues beginnt. Diese Zeit der emotionalen Angespanntheit kann dabei unterschiedlich lang sein.

Führungsexpertin Maren Lehky hat die verschiedenen Stufen der Veränderung näher beleuchtet und gibt konkrete Tipps. Die Führungskraft kann die Situation entschärfen, indem sie in der Anfangszeit der Veränderung ein offenes Ohr für die Ängste und Nöte der Beschäftigten hat. Indem sie es aushält, dass der Wandel nie so flott in Produktivität umgesetzt wird, wie es sich die Chefetage wünscht. »Sie werden damit zu tun haben, Ihren eigenen Chef zu besänftigen, der angesichts der schlechter werdenden Zahlen sicher vor Ihnen die Geduld verlieren wird«, weiß Lehky. Und sie betont: Die Menschen müssen in so einem Veränderungsprozess durch die Phase von Schock, Abwehr, Frust und Trauer gehen, um sich wieder zu öffnen, neugierig auf das Neue zu werden und letztlich die neue Struktur in ihr Selbstverständnis zu integrieren. Von den Führungskräften erfordert dies Authentizität in ihrem emotionalen Verhalten und Akzeptanz der Zeiträume, die Mitarbeiter für ihre »emotionale« Arbeit brauchen.

Erst wenn die Phase der Trauer vorüber ist, öffnen sich die Betroffenen für die Informationen zum Neuen. »Sie können den Prozess erleichtern, wenn Sie Raum dafür geben, emotional Abschied zu nehmen«, erklärt Lehky. Das kann durch ein Abschiedsritual geschehen oder auch in einem Meeting, in dem man noch einmal sammelt, was einem an dem Vergangenen so wichtig war – und überlegt, wie diese Werte auch im Neuen weiterexistieren können. Es gibt Firmen, die im Rahmen einer Werksschließung ein Abschiedsfest für Mitarbeiter und ihre Familien organisieren, und sogar solche, die in einer Art Aufstellung das Vergangene noch einmal würdigen.

Vielleicht hilft Ihnen auch das Wissen aus dem Gesundheits-Kapitel 8, eine erste Scheu vor dem Thema Trauer im Kontext Unternehmen zu überwinden: Rituale ermöglichen es uns, die negativen Gefühle, die mit solchen Veränderungen einhergehen, überhaupt zuzulassen. Ob es uns gefällt oder nicht: Erst danach können wir uns wieder den positiven Gefühlen zuwenden, die Veränderung annehmen und so letztlich die Gesundheitsspirale wieder in Gang setzen. Diese Prozesse wirken nicht nur auf persönlicher Ebene, sondern eben auch in beruflichen Zusammenhängen. Wer es nach der Phase von Frust bis Trauer schafft, die Zeit der zaghaften Neugier zu erspüren, und die Beschäftigten nun mit Informationen versorgt, ihnen die Orientierung im Neuen erleichtert und auf diese Weise letztlich auch Erfolge ermöglicht, führt seine Mitarbeiter gesund und gut durch den Change-Prozess.

Dabei stellt Lehky fest: »Unabhängig davon, ob Sie etwas Kleines oder das große Ganze anpacken, ob Sie ›nur‹ eine neue Software zur Belegerfassung in der Buchhaltung einführen oder ganze Produktionsstätten stilllegen und die Mitarbeiter entlassen müssen: Die Reaktionsweisen sind ähnlich. Sie unterscheiden sich lediglich in ihrer Dramatik, in der Emotionalität und in ihrer Dauer, nicht in ihrem Verlauf.« Denn die Herausforderung der Veränderung löst bei den meisten Mitarbeitern genau das aus: negative Emotionen mit ihrer evolutionären Funktion von Selbstschutz. Viel zusätzlicher Stress entsteht, weil Führungskräfte dies nicht verstehen und nur »rational« ihre Zahlen im Kopf haben. Außerdem durchlaufen Führungskraft und Mitarbeiter die verschiedenen Phasen der Veränderung nicht zeitgleich. Meist hat die Führungskraft selbst den Prozess von Abwehr und Trauer längst durchlaufen und eröffnet den Beschäftigten die Umstrukturierung zu einem Zeitpunkt, wo sie bereits in der Stimmung »Neugier« und dem Gefühl »Jetzt packen wir es an!« angekommen ist. Und dann ist die Reaktion der Beschäftigten Schockstarre bis Wut. Das ist frustrierend, wenn man sich nicht klarmacht, dass dieser versetzte Zeitverlauf besteht und der Unterschied in der emotionalen Bewertung daher völlig normal ist. »Führung in Veränderungsprozessen erfordert ein hohes Maß an Einfühlungsvermögen, Geduld und Vertrauen in die Mannschaft ebenso wie in sich selbst«, erklärt Lehky: Geduld, weil Veränderung Zeit benötigt. Trauerarbeit in gewichtigeren Fällen braucht mindestens ein Jahr und der Aufbau eines neuen sozialen Netzwerkes im Betrieb nimmt ebenfalls mindestens ein bis zwei Jahre Zeit in Anspruch.

Herausforderung Tempodruck:
Die Beschleunigungsfalle vermeiden

Die Personalexpertin Professor Heike Bruch vom Institut für Führung und Personalmanagement an der Universität St. Gallen und Expertin für Unternehmen in der »Beschleunigungsfalle«, hat aus ihrer Analyse von knapp 16.000 Beschäftigten in fast 100 Unternehmen einige Eckpunkte abgeleitet, die Firmen davor schützen, sich im Wettrennen um einen Platz auf dem globalen Markt zu verausgaben.[180] Ihre besten Anregungen:

Wechsel von Tempophasen und ruhigen Zeiten: Die Balance von intensiven, beschleunigenden Arbeitsphasen und regenerierenden Auszeiten, in denen auch Raum ist für Reflexion, zeigt sich als besonders wirkungsvolle Maßnahme zur Erhöhung der psychischen Gesundheit im Unternehmen. Auch ein Wechsel zwischen Tätigkeiten ist gesundheitsförderlich: Nach einer Phase der kreativen Arbeit mit hohem Energiepegel eine Tätigkeit, die eher nach Routine läuft, der Wechsel von Alleinarbeit und Teamarbeit etc.

Die Führungskraft als Vorbild: Diese Kultur des Wechsels der Tempi, zwischen Anstrengung und Fokussierung sowie Erholung und Reflexion, setzt sich nur durch, wenn Führungskräfte eine gewisse »Entschleunigung« vorleben.

Reflexionsmomente verankern: Zeiten, in denen über die getane Arbeit, Prozesse und Projekte reflektiert wird, sollten in der Unternehmenskultur verankert sein, empfiehlt Bruch. Und sie verspricht: »Die Leistung erhöht sich.« Ebenso die Gesundheit der Beschäftigten.

Pitstopps: Bruch empfiehlt eine Kultur des Zwischenstopps. »Das kann beispielsweise ein kleiner Moment des Feierns als Abschluss eines Meilensteins in einem Projekt sein«, erklärt Bruch. »Die positive Stimmung und das Abschließen der Aktion setzt neue Energie frei.« Solch ein Pitstopp kann auch sein, dass das Management das Ende einer Krisenzeit auch offiziell als solches benennt. »Führungskräfte sollten dafür sorgen, dass für das

Unternehmen und die Mitarbeitenden erst Erholung eintritt, bevor die nächste Hochenergiephase startet.«

Gute Zielvereinbarungen: Das bedeutet: Klare, ambitionierte, aber erreichbare Ziele, ohne zu überfordern. Auch die Vermittlung des Sinns der jeweiligen Arbeit im Gesamtkontext der Unternehmensziele ist stärkend.

Persönliche Entwicklungsziele für alle: »Unternehmen, die ihren Mitarbeitern Entwicklungs- und Karriereperspektiven bieten, beeinflussen deren psychische Gesundheit ausgesprochen positiv«, zeigen Bruchs Studien. Das gilt für Mitarbeiter ebenso wie für Führungskräfte. Das Mitarbeiterentwicklungsgespräch gewinnt in dieser Hinsicht große Bedeutung für die Gesundheitsförderung.

Systematische Projektauslese: In vielen Unternehmen werden viel zu viele Projekte zeitgleich gestartet oder auch noch weitergetrieben, obwohl sich die Rahmenbedingungen völlig verändert haben oder eine Krise alle Pläne über den Haufen wirft, beobachtete Bruch. Das bindet sehr viel Energie und ist ein wichtiger Motor für die Erschöpfung der Beteiligten. Ihre Empfehlung: »systematisch und regelmäßig alle Projekte und Aktivitäten auf einen Prüfstein legen und gegebenenfalls aufräumen«.

Dazu ein plastisches Beispiel: Mitten in der Wirtschaftskrise 2009 bemerkte Gunther Olesch, Geschäftsführer des Elektronikkonzerns Phoenix Contact, dass seine Beschäftigten überlastet waren. Olesch forderte seine Manager beherzt auf, alle laufenden und künftigen Projekte zu priorisieren: A für Projekte, die für das Gesamtunternehmen wichtig sind. B für Projekte, die wichtig sind, aber auch verschoben werden können, und C für Projekte, die sich auch länger verschieben lassen oder angesichts der Belastung ganz gestrichen werden sollten. »Zuerst sagten die Leute: Wir haben nur A-Projekte«, erinnert sich Olesch. Und er antwortete: »Dann unterteilt eure Aufgaben in A1, A2 und A3. Wir müssen Projekte streichen, sonst trifft uns der Burnout und wir können nicht fit aus der Krise hervorgehen.«[181]

Herausforderung demografischer Wandel: Was nutzt das alles, wenn die Beschäftigten immer älter werden?

Wir haben es auf den Titel gebracht: »Das hält keiner bis zur Rente durch!« Der demografische Wandel gilt als eine der großen Herausforderungen für uns alle. Wie kommt man möglichst lange möglichst gesund im Job zurecht? Die enorm hohen Zahlen bei Frühberentungen aufgrund von psychischen Problemen und Erkrankungen sprechen eine deutliche Sprache.

Auch hier gibt es jede Menge konkreter Pläne, Aktionen und Best-Practice-Beispiele, von denen sich viele zum Beispiel auf der Website des Demografie-Netzwerks nachlesen lassen (www. demografie-netzwerk.de). Dabei kann man feststellen: Für Beschäftigte jenseits der 50 gilt in Hinsicht auf die psychische Gesundheit letztlich das Gleiche wie für alle anderen auch: Sie wollen als Mensch ernst genommen werden, der einen persönlichen und beruflichen Hintergrund hat, seine Arbeit gut machen möchte und dafür bestimmte Voraussetzungen vonseiten des Unternehmens braucht. Vielleicht ist das bei einer Person im Alter von 55 die besondere Hebevorrichtung für schwere Lasten. Vielleicht ist es aber auch eine Veränderung der Arbeitszeit, die entlastend wirkt. Man findet nur heraus, was wirkt, wenn man die Betroffenen fragt. Das zeigt das folgende Beispiel.

Beispiel: Die Brauerei. Die Carlsberg Deutschland Logistik GmbH in Hamburg hat viele Beschäftigte im gewerblichen Bereich. Bei einem Durchschnittsalter von 51 Jahren in der Belegschaft drängte sich die Frage geradezu auf, wie man mit einem älteren Team leistungsfähig bleiben kann. Wie lassen sich die Arbeitsplätze so gestalten, dass Menschen auch mit 60 noch im gewerblichen Bereich arbeiten können?

Klaus Falinski, kaufmännischer Leiter Logistik bei Carlsberg, erzählt, wie sein Unternehmen umdenkt, etwa beim Umgang mit den Fahrern:»Ein wichtiger Punkt ist, dass wir unsere älteren Arbeitnehmer jetzt sehr viel stärker in die Arbeitsorganisation mit einbeziehen. Zum Beispiel beteiligen wir unsere Fahrer bei der Auswahl von neuen Fahrzeugen. So haben wir nach der Abfrage der Mitarbeiterbedürfnisse solche Lkw-Trailer beschafft, die ohne große körperliche Anstrengungen in wenigen Sekunden geöffnet und geschlossen werden können. Zudem wünschen sich die Fahrer eine Standklimaanlage und für weite Touren einen Kühlschrank für ihre Lebensmittel an Bord. Keine großen Sachen, aber mit diesen Extras wurden die Grundbedürfnisse vieler Fahrer stärker berücksichtigt.«[182]

Auch bei der Arbeit der Gabelstaplerfahrer zeigte sich, dass Mitarbeiterbeteiligung Trumpf ist:»Gabelstaplerfahrern kommt es im Wesentlichen darauf an, dass die Sicht gut ist und dass die Geräte leicht bedienbar sind. Dafür konnten die Fahrer mithilfe von Musterfahrzeugen Probe fahren. Und erst, wenn die Stapler vom Fahrer selbst für gut befunden wurden, hat sie das Management eingekauft.« Dass das Konzept aufgeht, zeigt die heutige Zufriedenheit der Fahrer in Bezug auf ihren Arbeitsplatz: Sie liegt bei 89 Prozent, unabhängig vom Alter. Falinskis Fazit:»Das A und O für gesundheitsgerechte Mitarbeiterführung ist die Einbindung der Mitarbeiter in Entscheidungsprozesse.«

Diese Einstellung holt die Menschen in ihren persönlichen Veränderungen und veränderten Ansprüchen an die Arbeit ab, die mit dem Älterwerden Hand in Hand gehen. Inzwischen wurden bei Carlsberg auch wöchentliche Gruppengespräche eingeführt. So bleiben Führungskräfte und Mitarbeiter kontinuierlich im Gespräch – über das tägliche Arbeiten, aber auch über Gesundheit. Regelmäßige Gesundheitstage frischen die Thematik immer wieder auf.

Vorurteile abbauen

Wenn Menschen entlang ihrer Fähigkeiten und nicht entlang ihrer Defizite an ihre Tätigkeiten herangehen, entwickelt Arbeit ihr volles gesundheitsförderliches Potenzial. Man kann dem Einzelnen beim Wachsen, beim Ausbau seiner Fähigkeiten und Ressourcen regelrecht zusehen. Diese Erkenntnis gewannen Personalverantwortliche vor allem aus den Erfahrungen mit Wiedereingliederungsprozessen. Hier konnte man feststellen: Wenn Beschäftigte nach einer längeren Auszeit wieder in einem Berufsalltag anfangen, ist das Betonen der Defizite eher ein Hindernis bei der Fortführung oder Wiederaufnahme der Arbeit und kratzt am Selbstwertgefühl der Person. Viele gut gemeinte Atteste aus Kliniken oder von Schreibtischen niedergelassener Ärzte und Psychotherapeuten schaden deshalb dem Patienten als Beschäftigten oft mehr, als sie nützen.

Zudem stellen sich die betonten Defizite (»Ist nicht voll belastbar«, »Kann nicht mehr als 5 kg heben«) beim genauen Beschauen des Arbeitsplatzes mit dem Mitarbeiter zusammen häufig gar nicht unbedingt als unüberwindbare Hürde dar. Eine klare Pausenregelung oder eine Hebevorrichtung kann dann plötzlich ein fast normales Arbeiten wieder möglich machen. Ähnlich verhält es sich mit älteren Arbeitnehmern, die vielleicht manche Veränderung eines Arbeitsplatzes wünschen, aber sich mitnichten als »defizitär« sehen oder gesehen werden wollen. Schließlich haben auch jüngere Arbeitnehmer besondere Ansprüche an ihren Arbeitsplatz oder benötigen bestimmte Unterstützung – nur eben auf anderer Ebene.

Eine gesundheitsförderliche Unternehmenskultur, die alle Mitarbeiter mitnimmt und nicht nur die Spitzenleister gesund erhält, ist also die Basis für die Vorbereitung auf das Arbeiten bis 67 oder 70 Jahre. Unternehmen, die ihre Mitarbeiter immer wieder unter dem Aspekt der Ressourcen ansehen, sich fragen: »Für welchen Job ist diese Person ideal geeignet?«, statt den Blick auf den Aspekt »Was kann er oder sie nicht?« zu richten, setzen Kräfte frei. Das bedeutet allerdings, dass man genaue Beschreibungen der Tätigkeitsprofile zum Abgleich mit den Ressourcen benötigt. Ein Beispiel dafür sind die Ford Werke in Köln, die im Rahmen ihres Disability Managements ein computergestütztes System aufgebaut haben, das ehemals für Wiedereingliederungsprozesse entwickelt wurde, aber inzwischen bei jeder Tätigkeitsveränderung genutzt werden kann.

Lebenslange Berufsbiografien

Während noch vor wenigen Jahren alle Arbeitnehmer, die älter als 50 waren, »irgendwie auf die Rente zusteuerten«, macht sich in einigen Branchen heute bereits extrem bemerkbar, dass es für die Firma schier untragbar wäre, wenn die Mitarbeiter über 50 ihr Arbeitspensum und Engagement reduzierten. Im Gegenteil: Sie sind die starke Säule des Betriebs. Das gilt für Pflegedienste genauso wie für Fabrikanlagen.

Dabei stellt man in Unternehmen auch fest: Altersgerechtes Arbeiten beginnt nicht erst mit 50, relevant für die Gesundheit zu werden. Denn die Arbeitsfähigkeit im Alter resultiert aus der Summe der gesundheitlichen Risiken und Schutzfaktoren, die ein Mitarbeiter in seinem Leben angesammelt hat. Prävention kann also nicht früh genug anfangen. Und: Jedes Lebensalter hat aus Sicht des Betriebes seine Stärken und Schwächen. Diese leiten sich aus der Entwicklung des Menschen ab. Der Lebenslaufforscher Erik H. Erikson untersuchte in den 1950er-Jahren erstmals die persönliche Entwicklung des Menschen über das gesamte Leben hinweg. Der amerikanische Psychiater George E. Vaillant hat diese Arbeiten in einer Langzeitstudie weitergeführt, wobei insgesamt 824 Männer und Frauen aus verschiedenen sozialen Schichten ab dem Kindes- oder Jugendalter bis zu ihrem Tod wissenschaftlich begleitet wurden.[183] Aus den Untersuchungen entstand ein Bild der wichtigsten psychologischen Entwicklungsaufgaben und Wendepunkte, das zeigt, was Menschen aus psychologischer Sicht in den verschiedenen Lebensaltern antreibt. In den verschiedenen Entwicklungsstufen zeigt sich zudem eine soziale Dynamik: Mit jedem Entwicklungsschritt erweitern Menschen ihren sozialen Radius. Daraus lässt sich leicht rückschließen, welche Unterstützung sie vonseiten eines Unternehmens brauchen, um körperlich und seelisch auf der gesunden Seite zu bleiben und ihre Arbeitsaufgaben gut und motiviert anzugehen.

Die Hauptentwicklungsaufgabe auf der Schwelle vom Jugendlichen zum Erwachsenen ist es, die Antwort auf die Frage »Wer bin ich?« zu entwickeln. Die Ablösung vom Elternhaus und das Finden der eigenen Identität stehen im Vordergrund. Freunde und nahe Bindungen sind immens wichtig, um das Selbstwertgefühl zu entwickeln. 30-Jährige sind dabei, ihren Radius in Richtung Familie zu erweitern. Die 40-Jährigen sind dagegen vor allem daran interessiert, ihre Schaffenskraft unter Beweis zu stellen. Sie wollen sich nicht nur im familiären, sondern auch im beruflichen Kontext etablieren, einen festen Platz einnehmen. Heutzutage sind die Lebensphasen »Familiengründung« und »Beruflicher Aufstieg« viel näher zusammengerückt und zur Rushhour des Lebens verschmolzen, in der Regel für beide Partner. Viele wünschen sich hier deshalb sehnlichst eine gewisse Entzerrung und möglichst große zeitliche Flexibilität im Joballtag. Etwa ab 50, spätestens ab 60 wird es den meisten Menschen dann ganz wichtig, ihr Wissen auch an eine nachrückende Generation, an Lehrlinge oder Newcomer im Unternehmen weiterzugeben.

Die Entwicklung unseres Gehirns läuft parallel zu diesen Entwicklungsphasen – was logisch ist, schließlich steuert das Gehirn auch unsere psychische Entwicklung. In jungen Jahren sind die Menschen besonders darauf angewiesen, alles Neue aufzusaugen, um eine möglichst breite Basis von Wissen aufzubauen.

Mit steigendem Alter wächst das Erfahrungswissen – und etwa ab 40 oder 50 legen die Menschen großen Wert darauf, auf diesem Erfahrungswissen aufzubauen. Man weiß heute, dass die Annahme »Ältere lernen nicht mehr gerne Neues« ein Vorurteil ist. Richtiger wäre: »Ältere lernen gerne Neues, wenn es das, was sie bereits wissen, sinnvoll ergänzt und ausbaut.«

Wenn Unternehmen den demografischen Wandel gestalten möchten, ist es unverzichtbar, dass man auch diese tiefsitzenden menschlichen Bedürfnisse berücksichtigt und die Mitarbeiter bei ihren jeweiligen Stärken abholt, ihnen im besten Falle auch Unterstützung zur Bewältigung der eher schwierigen Lebensaufgaben in den jeweiligen Altersphasen anbietet. Zeitliche Flexibilität (Stichwort Lebensarbeitszeitkonten) ist dabei für alle Lebensalter interessant und gesundheitsförderlich. Denn die Zeit, die der jüngere Beschäftigte vielleicht für die Kinder braucht, benötigt ein 50-Jähriger vielleicht für die Pflege der eigenen Eltern oder ein Aufbaustudium, ein 60-Jähriger für eine Weiterbildung außerhalb der beruflichen Tätigkeit.

Gesundheit und Leistungskraft bis 67 und darüber hinaus? Durchaus möglich!

Studien zeigen inzwischen auch, dass ein Mensch seine Leistungskraft durchaus über das gesamte Arbeitsleben hinweg erhalten kann, wenn es gelingt, die Anforderungen im Beruf immer wieder den Fähigkeiten und Stärken zu adaptieren.[184] Für eine Firma kann die Anpassung an den demografischen Wandel insofern auch ein positiver Kick in Richtung gesünderes Unternehmen für alle sein. Denn in einer Arbeitskultur, die auch ältere Menschen einbindet, verbessert sich die Arbeitsatmosphäre, weil mehr auf Gesundheit, Kommunikationskultur, Austausch von Wissen und Weiterbildung geachtet wird. Und davon profitieren nicht nur die Älteren, sondern auch die Jungen.

Folgerichtig empfiehlt das Bundesministerium für Wirtschaft und Technologie in seiner Broschüre »Ratgeber Demografie«: »Richten Sie die Maßnahmen auf das gesamte Berufsleben und auf alle Altersgruppen aus! Maßnahmen nur für Ältere machen wenig Sinn. Zum einen wegen der langfristigen Wirkung vieler Maßnahmen. Zum anderen, weil eine gute Mischung in der Belegschaft zum größten Erfolg führen wird.«[185] Im Rückschluss heißt das aber auch: Wenn Ältere in Unternehmen als sehr viel leistungsschwächer auffallen, verbergen sich oft andere Gründe dahinter als die »Natur des Älterwerdens«, zum Beispiel mangelnde Wertschätzung oder auch unpassende Arbeitszeit- und Arbeitsplatzgestaltung.

Und es gibt noch viel zu tun: Das zeigt beispielhaft eine Umfrage der Unternehmensberatung Accenture unter 500 Beschäftigten über 50. Nur jeder Dritte war mit den Weiterbildungsmöglichkeiten in seiner Firma zufrieden. Fast 40 Prozent klagen regelrecht über die schlechten Möglichkeiten, sich zu entwickeln, und fühlen sich auch von den Führungskräften nicht motiviert, heißt es dort. Nur neun Prozent der Firmen hatten die älteren Mitarbeiter unter dem Gesichtspunkt der Personalführung überhaupt auf dem Plan und nur sieben Prozent verfügten über angepasste Programme zur Karriereplanung.[186]

Blick in die Gesellschaft

Es geht also letztlich um die Barrieren in unseren Köpfen. Demografischer Wandel bedeutet nichts anderes, als die Lebensarbeitszeit nicht mehr als einen linearen Prozess zu sehen, sondern als eine Art Patchwork, in dem sich unterschiedliche lebensabschnittspezifische Bedürfnisse abbilden, der aber ein Arbeiten bis zur Rente für alle als gesamtgesellschaftliches Ziel hat.

Interessanterweise sind es genau die Unternehmen, die sich bereits für das Wohlergehen ihrer Belegschaft interessieren, die sich auch im weiteren Umfeld ihres Betriebs sozial und gesund-heitsfördernd engagieren. Die Raiffeisenbank macht sich stark für ein Familiennetz in der Region, damit sich Dienstleister rund um das Thema Familie besser vernetzen und die gesamte Stadt und Region familienfreundlicher wird. Das Industrieunternehmen Phoenix Contact ist offizielles Klimaschutz-Unternehmen und unterstützt Schüler in der Region mit PC-Kursen und Bewerbungstraining beim Einstieg in den Beruf.

Man kann sich leicht vorstellen, dass viele Städte und Regionen ihre Lebensqualität durch solche regionalspezifischen Netze und Initiativen erheblich verbessern könnten, gerade wenn viele Unternehmen so agieren würden. Die gesundheitsförderliche Einflusskraft, die ein in dieser Weise salutogenes, also gesundes, Unternehmen durch Anerkennung, Kollegialität, Führungskompetenz und Leistungsgerechtigkeit für seine Beschäftigten hat, korrespondiert interessanterweise auf nationaler Ebene mit dem Zusammenhang von sozialer Gerechtigkeit und Gesundheit.[187] In Ländern, in denen die Menschen die Gesellschaft als sozial gerecht empfinden, sind die Gesundheitswerte der Bevölkerung und auch ihre tatsächlichen Entwicklungschancen besser als in Gesellschaften mit großer sozialer Ungleichheit, also einem enormen Abstand zwischen Arm und Reich.[188] Das heißt letztlich: Fairness in der Wirtschaft macht die Gesellschaft gesund. Eine egozentrische Ökonomie, die sich ausschließlich an Kennziffern und den Vorgaben des Finanzmarktes orientiert, kann dagegen unmittelbar gesundheitsgefährdend sein.

EXKURS
SELBSTFÜRSORGE AM ARBEITSPLATZ

Jeder kann in seinem persönlichen Alltag auf der Stelle anfangen, unnötigen oder »hausgemachten« Stress zu reduzieren. Dabei geht es immer um Situationen, in denen wir uns selbst an den Rand der Überforderung steuern. Oft, ohne es zu merken. Im Folgenden geben wir Ihnen handfeste Tipps für den Umgang mit typischen Stresssituationen im Alltag, die in den Umfragen der Krankenkassen und im Stressreport Deutschland als besonders belastend benannt wurden.

Multitasking: Wer zugleich telefoniert und E-Mails beantwortet, fühlt sich häufig ziemlich busy und effektiv. Studien zeigen jedoch, dass dies eine Selbsteinschätzung ist, die einer sachlichen Überprüfung nicht standhält. Objektiv wird man langsamer, macht mehr Fehler und wird gereizter. Denn unser Gehirn kann nicht zwei Dinge gleichzeitig denken. Es legt einfach Aufgabe A in die Warteschleife, solange es sich mit B beschäftigt. Anschließend switcht es wieder zu A. Letztlich arbeitet unser Gehirn alles hübsch nacheinander ab. Wenn man vermeintlich an zwei Dingen gleichzeitig arbeitet, springt der Geist eben immer hin und her – und das verursacht auf Dauer ein gereizt-gestresstes Gefühl, Fehler nehmen zu, und am Ende geht auch einfach Zeit verloren: Vielleicht kennen Sie das Gefühl, den ganzen Tag agil und geschäftig gewesen zu sein und am Abend mit dem Eindruck nach Hause zu gehen, nichts geschafft zu haben. Besser ist es daher, Multitasking möglichst zu unterlassen. Arbeiten Sie lieber an einer Aufgabe zur Zeit. Wechseln Sie bewusst zwischen den Tätigkeiten. Das erfordert etwas Disziplin. Machen Sie einfach den Test: Ein Vormittag ohne Multitasking. Sie werden sehen, dass Sie effektiver arbeiten und wieder ein Gefühl von »Die Aufgabe/Teilaufgabe habe ich erledigt!« entwickeln. In manchen Berufen ist es nicht immer zu vermeiden. Hier empfehlen Gesundheitswissenschaftler inzwischen Schulungen, in denen man gezielt das Arbeiten mit mehreren Anforderungen zugleich trainiert.

Störungen: Da kommt der Kollege kurz rein, dann klingelt das Telefon und wenn man aufgelegt hat, ploppt die nächste dringliche E-Mail auf. Man macht es sich oft nicht klar, aber jede Unterbrechung, die länger als zwei Minuten dauert, erfordert weitere zwei Minuten, um sich wieder voll auf die erste Aufgabe konzentrieren zu können. Auch das triggert das Gefühl des modernen Arbeitsmenschen, am Tagesende ganz viel gemacht zu haben, ohne etwas zu schaffen. Es lohnt sich also wirklich, immer wieder zu schauen, dass man wenigstens 30 oder 60 Minuten am Stück in Ruhe arbeiten kann: das »Pling« oder das Benachrichtigungsfenster am E-Mail-Eingang ausschalten, das Telefon für eine bestimmte Zeit umstellen, nicht jede Anfrage sofort bearbeiten, sondern sich mit Standardsätzen (»Ich mache hier gerade noch etwas fertig, dann melde ich mich bei dir/ Ihnen«) Luft verschaffen, um eine Sache abzuschließen.

Pausen: Studien zeigen, dass mehrere kurze Pausen am Tag extrem entlastend wirken. Offensichtlich verhindern sie, dass wir im Stressmodus stecken bleiben, sich die Anspannung immer weiter summiert und man abends das Gefühl hat, völlig energielos zu sein. Die Mittagspause sollte zumindest 30 Minuten dauern – möglichst ohne Gedanken an den Job (also nicht mit der Kollegin essen gehen, die *immer* über ihre Probleme bei der Arbeit spricht). Kurze Pausen wirken sich übrigens besonders positiv aus, wenn sie direkt hinter eine eher anstrengende Phase geschaltet sind. Erholung funktioniert zeitnah immer am besten. Mini-Pausen, die helfen, zwischendurch von An- auf Entspannung zu schalten, können so aussehen: vier tiefe Atemzüge am offenen Fenster. Ein kurzer Spaziergang um den Block. Bewusst an etwas Schönes denken.

Studien der Bundesanstalt für Arbeitsschutz (BAuA) zeigen übrigens, dass mehr als ein Viertel der Beschäftigten die Pausen am Tag ausfallen lassen.[173] Und zwar umso mehr, je belasteter sie sich fühlen. Paradox und ungesund. Weibliche Führungskräfte in Vollzeit sind dabei die Spitzenreiter: Sie vernachlässigen mit 41 Prozent am häufigsten ihre Pause, so die BAuA.

Tätigkeitenwechsel: Wer den ganzen Tag die gleiche Tätigkeit macht, ermüdet. Energieschonender ist es, wenn sich stilles Arbeiten und Teamarbeit, kreatives Arbeiten und Routinetätigkeiten abwechseln.

Positive Emotionen stärken: Lenken Sie Ihren Blick bewusst auch auf die Dinge, die in Ihrem Job gut sind. Auf das, was an diesem Tag gelungen ist. Häufig lassen wir das Positive gedanklich einfach links liegen – und geben damit den stressigen, negativ gestimmten Gefühlen rund um all die Dinge, die nerven oder nicht klappen, viel zu viel Raum.

Wenn Sie sich ärgern: Halten Sie den Ärger kurz. Man muss ein wenig experimentieren, um herauszufinden, was einen »auf die Palme bringt« und was »wieder runter«. Dem einen hilft schon schlichtes Atmen. Tief in den Bauch, am besten am offenen Fenster. Der Nächste kann mit Gedanken an etwas Schönes die negativen Emotionen abstreifen. Dem Nächsten hilft es, wenn er sich klarmacht, dass der vermeintliche Angriff sehr wahrscheinlich mehr mit den Sorgen und Nöten der anderen Person zu tun hat und nicht eigentlich als Angriff gemeint war. Sich ärgern, kritisieren oder ständig das Negative betonen ist nicht selten eine sich selbst verstärkende Angewohnheit. Natürlich sollen notwendige Kritikpunkte offen benannt werden. Doch fragen Sie sich gelegentlich, ob Ihre gewohnheitsmäßige Ärgerreaktion in der jeweiligen Situation wirklich angemessen oder hilfreich ist.

Ja zu sich selbst: Viele Menschen haben Bedenken oder sogar Angst, wenn sie sich vorstellen, eine Aufgabe oder Anfrage im Job abzulehnen. Nein zu sagen empfinden sie als großen Kraftakt, weil sie Konflikte befürchten. Oft wird es leichter, wenn man sich vor Augen hält, dass man letztlich vor allem »Ja« zu sich selbst sagt – und das »Nein« zum Gegenüber eher eine Folge dieser Überlegung ist (und kein Affront). Zumal vergessen die meisten, dass ein gut begründetes Nein oft der Anfang einer Verhandlung ist. Mit dem Nein reißt der Dialog ja nicht ab. Wenn ich beispielsweise sage:»Ich möchte pünktlich nach Hause gehen. Das ist mir wichtig«, dann ist es logisch, dass ich jetzt nicht mehr noch schnell die Bitte meiner Kollegin erfülle, sondern morgen früh in Ruhe auf ihre E-Mail antworte. Oder nehmen wir an, der Chef kommt mal wieder in letzter Sekunde mit einer Zusatzaufgabe. Wenn ich»Ja« zu mir sage und meine Aufgabe, an der ich gerade arbeite, gut machen möchte, dann kann ich dem Chef einen Teil der Verantwortung zurückspielen und sagen: »Ich sitze gerade an XY. Bin mitten drin und gut dran. Welche Priorität wollen wir setzen?«

Und wenn es doch eng wird? Da hilft ein Dreischritt: Wenn der Chef im Meeting eine Aufgabe verteilt, die Sie unter enormen Druck setzen wird. Oder der nervige Kunde am Telefon ist. Immer ist der erste Schritt: Atmen. Einatmen. Ausatmen. Innerlich einen Schritt zurücktreten. Auf Distanz gehen und von oben auf die Situation blicken. Luft zwischen sich selbst und das Geschehen bringen. Und sich klarmachen: Es geht hier nicht um Leben und Tod! (Sie erinnern sich an die evolutionär verankerte Kampf-oder-Flucht-Reaktion: Die einsetzende Stressreaktion bereitet uns unwillkürlich auf einen körperlichen Angriff vor.) Dann das Frontalhirn einschalten: Was ist hier genau los? Ist das wirklich so dringlich, wie es jetzt klingt? Was brauche ich, damit ich mit der Anforderung gut zurechtkommen kann? Wer kann mich unterstützen? Wann und wie habe ich selbst schon einmal Vergleichbares gut hingekriegt? Wenn die unmittelbare Verknüpfung zwischen Stressor und sofortiger Reaktion erst einmal gelöst ist, sieht man ganz neue Handlungsmöglichkeiten. Der Stresspegel fällt, Angst und Ärger weichen Neugier und Zuversicht.

Ritualisieren: Studien, wie die repräsentative Umfrage des Landesinstituts für Arbeitnehmer Nordrhein-Westfalen, zeigen, dass fast die Hälfte der Arbeitnehmer sich abends nicht erholen kann, weil sie immer weiter über ihre Arbeit grübelt.[174] Ein Ritual kann beim Abschalten helfen. Zum Beispiel, indem man zehn Minuten, bevor man geht, kurz den Schreibtisch aufräumt. Die Gedanken, die einem noch durch den Kopf schwirren, kurz notiert, den Zettel für den nächsten Tag verstaut und zu sich selbst sagt: »Feierabend!« Und dann auch wirklich geht.

Rituale helfen generell, Zeit für sich, Zeit für den Partner, Zeit für die Kinder festzuschreiben. Die halbe Stunde am Morgen, bevor die Langschläfer in der Familie aufwachen. Ritualisierte Zeiten für Yoga oder Achtsamkeitsübungen. Feste Termine wie ein Skat- oder Tanzabend. Dabei beachten: Wir verlangen meist zu viel von uns und können es dann nicht einhalten. Seien Sie daher sparsam mit den Ritualen, denn sie müssen heilig sein. Sie haben für jedes Ritual nur zwei Mal im Jahr die Erlaubnis, es aus einem gewichtigen und nicht verschiebbaren Termin ausfallen zu lassen (Heirat, Todesfall ...). Menschen, die ein Gespür für die Dinge haben, die sie außerhalb der Arbeit mit Freude und Leidenschaft erfüllen, stehen gesundheitlich auf sehr viel stabileren Füßen.

KAPITEL 11
Gute Balance: eine persönliche und gesamtgesellschaftliche Aufgabe

»Was definiert den Menschen? Welches ist die erste Frage, die man einem Menschen stellt, wenn man sich nach seinem Zustand erkundigen will? In manchen Gesellschaften fragt man ihn zunächst, ob er verheiratet ist und ob er Kinder hat; in unseren Gesellschaften fragt man ihn als Erstes nach seinem Beruf. Den westlichen Menschen definiert vor allem seine Stelle im Produktionsprozess und nicht die im Fortpflanzungsprozess«, erklärt Jed, die Hauptfigur in Michel Houellebecqs Roman *Karte und Gebiet*.[189]

Arbeit steht in unserem Leben an einer der ersten Stellen. Der britische Philosoph Bertrand Russell schreibt, dass das Glück der meisten Menschen, wenn ihre elementaren Bedürfnisse befriedigt sind, von ihrer Arbeit und ihren sozialen Beziehungen abhängt.[190] Russell ist davon überzeugt, dass die Gesellschaft dabei von hoher Bedeutung für das Glück der Menschen ist. Auch Aristoteles sah bereits vor 2300 Jahren das Glück an das Leben in der Gemeinschaft des Staates gebunden.[191] Und für Aristoteles war es der Mensch selbst, der zu seinem Glück beitragen kann – genau wie zu seiner Gesundheit. Aristoteles stellte das Glück damit in den Bereich unseres ethischen Handelns. Glücklich ist, wer sich in seiner Lebenspraxis tugendhaft und vernunftgeleitet verhält, vorausgesetzt, dass er über ausreichend äußere Güter verfügt.

Wenn unsere Grundbedürfnisse erfüllt sind, liegt unser Glück also in unserer Hand, und zugleich in der Hand unserer Mitmenschen, mit denen wir in Gemeinschaft leben. Es liegt in der

Balance zwischen den egoistischen und altruistischen Interessen, die uns gleichermaßen innewohnen.[192] Deshalb verkündet die amerikanische Verfassung ihren Bürgern den Anspruch auf Glück – und aus dem gleichen Grund macht die große Ungleichheit in der amerikanischen Gesellschaft die Amerikaner kränker, als sie aufgrund ihres Wohlstandes sein müssten.[193]

Im Verlaufe dieses Buches haben wir gesehen, dass Autonomie und Freiheit zu unseren größten Werten gehören, diese uns in unserem Selbstwertgefühl jedoch extrem verletzlich machen, wenn Anerkennung und Chancengleichheit fehlen. Wir haben in den vorangegangenen Kapiteln Burnout nicht nur als individuellen Erschöpfungsprozess betrachtet, sondern auch als eine gesellschaftliche Klage. Burnout als Metapher weist auf das Unwohlsein der Menschen in der Risiko- und Leistungsgesellschaft hin. Wir haben deshalb bewusst drei Perspektiven eingenommen, um zu untersuchen, was die Belastung, was der Stressor ist, der dieses Unbehagen auslöst: die Perspektive des einzelnen Arbeitenden; die des Unternehmens, in dem er tätig ist; und die des Staates, in dem er lebt. Wenn wir das klassische Paradigma der Stressforschung, das Stress als ein Ungleichgewicht zwischen Anforderung und Ressourcen beschreibt, durch die Erkenntnisse über unsere Gefühle aus Neurowissenschaften und Evolutionsforschung ergänzen, dann erkennen wir auf allen drei Ebenen einen Hauptstressor: *die Angst vor der negativen Bewertung durch den anderen*.[194]

Fairness und Augenhöhe – in allen Dimensionen der Gesellschaft

Auf der persönlichen Ebene fühlen wir uns in unserem Selbstwert bedroht, denn er entwickelt sich immer auch im Spiegel des anderen.[195] Wir haben Angst, die Augenhöhe zum anderen zu verlieren, senken schamvoll den Blick, sind gekränkt und voller

Ressentiments. Aus der betrieblichen Perspektive sind die psychosozialen Risikofaktoren mangelnde Wertschätzung und Fairness sowie fehlende Beteiligung und Unterstützung Hauptstressoren. Aus staatlicher Sicht ist es zu große Ungleichheit.

Bei allen drei Ebenen handelt es sich um lebende Systeme, die für ihre Entwicklung eine *Balance* benötigen, die herzustellen auch in unserer persönlichen Verantwortung liegt. Beginnen wir auf der Ebene des Staates: Hohe Ungleichheit fördert die Entwicklung von Eliten, die für ihren eigenen Profit sorgen und das Gemeinwohl immer weiter schwächen. Die Institutionen des Staates werden zur Bereicherung benutzt. Chancengleichheit und Leistungsgerechtigkeit gehen verloren.[196] Ein gewisses Maß an Ungleichheit fördert dagegen die Entwicklung des Einzelnen – vorausgesetzt, die Institutionen des Staates schaffen Leitplanken für seinen Lebensweg in Form von Bildung und Chancengerechtigkeit und agieren im Interesse der Bürger. Es geht also unter dem Oberbegriff der Freiheit um die richtige Balance von Gleichheit und Ungleichheit.

Auf der Ebene der Unternehmen geht es um die Balance der Unternehmensziele. Sind es ausschließlich ökonomische Ziele ohne Berücksichtigung der Gesundheit der Mitarbeiter oder hat ihre Gesundheit und lebenslange Weiterentwicklung einen festen Stellenwert in der Organisationskultur? Seminare für Führungskräfte zur »gesunden Führung« nutzen nichts, wenn die Organisationskultur dafür keinen Platz lässt. Psychische Gesundheit ist in Deutschland nun explizit im Arbeitsschutzgesetz verankert, der Staat hat den Unternehmen damit für die Entwicklung einer gesundheitsförderlichen Organisationskultur eine Leitplanke gegeben. Studien zeigen dabei, dass es letztlich direkt von der Unternehmenskultur abhängt, wie stark selbstbezogen oder sozial eine Führungskraft agiert. [197]

Auf der persönlichen Ebene geht es um die Balance der Risiko- und Schutzfaktoren in Bezug auf Stress. Sowohl die persönlichen Risiken (wie zum Beispiel übertriebener Perfektionismus, Kontrollzwang und soziale Isolation) als auch die betrieblichen Risikofaktoren (wie mangelnde Wertschätzung und Fairness) sind bekannt. Es ist auch bekannt, was schützt: die Förderung positiver Gefühle, Handlungsmöglichkeiten, soziale Beziehungen, Humor sowie eine innere Haltung von Wertschätzung und Achtsamkeit. Wie verändere ich meine Haltung zum Stress, sodass die Balance von Anspannung und Entspannung, von Aktivität und Erholung, von persönlichen Bedürfnissen und sozialem Engagement gelingen kann? Was sind meine spirituellen Leitplanken, meine tragenden Grundwerte im Leben? Diese Fragen muss sich heute jeder selbst beantworten.

Keine Angst vor der Zukunft

Über unsere Lebensspanne scheint die Entwicklung von Wohlgefühl zumeist der Form eines U zu folgen. Nach einer Studie des Centre for Economic Performance der London School of Economics haben Wissenschaftler in mehr als 50 Nationen in allen sozioökonomischen Gruppen herausgefunden, dass sich 23-Jährige verhältnismäßig wohlfühlen. [198] Dann fällt die Zufriedenheit bis zum 50. Lebensjahr statistisch gesehen ab, steigt anschließend wieder, und um das 69. Lebensjahr erreicht das Zufriedenheitsgefühl einen neuen Höhepunkt. Warum ist das so? Ist es die Rushhour des Lebens, die die Unzufriedenheit des mittleren Lebensalters erklärt? Oder sind es unsere Annahmen über das Leben? Der Wissenschaftler und Studienleiter Hannes Schwandt führt diese Unterschiede auf unsere Erwartungen an das Leben zurück. Mit 20 liegt noch alles vor uns, der perfekte Partner, der tolle Job, das aufregende Leben. Schritt für Schritt müssen wir uns im Laufe der nächsten Jahre von vielen unerfüllten Vorstellungen und Wünschen verabschieden. Unsere Erwartungen sind im Alter von etwa 50 Jahren und in der Zeit darauf angemessener und wir können das Erreichte besser wertschätzen. Vor allem weist Schwandt uns ausdrücklich auf zwei Fehleinschätzungen hin: dass wir uns alle in Bezug auf den Zusammenhang zwischen Glück und Geld beziehungsweise Einkommenszuwächsen irren. Kurzfristig mögen sie Glück auslösen, aber sie machen langfristig viel weniger zufrieden, als wir denken. Und dass die Lebenszufriedenheit im Alter besser ist, als wir erwarten.

Also keine Angst vor der Zukunft. Das gilt auch in Bezug auf die Entwicklung unserer Arbeitswelt. Nicht wenige fürchten, dass der Druck für einige weiter steigen wird und dass dagegen viele andere unter Unterforderung oder dem Verlust ihrer Arbeit leiden werden. Überall kann man lesen, dass die nächste technische Revolution schon vor der Tür steht. Die Maschinen werden durch die IT-Möglichkeiten noch intelligenter und erkennen am Werkstück, was sie machen sollen; die Produktionsanlagen vernetzen sich untereinander und mit den Wünschen des Kunden; Roboter werden immer mehr Aufgaben übernehmen, die bisher Menschen beschäftigt hatten. »Die Industrie 4.0 kommt schneller, als viele glauben«, klingt es schon warnend.[199] Constanze Kurz und Frank Rieder schreiben in ihrem Buch *Arbeitsfrei*, dass auf die intelligenten Werkzeuge bald auch die »Denkzeuge« folgen: Computerprogramme, die unsere Kopfarbeit, unsere kognitiven Leistungen, präziser und umfassender leisten als wir selbst. Die »Automatisierung des Geistes« soll unser Erfahrungswissen und unsere Intuition durch Software nachbilden.[200] Die Autoren berichten, dass schon jetzt eine »Berichtgenerierungssoftware« in den USA Sportjournalisten die Arbeit abnimmt. So kann Sportberichterstattung auch ohne Journalist durch die Analyse des Spiels direkt in Sprache und Schrift umgesetzt werden. »Welche Arbeitsplätze im Bereich geistiger Tätigkeiten mittel- und langfristig noch sicher sind, ist nicht leicht vorherzusagen«, meinen Kurz und Rieder[201] und fragen am Ende des Buches, was nach der Automatisierung des Geistes, der Maschinisierung der Kopfarbeit uns Menschen eigentlich noch von den von uns geschaffenen Maschinen unterscheiden wird. Wir geben mit diesem Buch eine klare Antwort auf diese Frage: die Macht unserer Gefühle! Verstand und Gefühle können Hand in Hand arbeiten, wenn wir der Aufwärtsspirale der positiven Gefühle folgen. Wir können nachdenken und mitfühlen. Wir können besser als jedes andere Lebewesen kreative Lösungen für Probleme entwickeln und unsere Beziehungen immer wieder aufs Neue gestalten. Diese Fähigkeiten können die Basis sein für einen konstruktiven und gesunden Umgang mit den Entwicklungen in der Gesellschaft ebenso wie in der Arbeitswelt. Gemeinsam können wir die neuen Herausforderungen im Arbeitsleben bewältigen.

Anhang

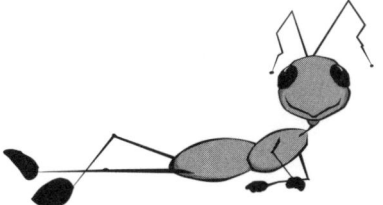

ANHANG 1
Ausgeglichen und auf Augenhöhe: Anregungen für Ihren persönlichen Alltag

Sechs Ideen für mehr Ausgleich

30 Minuten am Tag für mich: Haben Sie zumindest eine halbe Stunde am Tag, in der Sie einfach bei sich sind, sich spüren und weder grübeln noch planen?

Übergänge als Kraftquellen nutzen: Es ist wie im Sport. Wir brauchen eine Auf- und eine Abwärmphase. Versuchen Sie nach einer Tätigkeit (Beruf, Familie etc.) in der Zeit des Wechsels zur nächsten Aufgabe (Meeting, Kinder abholen etc.) einen kleinen Moment der Ruhe und des Zu-sich-Kommens einzubauen. Ein Mini-Spaziergang, eine Atemübung, ein bewusstes Musikhören.

Ja-Puffer einbauen: Falls Sie jemand sind, der sehr schnell »Ja, mache ich!« sagt, gewöhnen Sie sich ein Verzögerungsritual an. E-Mails erst mal eine halbe Stunde liegen lassen. Anrufe auf den AB laufen lassen oder mit »Ich muss das hier mal checken, ich rufe später zurück!« beantworten. Das Zeitfenster gibt Raum für Reflexion.

Drei gute Dinge am Tag: Wer sich abends kurz notiert, welche drei Dinge heute gut gelaufen sind, rückt seine Wahrnehmung vom Tag ins rechte Licht, denn das Positive geht sonst oft verloren, während der Ärger einem nachhängt.

Weglassen statt draufpacken: Wenn Sie Ihren Tag planen, schauen Sie sich die Liste am Ende noch einmal an und fragen Sie sich zwei Dinge: Wenn ich an diesem Tag nur eine Sache erledigen könnte, was wäre mir das Wichtigste? Und: Was könnte ich heute auch weglassen?

Ein heiliger Termin: Zumindest einmal in der Woche sollten Sie eine Verabredung mit Ihrem Partner/Ihrer Partnerin haben oder mit dem besten Freund, wenn gerade kein Partner in Ihrem Leben ist. Was macht Ihnen beiden zusammen Freude? Tanzen? Kultur? Ausgiebig essen gehen? Ernennen Sie das Date zum »heiligen Termin«, der keine Absagen toleriert.

Minipause

Öffnen Sie kurz das Fenster und atmen Sie vier Mal ruhig ein und aus. Dann schließen Sie das Fenster wieder. Eine solche Pause dauert weniger als eine Minute und erfrischt augenblicklich. Auch haben Sie sich dadurch für die nächsten Aufgaben gesammelt, ohne es sich bewusst vorgenommen zu haben.

Die Eine-Minute-Atemmeditation[202]

Greifen Sie zu einer Eieruhr oder zum Timer/der Stoppuhr auf Ihrem Handy – nach einer Minute soll das jeweilige Gerät sich melden. Bevor Sie den Startknopf drücken, nehmen Sie eine entspannte und zugleich aufrechte Körperhaltung ein. Sie können auf einem Stuhl oder dem Sofa sitzen, der Boden ist auch eine Alternative. Spüren Sie Ihren Körper bewusst. Lassen Sie die Schultern locker nach unten sinken. Neigen Sie das Kinn ganz leicht in Richtung Brust. Die Zunge liegt hinter den Schneidezähnen am Gaumen. Sie können die Augen schließen oder auf einem Punkt vor Ihnen ruhen lassen. Die Hände liegen locker auf den Knien, die Handflächen leicht nach oben gedreht. Nehmen Sie wahr, wie Ihr Gesäß den Untergrund berührt, auf dem Sie sitzen, wie Ihr Körper sich anfühlt. Sitzen Sie so ein bis zwei Minuten, ohne etwas Bestimmtes zu tun.

Betätigen Sie nun die Eier- oder Stoppuhr, die Eine-Minute-Atemmeditation beginnt: Richten Sie Ihre Aufmerksamkeit auf Ihren Atem. Werden Sie sich einfach der Tatsache bewusst, dass Sie atmen. Beobachten Sie Ihren Atem, wie er in Sie hinein- und wieder hinausströmt. Die kleine Pause dazwischen. Sie müssen nicht besonders tief atmen, Sie müssen auch sonst nichts Besonderes tun. Einfach ein- und ausatmen.

Vermutlich driften Ihre Gedanken sehr schnell ab. Nehmen Sie das zur Kenntnis, danach lenken Sie Ihre Aufmerksamkeit erneut auf Ihren Atem. Klingelt die Uhr, legen Sie Ihre Hände vor die Brust mit den Handflächen aneinander und atmen Sie in dieser Haltung noch einmal konzentriert ein und aus. Schließen Sie die Übung bewusst ab.

Die Atemmeditation lässt sich immer und überall ausführen. Nach und nach kann man die Zeit der Meditation auch verlängern, zum Beispiel auf fünf Minuten oder sogar mehr.

Liebende-Güte-Meditation[203]

Wählen Sie eine angenehme Sitzposition und achten Sie darauf, dass Sie einigermaßen aufrecht und entspannt sitzen. Schließen Sie Ihre Augen ganz oder teilweise. Nehmen Sie einige tiefe Atemzüge, um ganz in Ihrem Körper und im gegenwärtigen Augenblick anzukommen.

Machen Sie sich ein Bild von sich selbst, wie Sie sitzen. Betrachten Sie Ihre Gestalt auf dem Stuhl, als ob Sie sich von außen sehen könnten. Richten Sie jetzt Ihre Aufmerksamkeit auf Ihr Körperinneres und spüren Sie das Pulsieren und Vibrieren Ihres

Körpers. Lokalisieren Sie Ihren Atem dort, wo Sie ihn am einfachsten spüren können. Spüren Sie, wie der Atem Ihren Körper bewegt. Und wenn Ihre Gedanken abschweifen, erspüren Sie behutsam erneut die Bewegung Ihres Atems. Nach einigen Minuten beginnen Sie damit, körperliche Empfindungen von Anspannung zu beobachten, vielleicht in Ihrem Hals, in Ihrem Unterkiefer, in Ihrem Bauch oder auf Ihrer Stirn. Achten Sie auch darauf, ob Sie schwierige Emotionen, wie Zukunftssorgen oder Unbehagen über Vergangenes, empfinden.

Machen Sie sich bewusst, dass jeder menschliche Körper den ganzen Tag Stress und Sorgen mit sich herumträgt. Und nun lassen Sie sich Freundlichkeit und Wohlwollen zukommen für das, was Sie gerade in Ihrem Körper spüren. Sprechen Sie freundlich und sanft die folgenden Kurzsätze zu sich selbst: Möge ich sicher sein. Möge ich in Frieden sein. Möge ich freundlich zu mir selbst sein. Möge ich mich selbst so annehmen, wie ich bin.

Wenn Sie bemerken, dass Ihre Gedanken abschweifen, kehren Sie zu den Sätzen oder zu der Erfahrung des Unbehagens in Ihrem Körper oder Ihrem Geist zurück. Lassen Sie sich Zeit.

Wenn Sie von Emotionen überwältigt werden, können Sie immer zu Ihrem Atem zurückkehren. Sie können den Emotionen auch Namen geben oder sie im Körper lokalisieren und diesem Bereich dann beruhigende Zuwendung schenken. Wenn Sie sich wieder gut fühlen, kehren Sie zu den Kurzsätzen zurück. Zum Abschluss nehmen Sie einige tiefe Atemzüge und ruhen einfach still in Ihrem Körper. Machen Sie sich klar, dass Sie zu diesen Kurzsätzen zurückkehren können, wann immer Sie wollen. Öffnen Sie langsam die Augen.

Der Zweck der Liebende-Gute-Meditation ist es, bewusst positive Emotionen zu kultivieren und eine freundliche, zugewandte Haltung zu aktivieren, in der Sie Ihre Erfahrungen und den Menschen, der Sie sind, wohlwollend annehmen können.

Die Aufmerksamkeit lenken

Manchmal stecken wir so tief in unseren Grübeleien fest, dass wir uns partout nicht vorstellen können, an etwas anderes zu denken. Der Sog der Sorgen ist einfach zu groß. Das Problem dabei ist nur: Meist bringt das ganze Denken nichts. Was für einen Sinn macht es, sich das Gehirn zu zermartern, wenn wir erst eine bestimmte Entwicklung abwarten müssen, bevor wir die nächste Entscheidung treffen können? Die nächste Übung hilft Ihnen, sich auch in stressigen Zeiten Verschnaufpausen zu verschaffen:

Stellen Sie sich eine schwierige Situation vor. Einen Konflikt, der Sie beschäftigt, oder eine Aufgabe im Job, die Sie stresst. Beschreiben Sie das Problem so detailliert wie möglich. Was nervt Sie da genau?

Wenn Sie damit fertig sind, spüren Sie nach: Wie fühlen Sie sich? Vermutlich sind Sie aufgewühlt.

Jetzt lenken Sie Ihre Aufmerksamkeit bitte auf einen Gegenstand, der sich gerade vor Ihren Augen befindet. Ein Kugelschreiber. Ein Kissen auf dem Sofa. Die Tasse mit Kaffee. Das Glas Wasser. Und nun beschreiben Sie bitte diesen Alltagsgegenstand genauso detailliert wie vorher Ihr Problem. Was sehen Sie? Nehmen Sie ihn in die Hand. Wie fühlt er sich an? Wie schwer ist er? Wie verändert er sich, wenn Sie ihn in der Hand bewegen?

Wenn Sie die Aufgabe beendet haben, spüren Sie auch jetzt in sich nach. Was empfinden Sie? Vermutlich fühlen Sie sich eher ruhig, vielleicht sind Sie sogar belustigt oder erstaunt über das, was man alles wahrnimmt, wenn man eine Kaffeetasse oder einen Stift einmal genau anschaut. Und das Problem von eben? Ist vermutlich deutlich in den Hintergrund getreten.

Diese Übung zeigt: Sie können Ihre Aufmerksamkeit lenken. Sie bestimmen, mit welchen Grübeleien und Gefühlen Sie sich beschäftigen. Und das heißt: Sie können aktiv aus jeder Gedankenspirale und jeder Stresssituation aussteigen, indem Sie Ihre Wahrnehmung aktiv umlenken.

Dabei können Sie sich selbst einen positiven Bezugspunkt wählen. Was könnte Ihr persönliches Symbol für Gelassenheit sein? Ein Tier? Eine Landschaft? Ein Lied? Nehmen Sie dieses positive Bild als Anker, den Sie auswerfen, wenn der Stress Sie mitzureißen droht.

Die Gedankenspirale durchbrechen

Diese Übung aus dem »Gehirn-Jogging« wirkt Wunder bei Grübelattacken: Legen Sie die linke Hand über den Kopf und die rechte auf den Bauch. Klopfen Sie mit der linken Hand in die Luft, mit der rechten kreisen Sie über den Bauch. Halten Sie 30 Sekunden durch. Schütteln Sie dann Ihre Hände aus – und machen Sie die Übung nochmals mit vertauschten Händen. Jeder nimmt zuerst seine »Schokoladenseite«, aber wirklich fordernd ist die Übung mit der weniger leichten Kombination. Der Trick bei der Sache: Mit dieser Übung werden Sie sofort von allen Grübeleien abgelenkt, weil Sie sich ganz auf die Koordination konzentrieren. Das entspannt sofort. Und nach der Übung haben Sie den Freiraum zu entscheiden, ob Sie sich wieder der nervigen Situation aus Ihrer Vergangenheit oder Zukunft zuwenden möchten oder lieber die Aussicht vor Ihrem Fenster genießen oder sich einer ganz anderen Sache widmen.

Der Blick vom Berg ins Tal und in die Wolken[204]

Das folgende Bild illustriert eine Haltung zum Leben, die sowohl engagiert als auch gesund ist: Stellen Sie sich vor, Sie stehen oben auf einem Berg und schauen hinab ins Tal. Es ist ein hoher Berg, Sie haben ihn heldenhaft erklommen und haben nun die Gelegenheit, auf Ihre gesamte Welt zu schauen. Sie sehen vielleicht kleine Dörfer, Straßen, das Leben im Tal. Aber Sie sehen auch

Wolken, die über die Erde ziehen. Es gibt helle und dunkle Wolken, genauso wie es positive und negative Emotionen, leichtere und schwierige Situationen in unserem Leben gibt. Es gilt zu akzeptieren, dass diese Wolken den Himmel jedes Menschen bevölkern und einfach dazugehören. Wir leben mit ihnen und sie ziehen vorbei. Die hellen genauso wie die dunklen.

Die zwei Wölfe

Eines Abends erzählte ein alter Indianer seinem Enkelsohn am Lagerfeuer von einem Kampf, der in jedem Menschen tobt. Er sagte: Mein Enkelsohn, der Kampf wird von zwei Wölfen ausgefochten, die in jedem von uns wohnen.

Einer ist böse. Er ist der Zorn, der Neid, die Eifersucht, die Sorgen, der Schmerz, die Gier, die Arroganz, das Selbstmitleid, die Schuld, die Vorurteile, die Minderwertigkeitsgefühle, die Lügen, der falsche Stolz und das Ego. Der andere ist gut. Er ist die Freude, der Friede, die Liebe, die Hoffnung, die Heiterkeit, die Demut, die Güte, das Wohlwollen, die Zuneigung, die Großzügigkeit, die Aufrichtigkeit, das Mitgefühl und der Glaube.

Der Enkel dachte einige Zeit über die Worte seines Großvaters nach und fragte dann: Welcher der beiden Wölfe gewinnt?

Der alte Cherokee antwortete: Der, den du fütterst.

Schlafhygiene

Schlafstörungen sind fast immer Begleiterscheinung von beginnender oder bereits chronischer Erschöpfung und sollten daher als Warnsignal ernst genommen werden. Hier Anregungen für die persönliche Schlafhygiene.

Alle 90 Minuten kommt ein »Schlafzug« vorbeigefahren, in den Sie einsteigen können. Wir sind uns der chronobiologischen

Tatsache meist nicht bewusst, dass wir Lebewesen sind, die im 90-Minuten-Rhythmus funktionieren. Eine komplette Schlafphase dauert bei jedem von uns ungefähr 90 Minuten, dann sind wir knapp unter dem Aufwachpunkt und die nächste Schlafphase beginnt. Wenn uns der Wecker nicht stört, haben wir so vier bis fünf Schlafphasen pro Nacht. In der ersten Nachthälfte überwiegt der Tiefschlaf, in der zweiten Nachthälfte nimmt der REM-Schlaf mit seiner Traumaktivität einen immer größeren Raum ein. Schauen Sie einmal, wann Sie abends spontan einschlafen, wann Sie unbezwingbar müde werden, da könnte so ein 90-Minuten-Intervall beginnen. Und dann rechnen Sie, wann Sie nachts manchmal aufstehen oder morgens am Wochenende spontan wach werden, wenn der Wecker nicht klingelt. Oft ergibt sich dann ein grober 90-Minuten-Rhythmus.

Warum ist das wichtig? Menschen unter Stressbelastung haben ein höheres inneres Erregungsniveau und können schlecht abschalten. Sie legen sich zur gewohnten Zeit ins Bett – sind jedoch emotional oder mental aufgewühlt und wollen sich zum Schlaf zwingen. Typische Gedanken wie: »Wenn ich jetzt nicht schlafe, dann wird es morgen überhaupt nicht mehr zu schaffen sein«, steigern die Erregung noch weiter. Versuchen Sie sich abzulenken, zum Beispiel durch eine innere Reise wie diese: Sie gehen in einer Ihnen bekannten Stadt zu Fuß von einem bestimmten Ort an einen anderen. Wo kommen Sie vorbei? Welche Straßen nehmen Sie? Was sehen Sie?

Oder Sie machen in Ihrer Fantasie einen Strandspaziergang und sehen das Meer, riechen die Salzluft, spüren den Wind auf der Haut und den Sand unter Ihren Füßen. Sie hören das gleichmäßige Rauschen der Wellen und, und, und … Wenn Sie dann nicht eingeschlafen sind, stehen Sie auf. Wir sollten nicht länger als 20 Minuten schlaflos im Bett liegen. Stehen Sie auf und verlassen Sie das Schlafzimmer, machen Sie einfache Dinge, wie noch etwas Zeitung lesen, einen langweiligen Fernsehfilm anschauen oder fernsehen ohne Ton. Irgendwann merken Sie, dass

Sie gähnen müssen, zu frösteln beginnen, die Konzentration nachlässt. Jetzt legen Sie sich wieder ins Bett, meistens sind das die Zeichen, dass Ihr 90-minütiger Schlafzug wieder vorbeikommt. Steigen Sie ein. Und dasselbe gilt auch für das nächtliche Aufwachen: Wenn Sie nicht wieder einschlafen können, erzwingen werden Sie es nicht, stehen Sie auf und halten Sie nach dem nächsten Schlafphasenbeginn Ausschau.

Tatsächlich leben wir auch am Tage im 90-Minuten-Takt. Das Bedürfnis, die Füße zu vertreten, ein Schwätzchen zu halten, etwas Süßes zu essen oder der Nikotinabhängigkeit zu frönen, tritt meist am Ende unseres 90-Minuten-Taktes auf. Kino dauert 90 Minuten, eine Schulstunde 45 Minuten – und eine Besprechung, die ohne Unterbrechung mehr als 90 Minuten dauert, ist eine Katastrophe.

Alkohol ist übrigens ein falscher Freund, er erleichtert zwar das Einschlafen, aber der Schlaf in seinem Rhythmus ist verändert, oft wacht man morgens früher und überhaupt mehrfach auf und der Schlaf hat nicht dieselbe erholsame Qualität.

ANHANG 2
Best-Practice Stressprävention und -behandlung: Fachliche Anregungen für Ärzte, Psychotherapeuten, Personalverantwortliche und BGM-Experten

Was ist Stressmedizin?

Stressmedizin ist bisher kein feststehender Begriff in der Medizin. Das Wort beschreibt vielmehr die medizinische Sicht auf das Phänomen Stress mit seinen typischen Beschwerden und Erkrankungen. Die Stressmedizin ist bestrebt, die Zusammenhänge zwischen Belastung und Erkrankungen näher zu ergründen, um bessere Präventions- und Behandlungskonzepte zu entwickeln. Stressassoziierte Erkrankungen sind beispielsweise Bluthochdruck, Herzinfarkt, Übergewicht, Diabetes Typ II, Depression, Angststörungen, chronische Schlafstörungen, Sexualstörungen, Reizdarm-Syndrom oder chronischer Rückenschmerz. Aber Vorsicht vor einfachen Zuweisungen: Stress ist bei allen diesen Erkrankungen nicht die alleinige Ursache, sondern ein Risikofaktor.

In der Stressmedizin geht man von einem Gesundheitsbegriff aus, der Gesundheit nicht einfach als Abwesenheit von Krankheit definiert. Gesundheit und Krankheit werden vielmehr als zwei Enden einer Skala begriffen. Man kann sich auch »eher gesund« und »eher krank« fühlen. Gesundheit wird dabei als Zustand des relativen Gleichgewichts zwischen Belastungen und Widerstandsfähigkeit aufgefasst. Eine herausfordernde Situation, ein äußeres Ereignis oder ein innerpsychisches Geschehen trifft auf eine Person mit ihrer individuellen Verletzlichkeit (genetische, psychische, soziale Vulnerabilität) und ihren speziellen Kraftquellen und Fähigkeiten (genetische, psychische, soziale Widerstandsfähigkeit). Wenn diese Ressourcen aus Sicht der Person ausreichen, um die Anforderung zu bewältigen, empfindet sie in der Regel eine Aktivierung (»Packen wir es an!«), aber keinen Stress. Nur wenn die Anforderung die Möglichkeiten zu übersteigen droht und außerdem als wichtig und relevant empfunden wird, entsteht eine Stressreaktion, die dann von negativen Emotionen wie Angst oder Ärger begleitet ist. Stressmedizin ist daher immer eng mit den Gefühlen verbunden.

Die Bilanz zwischen den Anforderungen und unserer individuellen Empfindlichkeit für Stress bzw. unserer Widerstandsfähigkeit (Resilienz) bestimmen letztlich also, ob wir uns gesund fühlen oder eher belastet. Dieses Gleichgewicht können wir aktiv beeinflussen – auch wenn wir unsere Gene und Lebenserfahrungen nicht kurzfristig ändern können. In unserer persönlichen und gesellschaftlichen Verantwortung liegen dabei diejenigen Risikofaktoren, die unsere individuelle Verletzlichkeit vertiefen, sowie die Schutzfaktoren, die unsere Resilienz stärken.

Insofern ist auch die Stressmedizin in dieses komplexe Zusammenspiel zwischen Biologie, Psychologie und Kultur eingebettet. Die folgenden Stichworte zeigen die Eckpunkte auf, zwischen denen sich das Feld der Stressmedizin in diesem Sinne aufspannt.

1. Epigenetik

Die vorhandene genetische Information in unseren Zellen könnte man mit einer Bibliothek vergleichen. Entscheidend für unsere Gesundheit ist jedoch nicht die Frage, welche Bücher im Regal stehen, sondern welche Bücher aus dieser Bibliothek auch tatsächlich gelesen werden. Gene sind so etwas wie flexible »Blaupausen« für die Eiweißstoffe in unserem Körper. Sie sind nicht immer alle gleichzeitig aktiv und werden nicht ständig abgelesen. Gene können an- und abgeschaltet werden, je nachdem ob ein Eiweiß produziert werden soll oder nicht. Dieser Mechanismus ist – sehr vereinfacht – gemeint, wenn wir von »Epigenetik« sprechen. Epigenetische Veränderungen passieren dabei nicht zufällig, sondern sind das Ergebnis einer komplexen Informationskaskade in und zwischen Zellen, die immer als Anpassung an eine auslösende Situation erfolgen. Die Expression unserer Gene und das Herstellen der Eiweiße passen sich dem Leben an. Damit ist der gesamte Bauplan unseres Körpers nicht statisch, sondern dynamisch. Er kann sich flexibel auf Herausforderungen einstellen. Stress wirkt direkt auf diese epigenetischen Prozesse ein. Damit beeinflusst die Frage, ob wir uns eher gelassen oder eher gestresst durch unseren Alltag bewegen, letztlich unseren gesamten Stoffwechsel, die Biologie unseres Körpers. Man beobachtet beispielsweise, dass Menschen, die sehr früh in ihrer Kindheit starkem Stress ausgesetzt waren, zeitlebens anfälliger für Stress sein können. Und inzwischen vermutet man, dass diese Empfindlichkeit durch epigenetische Veränderungen bedingt ist.[205]

2. Neuroplastizität

Die oberste Schaltzentrale unseres Körpers ist das Gehirn. In unserem ganzen Leben geschieht nichts, ohne dass unser Gehirn dies nicht aktiv begleitet. Auch in Ruhepausen und im Schlaf – unser Gehirn ist stets aktiv. Und es passt beständig seine »Hardware« (die Nervenzellen) an das Geschehene oder Erlebte an. Dabei beeinflusst die »Software« (die elektrischen Impulse im Gehirn) die Hardware, die dann wiederum die Software beeinflusst. Lernen heißt, dass ich subjektiv das französische Wort »encéphale« für Gehirn zum ersten Mal höre und mir merke – und im gleichen Moment haben sich elektrische Potenziale, Synapsenstrukturen und Nervenleitungen im Gehirn verandert. Diesen Vorgang nennt man Neuroplastizität. Nervenzellen werden von unserer Geburt an nicht immer weniger (so wie man bis vor wenigen Jahren glaubte), sondern Nervenzellen können sich auch im Laufe unseres Lebens aus pluripotenten Stammzellen in unserem Gehirn neu bilden. Nach Schlaganfällen können sogar ganze Hirnregionen neue Funktionen übernehmen. In Kapitel 6 zeigten wir unter dem Stichwort »Dauerstress«, wie lang anhaltender Stress das Gehirn beeinflussen und zu regelrechten »Umbauten« führen kann. Für Burnout-Betroffene bedeutet dies jedoch auch: Grundlegende Veränderungen hin zu einem gelasseneren Leben brauchen ihre Zeit. Denn das Gehirn baut erst nach und nach unter dem Einfluss von neuen Eindrücken und Lernprozessen die »Dauerstress-Verschaltungen« wieder ab.

3. Körper und Seele

Epigenetik und Neuroplastizität machen deutlich, dass Gene und Nervenzellen sowie Erlebnisse und Erfahrungen in einem ständigen Austausch stehen – und dass unsere Gefühle ebenso wie unser Stresserleben sich letztlich in »Materie« manifestieren. Seelische Empfindung ebenso wie kühle Gedanken sind immer über eine materielle Reaktion in unserem Gehirn niedergeschrieben. So wie das Heben und Senken einer Hantel dazu führt, dass sich die Muskelzellen im Bizeps vergrößern und vermehren, so hinterlässt jedes Ereignis eine Spur in unserem Gehirn. Auf diese Weise passt sich unser Gehirn fortlaufend an unsere Umwelt an. Unsere Gefühle sind dabei das wichtigste Bindeglied zwischen Körper und Gehirn. Aufgrund seiner beständigen und komplexen Arbeitsleistung hat unser Gehirn auch einen sehr hohen Energieverbrauch und die Blut- und Sauerstoffzufuhr zum Gehirn wird mit Priorität geregelt. Durch körperliche Aktivität und Ernährung sowie durch geistiges Training können wir die Funktion unseres Gehirns aus diesem Grunde auch verbessern.

4. Stress und Gefühle

Vor allem die negativen Emotionen sind eng mit der Stressreaktion verknüpft. Wenn wir Stress erleben, empfinden wir Wut,

Ärger, Angst. Negative Gefühle dienen unserem Selbstschutz. Sie lösen Stress aus und mobilisieren so unsere Abwehr-, Bewältigungs- und Schutzsysteme. Sie werden in der Regel seltener aktiviert, sind aber immer intensiv – sie sollen uns schließlich vor innerer und äußerer Gefahr warnen. In der Summe überwiegen in unserem Erleben in der Regel jedoch die positiven Gefühle wie Freude, Neugier oder Liebe. Sie sind in gewisser Weise nur viel »leiser« als die starken negativen Emotionen. Da die negativen Gefühle mit weitaus stärkerer Intensität wahrgenommen werden, treten sie deutlicher in unser Bewusstsein als die positiven.

Jeder Mensch, der schon einmal eine sehr stressige Situation erlebt hat, weiß aus Erfahrung, dass das klare Denken unter Stress nur sehr eingeschränkt funktioniert. Man handelt. Möglichst schnell. Diese Reaktion erklärt sich aus der Evolution des Gehirns. Denn letztlich ist das menschliche Gehirn nichts anderes als eine Weiterentwicklung des Reptilien- und Säugetiergehirns (siehe auch Kapitel 4). Im Laufe der Evolution wurden die Gefühlssysteme bis zum Menschen zwar immer komplexer und eng mit kognitiven Möglichkeiten wie Reflexion verknüpft (nur so konnten moralisches Denken oder Empathie entstehen). Unter Stress werden jedoch über die negativen Gefühle die älteren Hirnstrukturen aktiviert, die ein instinktgesteuertes oder durch konditioniertes Lernen geprägtes Verhalten auslösen. Unter Stress handelt man eher automatisch und in Gewohnheiten als reflektiert. Unter Stress können wir deshalb unser emotionales, empathisches und kognitiv reflexives Potenzial nicht mehr voll ausspielen, wir agieren im Notfallmodus.

5. Eusozialität
Unsere Gefühle sind auch das Verbindungsglied zwischen uns und den anderen. Die Fähigkeit zum Mitfühlen, zur Empathie ist eine sehr menschliche Eigenschaft und sie ermöglicht uns ein komplexes Sozialleben. Spezielle Gehirnzellen, die Spiegelneu-

rone, sind dafür zuständig, dass wir uns von den Gefühlen unserer Mitmenschen anstecken lassen und auch sie mit unseren Gefühlen anstecken können. Unser Selbst entwickelt sich letztlich im Spiegel der Mitmenschen, der Eltern, Geschwister, der Peergroup und unserer Lehrer, der Partner und unserer Kinder, der Enkel und der Verstorbenen.

Daraus ergibt sich auch eine Eigenschaft des Menschen, die eng mit dem Stressempfinden verknüpft ist: Wir fühlen uns nur wohl, wenn wir uns von unseren Mitmenschen anerkannt und wertgeschätzt fühlen. Fühlen wir uns missachtet oder ausgeschlossen, erleben wir Stress. Menschen sind in hohem Maße auf Anerkennung, Fairness und sozialen Austausch angewiesen und streben danach. Seelische Schmerzen empfindet unser Gehirn sogar ganz ähnlich wie körperliche. Die Reize laufen in derselben Hirnregion, der sogenannten Insula, zusammen und werden gemeinsam verarbeitet. Eine Seelenpein, zum Beispiel wenn ein geliebter Mensch einen zurückweist, löst im Gehirn die gleichen Reaktionen aus wie körperlicher Schmerz.

Wir sprechen vom Gehirn deshalb auch als einem sozialen Organ. Aus der Evolutionsbiologie wissen wir, dass Menschen zur Gruppe der eusozialen Säugetiere gehören. Eusozial bedeutet aus dem Lateinischen übersetzt »kameradschaftlich« und beschreibt die Staaten bildenden Säugetiere. Diese Tatsache hat sich in der Struktur und den dynamischen Fähigkeiten unseres Gehirns niedergeschlagen. Dabei steht der Mensch immer im Spannungsfeld zwischen seinen eigenen, ganz individuellen Bedürfnissen und den Anforderungen der Gruppe, in der er lebt.

6. Chronobiologie

Wir sind an die Naturzeit gebunden, auch wenn wir uns vordergründig immer mehr an der sozialen Uhrzeit orientieren. In unseren Schlaf-Wach-Rhythmen sind wir an den Verlauf von Tag und Nacht gebunden, Hormone und Stoffwechsel oszillieren in diesem circadianen Rhythmus, in unseren Zellen befinden sich

Clock-Gene, die unseren Stoffwechsel regulieren. Tief in unserem Inneren wissen wir um die Bedeutung der Dimension Zeit für unser Leben. Schließlich sind wir sterblich. Dennoch beleuchten wir die Nacht, wir schlafen eine Stunde weniger als alle unsere Vorfahren, wir fliegen über Zeitzonen und zurück, wir verlängern unsere Kindheit und Jugend bis zum dreißigsten Lebensjahr, wir schieben den Tod immer weiter hinaus und führen ein aktives Leben bis ins hohe Alter. In gewisser Weise kann man sagen, dass diese Tendenz, das Beste aus unserer Zeit herauszuholen, lieber mehr als weniger in ein bestimmtes Zeitfenster zu stopfen, auch eine Art Flucht vor der Angst vor dem Tod ist. Unsere Verweigerung, uns mit der Endlichkeit des Lebens zu beschäftigen, ist insofern einer der Stresstreiber unserer Zeit. In den Seminaren zur Burnout-Prävention wird das sehr deutlich. Wenn die Teilnehmer die Aufgabe annehmen, ihr Leben »Vom Tode her zu denken«, sich also zu überlegen, auf welches Leben sie eigentlich später gerne einmal zurückschauen würden, dann merken sie mit Wucht, wie sehr ihre bisherige Daseinsweise am »guten Leben« vorbeigeht.

7. Natur und Kultur

Heute leben wir in der Kultur der Arbeit. Nicht mehr Ackerbau und Viehzucht bestimmen unser Leben. Die rasante Entwicklung der Naturwissenschaften und die entsprechende Kultur der Arbeit haben sich in den letzten 500 Jahren abenteuerlich beschleunigt. So sehr, dass wir sogar die Grundlagen unserer Natur gefährdet sehen, sowohl unsere persönlichen als auch die ökologischen Grundlagen des Lebens auf dieser Erde. Wir beobachten eine Explosion der Kommunikation, der Verbindungen zwischen Menschen, ihren Gedanken und Gefühlen. Spätestens mit der Sesshaftigkeit vor ungefähr 12000 Jahren spielten zunächst Wege oder Wegstrecken zwischen Gruppen und Siedlungen die erste entscheidende Rolle und der Austausch von Gegenständen. Überlandrouten, Straßen und Wasserwege folgten, Zeichenschriften,

Papyros und die Erfindung des Alphabets und schließlich der Buchdruck beschleunigten die Kommunikation. Immer bessere Fahrzeuge, zu Land und zu Wasser, wurden entwickelt. Erst ging es motorengetrieben über See, dann über die Straße und schon bald in die Luft. Elektrizität und Telegrafie, Telefon, Rundfunk und Fernsehen, digitale Maschinen und Internet folgten. Das unglaubliche Potenzial der Menschen entfaltet sich in immer engeren Kommunikationswegen, jedem steht bald das gesamte Wissen der Menschheit zur Verfügung. Und man muss sich fragen: Können unsere sozialen Strukturen mithalten? Wir hatten es unter dem Stichwort »Eusozialität« beschrieben: Für den Menschen ist das soziale Miteinander so wichtig wie die Luft zum Atmen. Hier liegt auch die Ursache dafür, dass wir für jede neue Beschleunigung in der Kommunikation so offen sind. Sie verspricht uns auf einer ganz tiefen Gefühlsebene die Möglichkeit nach mehr und besseren Kontakten zu unseren Mitmenschen. Eine Verführung, die für so manchen zum Kulturstress ausartet.

8. Sozioökonomischer Status
In diesem trockenen Begriff steckt viel Wissenswertes über Stress. Es ist ein tief sitzender Wunsch jedes Menschen, sich in einer Gruppe zu entwickeln, die ihn anerkennt und akzeptiert. Um dieses Ziel zu erreichen, nehmen wir viel auf uns. Wir erbringen Leistung, um in der Gruppe zu bestehen, und entwickeln unsere Werte im Austausch mit unserer Umwelt. Das soziale Umfeld ist eine wichtige Ressource in belastenden Zeiten. Unsere Psyche orientiert sich an den anderen mindestens genauso stark wie an unseren persönlichen Wünschen und Bedürfnissen. Im Idealfall kommt es zu einem Ausgleich von persönlicher Bedürfnisbefriedigung und dem Engagement für die Gruppe. Man kann sich entfalten und fühlt sich zugleich verbunden. Gelingt dies nicht oder zumindest nicht dauerhaft, entsteht Stress. Dies ist beispielsweise in Gesellschaften mit großen sozialen Ungleichheiten der Fall.

Viele Gesundheitsaspekte sind eng mit dem sozioökonomischen Status verknüpft: das Gesundheitsverhalten, die Chance auf ein gesundes Leben oder welche Risiko- und Schutzfaktoren für unsere seelische Gesundheit für uns relevant sind. Dass die Sterblichkeit zwischen Ländern dieser Erde und innerhalb eines Landes variiert, hängt nicht nur von Wasser, Nahrung, Hygiene, Wohnraum, Sicherheit und Bildung ab, sondern auch von Anerkennung, Status und Fähigkeiten, unserem sozioökonomischen Status, der damit ein wesentlicher Risiko- oder Schutzfaktor für unsere Gesundheit ist. Für Fachleute, die sich mit gestressten Klienten beschäftigen, ist der sozioökonomische Status insofern eine unverzichtbare Information, um das Geschehen einordnen zu können.

Der Rundblick auf den Rahmen, in dem sich die Stressmedizin bewegt, macht deutlich: Die Prävention und Behandlung von Stressproblemen und -erkrankungen ist eine komplexe Aufgabe, denn die Aussage eines Menschen »Ich habe so viel Stress!« wurzelt in vielen verschiedenen Ursachen: der Persönlichkeit des Betreffenden, seiner biologischen Veranlagung, seiner Geschichte, seinen sozialen Beziehungen etc. Insofern sind auch helfende Maßnahmen komplex – denn letztlich geht es ja darum, dass die Person wieder ins Gleichgewicht kommt und die Anforderungen ihres Lebens mit ihren Möglichkeiten und Ressourcen so gestalten kann, dass die Psyche in Balance bleibt. Was genau hilft, ist dementsprechend bei jedem Menschen anders.

Für einen Arzt oder Therapeuten, aber auch für eine Führungskraft oder einen anderen Personalverantwortlichen bedeutet das daher, viele Dimensionen des Themas in den Blick zu nehmen und im Austausch mit dem Betroffenen die individuellen Ursachen für das gestresste Lebensgefühl herauszuarbeiten, um der adäquaten Hilfestellung auf die Spur zu kommen. Patentrezepte ebenso wie blitzschnelle Heilerfolge bleiben ein unrealistischer Wunschtraum.

Völlig erschöpft und ausgebrannt: Welche Therapien wirken?

Viele Menschen, die eine Burnout-Krise erlebten, suchen lange nach einer geeigneten Therapie oder Unterstützung, die sie im Prozess der Genesung sinnvoll begleitet. Der Leidensdruck ist hoch und dementsprechend häufen sich seit Jahren auch die Angebote für Seelen-Wellness auf dem freien Markt. Die Deutsche Gesellschaft für Psychiatrie, Psychotherapie und Nervenheilkunde (DGPPN) warnt jedoch eindringlich davor, sich dieser zum Teil unseriösen Angebote zu bedienen, die Erschöpften schnelle Hilfe versprechen: »Viele Burnout-Coaches und Kliniken vermitteln den Patienten den Eindruck, dass mit Wellness-Methoden wie gesundem Essen, Sport, Entspannungs- und Zeitmanagement-Training oder einfachen Empfehlungen zur Arbeitsplatzumstrukturierung jegliche psychische Störungsform im Zusammenhang mit Arbeitsstress behoben werden könnte.« Aber Studien zeigten, dass unspezifische Therapien gerade im Bereich der psychosomatischen und psychischen Beschwerden mehr Unheil anrichten als heilen. »Unzulängliche, mittel- und langfristig erfolglose und sich über sehr lange Zeiträume erstreckende Behandlungen dürften die Folge sein.«²⁰⁶ Wie findet man also eine gute Behandlung oder Therapie?

Entscheidend ist die Frage, was eine Person an therapeutischer Unterstützung wann braucht. Denn wir haben in Kapitel 1 gesehen, dass Burnout keine eigenständige Krankheitsdiagnose darstellt, sondern einen von Stress getriggerten Prozess beschreibt, in dem sich aus soziologischer Sicht auch eine gesellschaftliche Klage über die Lebensverhältnisse abbildet. Zentral für die richtige Behandlung ist also die Antwort auf die Frage: Wo befinde ich mich auf diesem Prozess, an welchem Punkt der Erschöpfungsspirale stehe ich?

Unsere Erfahrung (Hans-Peter Unger, siehe auch »Die Vier Säulen der Prävention, Früherkennung, Behandlung und Wiedereingliederung«, S. 257) zeigt, dass in vielen leichteren Krisen, die die Arbeitsfähigkeit noch nicht akut gefährden, oft eine zeitnahe Beratung über ein bis drei, im Einzelfall auch fünf Sitzungen ausreichend ist. Diese Beratung kann zum Beispiel über den Betriebsarzt, den betrieblichen Sozialarbeiter, externe Beratung wie durch eine EAP oder eine Sprechstunde seelische Gesundheit erfolgen. Grundvoraussetzung ist immer die Schweigepflicht dem Betrieb gegenüber. Wichtig ist, dass diese Interventionsmöglichkeit ohne Wartezeit innerhalb von einer Woche möglich ist, im Notfall auch sofort, und dass die Ansprechpartner im Betrieb und die Mitarbeiter des EAP bei weiterführendem Bedarf eng mit dem therapeutischen System vor Ort vernetzt sind.

Gedanken zum Erstkontakt zwischen Arzt und Patient

Vor allem anderen ist zu erfragen, ob die geschilderten »Erschöpfungsanzeichen« aufgrund von zu viel Stress im Arbeitsalltag vielleicht nur eine Selbstdiagnose sind. Manchmal steckt tatsächlich eine körperliche Erkrankung oder aber eine Depression dahinter, die ihre tieferen Ursachen in ganz anderen Zusammenhängen als in einer aktuellen Jobkrise hat und damit ganz andere psychotherapeutische oder psychopharmakologische Behandlungsstrategien erfordert. Die genaue Diagnose ist entscheidend für die weitere Unterstützung und Behandlung des Patienten.

Bei der Diagnose (*Clearing*) sollte der Frage nach Schlafstörungen eine besondere Bedeutung zukommen. Die meisten Menschen, die unter akutem oder chronischem Stress leiden, berichten über Einschlafschwierigkeiten oder über häufiges Erwachen bis zu frühmorgendlichen Panikattacken oder frühem Aufwachen, schweißgebadet und verstrickt in negative Grübelkreisläufe. Schon hier ist die Abklärung einer bereits bestehenden Panikstörung oder Depression wichtig. Jeder Stresspatient, egal an welcher Stelle der Erschöpfungsspirale er sich befindet, sollte die Regeln der Schlafhygiene kennen (siehe Anhang 1, Seite 238). Den Schlaf wiederherzustellen ist eine Grundbedingung, um die natürlichen Regenerationsfähigkeiten des Organismus wieder in Gang zu setzen. Nur wenn es über die Schlafhygiene nicht gelingt, ist dazu im Einzelfall auch eine medikamentöse Unterstützung sinnvoll. Auch die Frage nach Alkohol-, Medikamenten-, Stimulanzien- und Drogengebrauch gehört heute zum diagnostischen Erstgespräch.

Sinnvoll sind in der Regel zwei diagnostische Gespräche im Abstand von sieben bis zehn Tagen, sofern kein Notfall vorliegt. Nicht selten ist auch wünschenswert, dass der Partner zum zweiten Gespräch mitkommt, dann wird deutlich, wie sehr er vielleicht selbst von Belastungen betroffen ist oder wie verzweifelt er sich schon bemüht, dass der Gestresste sich Unterstützung holt und die Zeichen der stressbedingten Erschöpfung anerkennt. Auch für die Planung einer weiteren Therapie ist es wichtig, den Partner von Anfang an miteinzubeziehen. Und trotz aller Konflikte und Belastungen im Arbeitsalltag sollte man auch fragen, wer den Patienten im Betrieb unterstützt, was der Vorgesetzte sagt, was der Betriebsarzt etc. Ebenfalls interessant: Wie sieht es mit sportlicher Betätigung, mit einem Ausgleich zur Arbeit aus. Und: Welche therapeutischen Vorerfahrungen hat die Person?

Erst dann, wenn die aktuelle Konfliktlage definiert, der biografische Hintergrund (stressverstärkende Einstellungsmuster) erhellt, Vorgeschichte und körperliche Ursachen abgeklärt, Schlafstörungen und Suchtmittelgebrauch in Augenschein genommen wurden und das familiäre und berufliche Feld beleuchtet wurde, kann eine Therapieempfehlung und -planung erfolgen. Im Folgenden Hinweise zu Behandlungsansätzen und Eskalationsstufen.

Was wirkt wie?

Um auf einzelne Therapien zu sprechen zu kommen, ist aus meiner Sicht (Hans-Peter Unger) wichtig, unterschiedliche Ansätze auseinanderzuhalten, die oft von Patienten ebenso wie Professionellen durcheinandergeworfen werden:

In *Stressmanagement-Seminaren* lerne ich, was meine persönlichen Stressoren sind und wie ich meinen Umgang mit diesen Stressoren verändern kann. Kurz: Ich lerne bestimmte Skills oder Fertigkeiten, die den Stresspegel in meinem Arbeitsalltag senken. Deshalb spielt Zeitmanagement, Prioritätensetzung und Pausenverhalten dabei immer eine Rolle. Die Inhalte der Stressmanagement-Seminare ergänzen sich gut mit *Entspannungstechniken* wie zum Beispiel autogenes Training oder Progressive Muskelentspannung. Die Entspannungstechniken schulen dabei speziell die Fähigkeit, sich aus einem gestressten Gefühl zu befreien, wenn die anstrengende Situation vorbei ist. Sie helfen auch, nach dem Arbeitstag abzuschalten – die Voraussetzung für wirkliche Erholung am Feierabend oder am Wochenende. Dabei wirken sich diese Programme auch positiv auf die Stresswiderstandsfähigkeit aus, wenn sie als Weiterbildung im Job angeboten werden – und stärken so auch Beschäftigte, die sich durchaus noch gesund fühlen.[207]

Das Programm zur achtsamkeitsbasierten Stressreduktion *Mindfulness-based Stress Reduction MBSR* (vgl. Kapitel 9 »Aus der Praxis: Achtsamkeitstraining«) ist dagegen weder eine Entspannungstherapie noch ein klassisches kognitives Stressbewältigungsprogramm. Die Übungen und Erkenntnisse, die sich die Teilnehmer erarbeiten, helfen nachhaltig, die eigene Haltung zum Stress und zu Belastungen so zu verändern, dass wir weniger unter ihnen leiden. Durch Gegenwärtigkeit und Konzentration auf unsere Wahrnehmung, ohne diese zu bewerten, lernen die Teilnehmer zu erkennen, wann sie gestresst sind und welche Gedanken und Gefühle mit ihrer Stressreaktion einhergehen.

Die Teilnehmer finden heraus, mit welchen Gedanken und Überzeugungen sie Stresssituationen verschärfen – und wie sie diesen
Automatismus unterbrechen können. Und sie machen zugleich
auch die Erfahrung, dass sie zur Ruhe kommen und sich selbst
aktiv in eine gelassenere und positive Stimmung versetzen können. Aus diesen Wahrnehmungen und Erkenntnissen entwickeln sie wieder mehr Entscheidungs- und Handlungsfreiheit.

MBSR wirkt dabei auch bei Menschen, die bereits tief in einer
Stresskrise festhängen oder vielleicht schon aufgrund ihrer
Burnout-Beschwerden krankgeschrieben sind. Die Burnout-
Kurse der Tageskliniken für Stressmedizin in den Asklepios Kli-
niken in Hamburg-Harburg und Hamburg St. Georg fußen
ebenfalls auf diesem Achtsamkeitstraining. Die Evaluation der
Acht-Wochen-Kurse zeigt: Die subjektive Bedeutsamkeit der
Arbeit nimmt signifikant ab, dafür steigen Distanzierungsfähig-
keit, innere Ruhe/Ausgeglichenheit und Lebenszufriedenheit.
Die Tendenz zur Resignation war rückläufig. Zusammenfassend
kann man sagen: »Die psychische Widerstandskraft der Menschen ist in den acht Wochen enorm gestiegen. Ihre depressiven
Symptome waren dagegen weitestgehend verschwunden.«[208]

Die Rückmeldungen der Teilnehmer der Burnout-Gruppen
geben Hinweise darauf, dass das Gelernte vor allem dann langfristig wirkt, wenn die Betreffenden ihre Übungen zur Achtsamkeit dauerhaft beibehalten. Ohne eine gewisse Disziplin in der
entstressten Lebensführung rutscht man offensichtlich schnell
wieder in alte Muster zurück. Tägliche Übung stärkt dagegen
den »Achtsamkeitsmuskel«. Studien aus der Hirnforschung zeigen, dass mit einer gewissen Zeit der Achtsamkeitsübung bestimmte Strukturen im Gehirn stärker werden, die für das klare
Denken und das kluge Abwägen verantwortlich sind (präfrontaler Kortex), hingegen Vernetzungen in den Hirnregionen, die
eng mit den Empfindungen Angst und Stress verbunden sind,
schwächer werden. Das Gehirn lernt sozusagen den gelassenen
Blick auf die Welt.[209]

Neben den aktuellen Studien, die die Wirksamkeit von MBSR belegen,[210] erweisen sich *kognitiv-behaviorale Ansätze* als besonders wirksam. Sie helfen denjenigen, die bereits aufgrund eines Burnouts krankgeschrieben sind, scheinen aber auch in der Prävention von Burnout wirksam zu sein. Beispielsweise lernten Lehrer und Referendare in den Kursen zu »Arbeitsbelastung und Gesundheit im Lehrerberuf« (AGIL) mit vier Trainingseinheiten à vier Stunden, ihren Alltag zu entstressen und ihre Erholungskompetenz auszubauen. Im Fokus standen die Fragen, wie man Unterricht machen kann, ohne sich und seine Ressourcen zu verausgaben, wie man typische Belastungssituationen frühzeitig erkennt und aktiv entschärft, wie man trotz des hohen Anspruchs an seine Tätigkeit realistisch bleibt, auch das eigene Wohlbefinden im Blick behält und seine Erholungskompetenz stärkt. Konkrete Methoden zum systematischen Problemlösen, der kritische Blick auf den eigenen Perfektionismus und typische Gedanken, die einen noch mehr aufpeitschen, wenn es sowieso schon schwierig wird, gehören genauso zum Lehrer-Gesundheitstraining wie das Wissen um die persönlichen Stresssymptome und Erholungstricks.

Damit die Erkenntnisse im Alltag auch wirklich umgesetzt werden können, werden im Kurs konkrete individuelle Ziele für eine Entlastung formuliert. Auch diese Burnout-Präventionsseminare sind evaluiert und haben sich als langfristig hilfreich erwiesen.[211] Der Mediziner und Psychotherapeut Andreas Hillert, Chefarzt an der medizinisch-psychosomatischen Klinik Roseneck, Schön Kliniken, Prien am Chiemsee: »Im klinischen Rahmen wurde AGIL gut angenommen und sehr positiv bewertet. Bei Teilnehmern der Interventionsgruppe zeigte sich ein verbessertes berufsspezifisches Selbstwirksamkeitserleben und eine günstigere subjektive Erwerbsprognose.« Auch im Rahmen der Evaluation als Präventionsprogramm war die Akzeptanz des Programmes bei den teilnehmenden 128 Lehrern und Lehrerinnen hoch. Eine Wirksamkeit bezüglich der subjektiven Symptombelastung ließ sich bei Teilnehmern aufzeigen, die zu Beginn – subklinisch – über erhöhte Beschwerden berichtet hatten.

Hillerts Schlussfolgerung: »Praktikabilität und Wirksamkeit des AGIL-Gruppenprogramms, was die Modifikation potenziell ungünstiger, stressbezogener Verhaltensmuster anbelangt, konnte sowohl im stationären als auch im ambulant-präventiven Setting aufgezeigt werden. Die vermittelten Inhalte fokussieren auf Basiskompetenzen von in Sozialberufen tätigen Menschen, die bislang offenbar in der Aus- und Weiterbildung nicht hinreichend intensiv und für diesbezüglich weniger aufgeschlossene Personen verpflichtend vermittelt werden.«[212]

Was sowohl dem achtsamkeitsbasierten wie dem kognitiv-behavioralen Ansatz gemeinsam ist: Sie setzen effektiv da an, wo Menschen mit einem Burnout offensichtlich ihre größte persönliche Achillesferse haben: Ihre Tendenz, sich zu verausgaben, ist höher als beim Schnitt der Beschäftigten. Häufig ist ihnen der Beruf extrem wichtig und ihr Arbeitsethos sehr ausgeprägt. Doch wenn sich Probleme vor ihnen aufbauen, neigen sie zu Resignation, Selbstzweifeln und Schuldgefühlen. Außerdem haben sie in der Regel Schwierigkeiten, zur Ruhe zu kommen, sie grübeln viel und können schlecht abschalten – vor allem in stressigen Zeiten. Im Job erleben sie sich als nicht so erfolgreich, wie sie es sich wünschen, und es mangelt ihnen an sozialer Unterstützung.

Die kleine Aufzählung zeigt: Es gibt inzwischen durchaus wirksame und nachhaltig hilfreiche Ansätze zur Burnout-Prävention und -Therapie. Gerade im Bereich der Prävention kann man dabei feststellen: Es lohnt sich, das Thema »Stress« frühzeitig anzugehen. Denn umso weniger erschöpft eine Person ist, umso schneller wird sie von den Anregungen zur Stressprävention profitieren. Menschen mit ausgeprägter Burnout-Problematik brauchen in der Regel Wochen und Monate, bis sie wieder ein Leben führen, das sich stabil und in Balance anfühlt.

Die vier Säulen Prävention, Früherkennung, Behandlung und Wiedereingliederung: Verbindung zwischen betrieblichem Gesundheitsmanagement und Behandlungssystem

Das Zentrum für Stressmedizin an der Asklepios Klinik Harburg kooperiert seit einigen Jahren mit Unternehmen aus ganz verschiedenen Branchen, wie Airbus, Siemens, Hamburger und Buxtehuder Sparkasse, Reemtsma oder Gruner + Jahr. Das Ziel: eine fundierte Prävention und passgenaue Hilfe für Arbeitnehmer in psychischen Krisen durch die Vernetzung von Prävention im Unternehmen und Versorgung im psychotherapeutischen und psychiatrischen Bereich. Die Zusammenarbeit ruht dabei auf den vier Säulen Prävention, Früherkennung, (arbeitsplatzbezogene) Behandlung und Wiedereingliederung. Wenn die Vernetzung lebendig gelingt, zeichnet sich nach und nach ein Kulturwandel im Unternehmen ab, bei dem die psychische Gesundheit der Beschäftigten zu einem festen Element der Gesundheitsförderung und ein wichtiger und akzeptierter Faktor für den Unternehmenserfolg wird.[213]

1. Prävention und Behandlung bilden ein Kontinuum

Betrachtet man psychische Störungen aus der betrieblichen Perspektive, so löst sich die strikte Trennung zwischen Prävention und Behandlung, die in unserem Gesundheitswesen besteht, bald auf.

In der betrieblichen Wirklichkeit zeigt sich: Gesundheit ist eine Balance zwischen Risiko- und Schutzfaktoren (siehe auch Kapitel 8). Arbeit kann Gesundheit erhalten und wie ein Schutzfaktor wirken, Arbeit kann aber auch krank machen und als Risikofaktor fungieren. Beispiele aus dem Alltag der Betriebe zeigen sehr deutlich: Auch Menschen, die unter wiederkehrenden Depressionen oder anderen psychischen Erkrankungen leiden, können durch das Erleben von Anerkennung und Selbstwirksamkeit so durch ihre Arbeit und die Kollegen stabilisiert werden. Man kann nicht einfach behaupten: Viel Arbeit macht automatisch krank. Ursache und Wirkung sind weitaus komplexer. Eine Person kann sehr viel Arbeit auf dem Tisch haben und dennoch wenig gestresst sein, wenn sie sich für die Arbeit als gut qualifiziert erlebt, ausreichend Handlungsspielraum hat und die Tätigkeit als sinnhaft empfindet.

In diesem Sinne scheint ein ganzheitlicheres Verständnis von Gesundheit besser geeignet, um sich dem Thema Stressprävention im Betrieb angemessen zu nähern. Bei der Antwort auf die Frage, ob Arbeit schützt oder zum Risiko für die Gesundheit wird, sind sich alle Experten inzwischen einig, dass es erstens um die Frage geht, ob ich überhaupt Arbeit habe. Arbeitslosigkeit und drohender Arbeitsverlust sind deutliche Risikofaktoren. Zweitens steht bei vorhandener Arbeit die Qualität dieser Tätigkeit im Vordergrund: die Frage nach dem »Wie«. Wie ist Arbeit strukturiert? Wie viel Einfluss habe ich auf meine Arbeit? Wie fühle ich mich unterstützt? Wie viel Wertschätzung erhalte ich am Arbeitsplatz? Wie ist mein eigenes Commitment? Wie fair fühle ich mich behandelt? Wie geht der Betrieb mit Erreichbarkeit und E-Mail-Flut um? Wie sicher ist der Arbeitsplatz? Wie sind die Qualifizierungs- und Entwicklungsmöglichkeiten? Und nicht zuletzt: Wie geht der Betrieb, die Führung und die Mitarbeiter mit der Anforderung des dauerhaften Wandels, mit Dauer-Change um? Zwei Teams können durchaus die gleichen Tätigkeiten durchführen, doch in dem einen Team fühlen sich auffällig viele Beschäftigte psychisch belastet, erkranken vielleicht sogar, während im anderen Team die Stimmung gut ist und der Stresspegel niedrig bis mittel bleibt. Parameter wie Anerkennung, Leistungsgerechtigkeit, Führungskompetenz und Kollegialität spielen die Hauptrolle in einer salutogenetischen Organisation.[214]

Im betrieblichen Gesundheitsmanagement unterteilt man die Primärprävention in die zwei Bereiche Verhaltens- und Verhältnisprävention. Verhaltensprävention richtet sich an das Individuum, seine persönliche Verantwortung für Gesundheit und Resilienz. Betriebliche Angebote wie Stressmanagementseminare, Konflikt- und Gesundheitstraining, Coachingangebote etc. gehen in diese Richtung. Die Verhältnisprävention fragt dagegen, wie die Arbeit selbst sicherer und gesünder gemacht werden kann, wo unnötige Stressquellen im Arbeitsbereich liegen und wie ein gesundheitsförderliches Führungsverhalten etabliert werden kann. Hierzu werden in der Regel Mitarbeiterbefragungen durchgeführt, über den Arbeitsschutz auch moderierte Gefährdungsbeurteilungen. Gemeinsam mit Krankenkassen, Institutsambulanzen/Kliniken können so abgestimmte Informationsveranstaltungen und Schulungen durchgeführt werden. Das Amt für Arbeitsschutz, die Unfallkassen und die BGF-Abteilungen der Krankenkassen helfen bei der Einführung solcher moderierter Gefährdungsbeurteilungen. Die AOK Rheinland/ Hamburg hat sogar eigens für dieses Thema das Institut für Betriebliche Gesundheitsförderung mit Sitz in Hamburg und Köln gegründet, das viele Mittelständler beim Start und der Durchführung von BGM-Projekten berät.

Wer es mit der Gesundheitsförderung auf der Ebene Psyche ernst meint, muss beide Wege beschreiten: die Verhaltens- und die Verhältnisprävention. Die Einführung eines betrieblichen Gesundheitsmanagements, das langfristig funktioniert und tatsächlich einen Gewinn an psychischer Gesundheit bringt, bedeutet für jedes Unternehmen einen Kulturwandel: Neben den unternehmerischen Zielen zählt die Gesundheit und die Gesunderhaltung der Mitarbeiter zu den vorrangigen Zielen der Firma. Wenn es nicht nur um vordergründige und kurzfristige Aktionen geht, sondern um langfristig und nachhaltig geplante Veränderungen, wird eine Unternehmenskultur entstehen, in der immer offener über Erschöpfung, Burnout, Depression gesprochen werden kann. Nach meiner Erfahrung (Hans-Peter Unger) mit der Kooperation mit mehreren mittelständischen und großen Unternehmen in Hamburg hat sich gezeigt, dass für diesen Kulturwandel unabdingbare und erste Voraussetzung ist, das Top-Management zu gewinnen. Diese Einschätzung bestätigen viele Experten, die sich für psychische Gesundheit im Unternehmen einsetzen.

Die Führungsebene des Unternehmens erreicht man am effektivsten über eine oder mehrere Informationsveranstaltungen, in denen die Führungskräfte selbst erkennen, dass sie oft »mit einem Bein« in chronischen Stressreaktionen stecken, die zu körperlichen und seelischen Folgeerscheinungen wie Tinnitus, Bluthochdruck, Panikattacken, Schlafstörungen etc. führen können. Dabei ist es wichtig herauszustellen: Es geht in diesen Vorträgen nicht darum, Stressfolgeerscheinungen zu pathologisieren oder zu psychiatrisieren. Ziel ist es, den Führungskräften die Erfahrung zu ermöglichen, ihren eigenen Körper, ihre Körpersignale und ihre Reaktionen im Verhalten auf Stress zu erleben. Nach unserer Erfahrung führt dieser Weg über eine gewisse Selbsterfahrung nachhaltig zu einer Verbesserung der Aufmerksamkeit und Wahrnehmung in Bezug auf das Thema für sich und für andere. Viele Führungskräfte berichten nach diesem Einstieg davon, dass sie sich erstmals selbst darüber klar wurden, wie Stress ihr Fühlen, Denken und Verhalten beeinflusst. Führungskräfte sind tendenziell eher Menschen, die Leistung über Befindlichkeit stellen. Daher entwickeln sie aus sich selbst heraus oft kein gutes Gefühl für Überlastungssituationen oder psychosomatische Stressreaktionen. Ein Einführungsvortrag bricht dieses Eis zwischen Theorie und Praxis und sorgt für fundierte Akzeptanz des Themas.

Nur wenn Gesundheit ein Thema für die oberste Führung im Unternehmen geworden ist, kann es auch zu einem authentischen Kulturwandel im Verhältnis zu den Mitarbeitern kommen. Nur mit dieser Geisteshaltung werden Führungskräfte ein Interesse daran entwickeln, zukünftig gesünder zu führen. Seminare zum Thema »Gesunde Führung« haben sich hier etabliert, um das nötige Handwerkszeug zu erlernen. Im Kern lernen Führungskräfte in diesen Seminaren, wie sie die Leistung der Beschäftigten fördern und zugleich eine Überlastung vermeiden. Gesunde Zielvereinbarungen sind ein Thema. Das bedeutet, eine Kultur der Zielsetzung, die den Beschäftigten fordert, aber nicht allein stehen lässt, falls es auf dem Weg zum Ziel gravierende Probleme gibt. Auch Mitarbeitergespräche, die das Thema Belastungsgrad mit einschließen, und praktische Anregungen für eine partnerschaftliche Führung sind in diesen Seminaren Lerninhalt. Im Idealfall auch: Wie kann die Führungskraft selbst dafür sorgen, dass der Stresspegel für sie persönlich nicht zu weit ausschlägt.

Parallel zu den Weiterbildungen der Führungskräfte im Bereich gesunde Führung sollten die Mitarbeiter zu den Themen Gesundheit, Prävention, Work-Life-Balance und achtsamen Umgang mit der eigenen Gesundheit in Seminaren geschult werden. In diesem Bereich der sogenannten Verhaltensprävention gibt es zahlreiche Angebote der Krankenkassen, die zum Teil über eigene Institute zur betrieblichen Gesundheitsförderung verfügen. Solche Seminarreihen können auch in Kooperation mit einer Klinik erarbeitet und durchgeführt werden. Entscheidend ist, dass sowohl Führungskraft als auch Mitarbeiter über das Thema psychische Gesundheit informiert sind und es nicht nur als Aufgabenstellung »der anderen Seite« sehen. Wenn dies gelingt, entsteht oft ein sich selbst verstärkender Effekt: Schnell berichten die Teilnehmer in den Seminaren auch über persönliche Erfahrungen im Umgang mit Kollegen oder Familienmitgliedern oder sie erzählen, wie sie selbst eine Stresskrise oder eine depressive Erkrankung gemeistert haben. Nicht selten finden sich sogar Mitarbeiter, die vor Kollegen über ihre eigene Erfahrung mit einer Depression und einer gelungenen Wiedereingliederung sprechen. Dies hat natürlich immer eine sehr nachhaltige Wirkung auf die Maßnahme.

2. Früherkennung von psychischen Verhaltensauffälligkeiten und Störungen

Als nächsten Schritt brauchen die Führungskräfte eine Schulung und einen Leitfaden, wie sie psychische Auffälligkeiten ansprechen können und welche Maßnahmen sie daraus ableiten. Aufbauend auf einer Schulung – etwa zum Thema Erschöpfung/ Burnout/Depression – sollen Führungskräfte in die Lage versetzt werden, bei ihren Mitarbeitern zu erkennen, wenn sich deren Verhalten über mehrere Wochen oder Monate verändert, zum Beispiel in Richtung Rückzug oder Reizbarkeit/Aggressivität, wenn sich Fehltage erhöhen oder plötzlich vermehrt Fehler auftreten. Verhaltensveränderungen, die über einen Zeitraum von mehreren Wochen vorhanden sind, sollten von der Führungskraft angesprochen werden. Dafür sollte die Führungskraft in angemessener Gesprächsführung geschult werden. Im Gegensatz zur Suchtvereinbarung geht es im Umgang mit psychischen Verhaltensauffälligkeiten nicht um eine klare Konfrontation, sondern um ein ruhiges Gespräch in wertschätzender Atmosphäre, in der die Führungskraft dem Mitarbeiter die beobachteten Veränderungen mitteilt und den anderen ermutigt, von sich zu sprechen. Es geht nicht darum, dass Führungskräfte Diagnosen stellen, sie sollen nur ihren persönlichen Eindruck rückmelden und zuhören, was der Betreffende darauf sagt. Wichtig ist, dass die Führungskraft weiß, dass der Inhalt des Gesprächs beim Betreffenden selbst dann ankommt, wenn es keine sichtbare Reaktion darauf gibt.

Für diese Mitarbeitergespräche braucht der Vorgesetzte einen sicheren Handlungsrahmen, denn er muss wissen, wie eine weitere Abklärung und Unterstützung des Mitarbeiters erfolgen kann. Hier gibt es inzwischen zahlreiche Interventionsmöglichkeiten, zum Beispiel externe oder interne Assistenzprogramme (EAP, *Employee-Assistance*-Programme), wo je nach Unternehmen Psychologen oder Sozialarbeiter und Gesundheitsberater telefonisch oder direkt ansprechbar sind und unter Wahrung der

Schweigepflicht Kriseninterventionen stattfinden können. In anderen Betrieben sind Sozialarbeiter, Betriebsärzte oder Personalräte erste Ansprechpartner. Auch die Vernetzung mit Institutsambulanzen über eine niedrigschwellige »Sprechstunde für seelische Gesundheit« ist möglich, die ohne Wartezeiten und unter Wahrung der Schweigepflicht eine schnelle Klärung von Beratungs- und Behandlungsbedarf ermöglicht. Entscheidend für das Gelingen solcher Vernetzungen ist das absolute Gebot der Schweigepflicht und Vertrauen, Verlässlichkeit und Kommunikationsbereitschaft vonseiten der Betriebe und der Handelnden im Versorgungssystem.

Wichtig ist also, dass die Führungskräfte über die im eigenen Betrieb vorhandenen Möglichkeiten von Beratung und Intervention informiert sind. Wenn die Führungskraft in einem Mitarbeitergespräch die Empfehlung zu weiterer Abklärung oder Unterstützung gegeben hat, sollte sie erst einmal mit einer gewissen aufmerksamen Gelassenheit abwarten, ob sich das Verhalten des Mitarbeiters in den nächsten vier Wochen wandelt. Ändert sich das Verhalten positiv, ist die Intervention der Führungskraft mit einer anerkennenden Rückmeldung abgeschlossen. Ändert sich das Verhalten nicht, sollte der Vorgesetzte das Gespräch mit dem Mitarbeiter wiederholen. Wenn sich aber in den darauffolgenden vier Wochen nichts ändert, sollte die Führungskraft sich zum Beispiel mit dem Betriebsarzt über das weitere Vorgehen beraten. Für die Führungskraft selbst ist es wichtig zu wissen, dass sie immer »drei Herzen in ihrer Brust« hat: eines für sich selbst, eines für das Unternehmen und seine Zielsetzungen und ein drittes für die Mitarbeiter und ihre Situation. Diese drei Herzen schlagen nicht immer im selben Rhythmus, können sie auch nicht. Es ist nur unerlässlich, dass die Führungskraft sich dessen bewusst ist.

3. Sprechstunde seelische Gesundheit und arbeitsplatzbezogene Therapieangebote

Wenn ein Mitarbeiter die »Sprechstunde seelische Gesundheit« aufsucht, die wir für verschiedene Unternehmen im Betrieb oder bei uns an den einzelnen Standorten der Klinik anbieten, ist das absolute Vertrauen in die Schweigepflicht die Grundlage. Die Sprechstunde sollte ermöglichen, dass eine Beratung oder Kurzbehandlung innerhalb von sieben Tagen stattfindet. Für psychiatrische Notfälle sollte sofort ein Termin in der Klinik zur Verfügung stehen. Das Modell der Sprechstunde, die im Betrieb oder der Institutsambulanz durchgeführt werden kann, setzt voraus, dass die Klinikmitarbeiter in lösungsorientierten Kurzinterventionen geschult sind, dass sie die Ansprechpartner im Unternehmen kennengelernt und selbst Grundkenntnisse über das Unternehmen gewonnen haben. Umgekehrt haben die im Gesundheitsbereich engagierten Mitarbeiter eines Betriebes die Klinik besichtigt und sich über psychiatrische und psychotherapeutische Behandlung informiert. Es findet also in diesem Sinne ein »sektorenübergreifender« Austausch statt, der über einen Entwicklungszeitraum von ein bis zwei Jahren zu einer sehr effizienten Zusammenarbeit führt und von den Mitarbeitern erstaunlich geschätzt wird.

Kooperationen zwischen Unternehmen und Versorgungssystem führen aber auch zu Impulsen für die therapeutische Arbeit: Erst jetzt wird deutlich, wie kontraproduktiv zu lange Wartezeiten und wie eng verflochten persönliche und betriebliche Krisen sind und wie entscheidend ein ressourcenorientierter Behandlungsstil ist. Das Thema Arbeit erhält eine doppelte Bedeutung im Behandlungskontext: Je nach Situation kann Arbeit krank oder gesund machen. So kann es sein, dass ein vollkommen erschöpfter Mitarbeiter mit wiederkehrenden nächtlichen Panikattacken zur Arbeitsunfähigkeit »gezwungen« werden muss, damit er aus einem »Automatenleben« erst einmal wieder zu sich kommen kann und erkennt, in welcher Lage er sich befindet. Ein anderer Mitarbeiter mit einer bekannten rezidivierenden Depression dagegen kann am ersten Tag der Arbeitsunfähigkeit schon wieder mit einer Wiedereingliederung von vier Stunden weiterarbeiten, da für ihn die Arbeit als wichtige Struktur der Selbstwirksamkeit und Gesunderhaltung dient. Dieses breite Spektrum müssen die Mitarbeiter im Kooperationsprojekt im Kopf haben und zusammen mit dem Betroffenen die jeweils beste Möglichkeit auswählen.

Für die Krisenintervention hat sich folgendes Vorgehen bewährt: In der Krise erlebt sich der Mensch den Personen in seinem familiären Umfeld oder auch der Arbeitssituation gegenüber nicht mehr ebenbürtig. Man erfährt sich stattdessen als unterlegen und die Situation entsprechend als alternativlos und bedrückend. Private wie auch Arbeitsplatzkonflikte können hier eine Rolle spielen, oft stehen sie sogar in Wechselwirkung. Der erste Schritt der Behandlung ist daher die Klärung dieser Konflikte mit dem Ziel, Selbsthilfepotenziale zu aktivieren und durch die Stärkung von Selbstwirksamkeit und Selbstwert wieder »auf Augenhöhe« zu kommen. Erst dann kann eine Person wirklich entscheiden, wie es beruflich oder privat weitergehen kann und soll. Häufig werden vorschnelle Entscheidungen noch aus dem Stressmodus »Kampf oder Flucht« getroffen, die langfristig jedoch nicht befriedigend sind oder neue Probleme verursachen. Dies kann beispielsweise bei einer übereilten Kündigung der Fall sein. Bessere Entscheidungen gelingen aus einer eher neutralen Beobachterposition. Doch diese ist immer erst wieder möglich, wenn eine Person sich innerpsychisch stabilisiert hat. So können Fehlentscheidungen, vorschnelle Versetzungsanträge, Kündigungen oder Trennungen vermieden werden.

Über die Kooperation in Form der Sprechstunde sind die Klinikmitarbeiter auch besser über die Unterstützungsmöglichkeiten im Betrieb informiert. Denn gerade Mitarbeiter in Krisen wissen oft nicht, welche Unterstützungsmöglichkeiten zur Verfügung stehen, und fragen aufgrund von Scham, Angst oder

Schuldgefühlen häufig auch nicht nach. Durch die Kooperation können Barrieren abgebaut werden, die sich zwischen therapeutischen und betrieblichen Systemen aufgebaut haben. Viele dieser Barrieren lassen sich aufgrund unseres verständlichen Bestrebens, Versagens- oder Krisensituationen einfach und kausal zu erklären, leicht nachvollziehen. Dann ist eben der Vorgesetzte oder der Partner schuld. Diese Entlastung ist in der akuten Krise zwar erst einmal hilfreich, im therapeutischen Prozess geht es dann aber darum zu erkennen, wo auch eigene Anteile liegen. Hier hat sich die achtsamkeitsbasierte Stressreduktion (MBSR und MBCT) sehr bewährt.[215]

Achtsamkeit ist ein Weg, auf dem Menschen lernen, mit Belastungen so umzugehen, dass sie weniger unter ihnen leiden, folglich weniger gestresst sind und Entscheidungen wieder auf Augenhöhe getroffen werden können. Durch eine achtsame Grundhaltung verändert sich die Haltung dem eigenen Denken und Fühlen gegenüber. Durch Verbesserung der Wahrnehmung können Handlungen wieder entschieden, statt wie unter Dauerstress automatisch ausgeführt zu werden. In der Behandlung sollen der eigene Entscheidungsspielraum und die Selbststeuerung zurückgewonnen werden.

Die Erfahrungen in der Zusammenarbeit mit den Unternehmen haben auch das Angebot der Institutsambulanz verändert. Neben der Sprechstunde sind beispielsweise abendliche Gruppentherapien zur Depressionsbewältigung oder für Patienten mit arbeitsplatzbezogenen Konflikten zur Burnout-Bewältigung entstanden. Dabei ist der Begriff »Burnout« mit Vorsicht zu verwenden, da er keine wissenschaftlich anerkannte Krankheitsdiagnose ist, sondern nur als Zusatzdiagnose zum Beispiel zu Angststörungen oder Depressionen gestellt werden kann. Trotzdem identifizieren sich viele Mitarbeiter mit diesem Begriff. In der klinischen Realität handelt es sich oft um Patienten mit länger dauernden Angst- und Panikstörungen, klar definierten Depressionen oder somatoformen Störungen. Wichtig ist, dass die

Gruppentherapien in der Regel nach der Arbeitszeit abends ab ca. 17 Uhr stattfinden. So können auch Wiedereingliederungsprozesse begleitet werden.

Neben der ambulanten Behandlung sind auf dem betrieblichen Kooperationsnetz zwei Tageskliniken entstanden, in denen sich die achtsame Depressionsbehandlung etabliert hat.[216] Hier werden nur Patienten aufgenommen, die akut an einer mittelschweren bis schweren Depression erkrankt sind, sich im Beruf befinden und mindestens einen Teil ihrer Beschwerden arbeitsplatzbedingt definieren. Dies hat den Vorteil, dass sich alle Patienten sofort als »Wir sitzen im selben Boot« erleben und die Krise über ein komplexes Therapieprogramm nicht als Scheitern, sondern als eine sinnhafte Reorganisation der eigenen Kräfte erfahren. Selbsthilfepotenziale werden aktiviert. Dabei hat es sich bewährt, dass die alleinerziehende Supermarktkassiererin und der Bankdirektor gemeinsam in einer Gruppe sind.

An dieser Stelle sei auch ein Wort in eigener Sache erlaubt: Schließlich verändert die Kooperation in einem Netzwerk zwischen Klinik und Unternehmen auch die Klinik selbst. Sie macht deutlich, wie wenig Gesundheitsunternehmen selbst bisher für ihre Mitarbeiter sorgen. In unserer Klinik haben sich Achtsamkeitsgruppen für die Mitarbeiter entwickelt, und eine Kooperation zum Einsatz von Arbeitsplatz-Coachs steht kurz vor der Einführung.

4. Wiedereingliederung und Behandlung bilden ein Kontinuum
Die Wiedereingliederung beginnt am ersten Tag der Arbeitsunfähigkeit. Zu Beginn der Behandlung stehen die Information über die Arbeitssituation des Erkrankten und arbeitsplatzbedingte Faktoren bei der Krisenentstehung im Vordergrund. Bei längeren Behandlungen sollte spätestens zur Behandlungsmitte die Wiederaufnahme der Arbeit konkret geplant werden. Schon während der Behandlung sollte der Kontakt mit dem kooperierenden Betriebsarzt oder dem betrieblichen Sozialarbeiter ge-

sucht werden, sodass die Wiedereingliederung in der Schluss-
phase der Behandlung so gesichert ist, dass sie spätestens 14 Tage
nach dem tagesklinischen Behandlungsende begonnen werden
kann. Ein zu langes Intervall von Arbeitsunfähigkeit zwischen
Behandlungsende und Start der Wiedereingliederung hat sich
für den Wiedereingliederungsprozess selbst als negativ herausgestellt. In Bezug auf depressive Störungen hat eine Übersichtsarbeit[217] gezeigt, dass die erfolgreiche Rückkehr an den Arbeitsplatz von drei Faktoren abhängt:

- Von der Dauer einer depressiven Episode, nicht vorrangig
  vom Schweregrad. Deshalb ist entscheidend, dass eine Behandlung möglichst ohne Wartezeiten stattfindet und die
  Rückkehr an den Arbeitsplatz ebenfalls zeitnah erfolgt.
- Auf persönlicher Ebene sind für die gelungene Rückkehr an
  den Arbeitsplatz der Selbstwert und das Gefühl der Selbstwirksamkeit der Betroffenen von entscheidender Bedeutung.
- Bei der Rückkehr an den Arbeitsplatz spielt auch das Verhalten der Vorgesetzten und Kollegen eine große Rolle: Stigmati-
  sieren sie den Betreffenden oder unterstützen sie ihn wertschätzend.

Studien zum Thema Depression und Arbeitsplatz zeigen, wie
entscheidend für eine erfolgreiche Wiedereingliederung die Bedeutung der Verbindung von individueller Depressionsbehandlung und Intervention auf Ebene der Arbeitsorganisation ist.[218]
Wenn Behandlung und unterstützende Interventionen auf der
Ebene der Arbeitsorganisation gut zusammenwirken, ermöglichen sie auch die Wiedereingliederung von Menschen mit
schweren psychischen Krankheiten. So konnte die Wiedereingliederung eines an einer schweren schizophrenen Psychose
erkrankten jungen Mitarbeiters nur gelingen, indem er vom
»Krankenhausbett« aus vormittags vier Stunden wieder an den
Arbeitsplatz ging. Dies war mit dem Betriebsarzt und dem Abteilungsleiter besprochen und führte nach einem mehrmonati-

gen Krankenhausaufenthalt und zwei fehlgeschlagenen Entlassungsversuchen schließlich doch dazu, dass es gelang, ihn wieder am Arbeitsplatz zu integrieren, an dem er heute auch noch tätig ist. Umgekehrt hat sich bei schweren Depressionen bewährt, eine gestufte Wiedereingliederung am Mittag zu beginnen, da aufgrund der depressiven Tagesrhythmik ein Beginn in der Mittagszeit erfolgreicher verläuft als ein Arbeitsbeginn um 8.oo Uhr morgens. Bewährt hat sich auch eine arbeitsmedizinische Beratung in der Klinik in Bezug auf die betrieblichen Möglichkeiten der Wiedereingliederung und entsprechende ärztliche Stellungnahme. So vermeidet man beispielsweise, dass aus therapeutischen Gesichtspunkten gut gemeinte Bescheinigungen, die der Patient mitbringt, für den Betriebsarzt zu erheblichen Problemen bei der Wiedereingliederung führen. Die Zusammenarbeit mit einem Arbeitsmediziner oder sogar die Einstellung eines Arbeitsmediziners mit Psychotherapiequalifikation in das Therapeutenteam unterstützt unsere Klinik in den letzten Jahren entscheidend.

Neben die klassischen Modelle der Wiedereingliederung, die auch von den Integrationsfachdiensten unterstützt werden, treten jetzt neue Unterstützungsmöglichkeiten in den Vordergrund, die unter dem Oberbegriff »Supported Employment« firmieren. Die individuelle Betreuung durch Job-Coachs am Arbeitsplatz oder eine Moderation von Gesprächen mit Vorgesetzten und Kollegen können die Wiedereingliederung erleichtern.

Übergeordnete Ziele dieser Kooperationsmodelle sind: Arbeitsfähigkeit erhalten, Leistungsfähigkeit stärken und einer Frühberentung vorbeugen. Diese Ziele sind in einer Gesellschaft, die sich wesentlich über Arbeit definiert, von großer Bedeutung für das persönliche Erleben von Selbstwirksamkeit und Selbstwert. Die Kooperation zwischen Betrieben, betrieblichem Gesundheitsmanagement und psychiatrisch und psychosomatischer Gesundheitsdienstleistung »revolutioniert« in unerwarteter Weise unser bislang in klare Sektoren aufgeteiltes Versorgungssystem. Es wird deutlich, wie untrennbar Prävention und Behandlung miteinander verbunden sind. Und es hinterfragt kritisch, warum so wenige Mitarbeiter im Gesundheitssystem selbst von einem betrieblichen Gesundheitsmanagement im eigenen Unternehmen erreicht werden und wie oft Mitarbeiter im Gesundheitsunternehmen nicht auf ihre eigene Gesundheit achten. Die Erfahrungen aus den Kooperationen zeigen auch, wie schon wiederholt angesprochen, dass Arbeit krank, aber eben auch gesund machen kann. Und es wird deutlich, wie effektiv die enge Verzahnung von therapeutischem Angebot und Arbeitswelt die psychische Gesundheit der Erwerbstätigen schützen kann. Die Erfahrung demonstriert, dass bei rechtzeitiger Krisenintervention oft nur zwei oder drei Krisengespräche erforderlich sind, um einer weiterführenden Verstärkung oder Chronifizierung der Symptomatik vorzubeugen. Für das Unternehmen liegt der Vorteil im Erhalt der Arbeitsfähigkeit des Mitarbeiters, für den Mitarbeiter selbst in der Vermeidung der Chronifizierung von Konflikten und Krisen. Und letztlich profitiert von dieser Verzahnung auch das Gesundheitswesen selbst, weil es direkt mit dem Thema gesunde Arbeit konfrontiert wird – ein Sujet, das bisher häufig gerade im Gesundheitswesen ausgeblendet wurde.

DANKSAGUNG

Hans-Peter Unger

Danken möchte ich allen Patienten, die ich in den letzten Jahren therapeutisch begleitet habe. Vor allem in den Gruppendiskussionen habe ich erfahren, wie radikal sich unser Leben seit den Siebziger-Jahren des letzten Jahrhunderts verändert hat und welches Leiden sich hinter dem Wort Depression verbirgt. Mir ist bewusst geworden, welches Glück ich hatte, in einer prosperierenden Nachkriegsepoche aufgewachsen zu sein und wie selbstverständlich viele staatliche Unterstützungen für mich in meiner Entwicklung waren.

Aus den Diskussionen in den Burnout-Gruppen habe ich gelernt, wie sich der Erschöpfungsprozess in den Familien der Patienten unmittelbar widerspiegelt: Verunsicherung, Wut, Hilflosigkeit, Resignation finden sich auch bei Partnern und Kindern. Nur zu oft betrachten wir Burnout und Stressdepressionen lediglich aus Sicht des Patienten oder der Arbeitsorganisation, dabei ist die Familie immer mitbetroffen. Das hat mir deutlich gemacht, wie mein persönliches Arbeitsleben auch meine Familie – Gertraude, Leon und Timon – prägt, wie es unsere Beziehungen beeinflusst und belastet. Ich sehe, wie oft ich gedanklich abwesend bin, nicht wirklich zur Verfügung stehe. Ich danke ihnen, dass sie mir dies immer widerspiegeln und mich immer wieder zu sich zurückholen.

Danken möchte ich den Mitarbeitern der Klinik, vor allem Nicole Plinz, die mich an Yoga und Achtsamkeit herangeführt hat, mit der ich die erste Burnout-Gruppe durchgeführt habe und die unsere Tageskliniken für Stressmedizin wesentlich geprägt hat. Ihr klares Denken und ihr sicheres Gespür für die Bedürfnisse der Patienten beeindrucken mich immer wieder. Danken möchte ich auch den anderen Achtsamkeitstherapeuten der

Klinik und meinem Stellvertreter Dr. Markus Preiter für seine Unterstützung in evolutionsbiologischen Fragestellungen. Meiner Assistentin Andrea Felsch danke ich für ihre unermüdliche Unterstützung. Sie schafft es immer wieder, auf freundliche und verbindliche Weise Zeitfenster in meinem Tagesablauf zu öffnen und zu schließen.

Die gemeinsame Arbeit mit Carola Kleinschmidt war durch lange und aufregende Diskussionen geprägt, und ich freue mich, dass wir wieder ein Buch geschaffen haben. Der Lektorin des Kösel-Verlags, Heike Mayer, danke ich für ihre Geduld und ihre immer achtsame Unterstützung.

Danken möchte ich auch besonders den vielen Hausärzten und Betriebsärzten, denen ich in den letzten Jahren begegnet bin. Sie haben mir immer geholfen, eine »klinikzentrierte« Sichtweise auf unser Gesundheitssystem und die Belange der Patienten kritisch zu hinterfragen und meine Energie neuen Versorgungsstrukturen zuzuwenden.

Schließlich aber noch einmal zurück zum Anfang: Allen Patienten der letzten Jahre möchte ich meine Anerkennung und meinen Dank aussprechen. Sie haben mir klargemacht, wie sehr soziale Ursachen unsere Gesundheit mitbestimmen. Durch sie habe ich gelernt, wie sehr unser Gefühlsleben durch die soziale Organisation unseres Zusammenlebens bestimmt ist, zum Guten wie zum Schlechten. Ich schätze mich glücklich, immer erneut mit Mitarbeitern von Unternehmen und mit Patienten in der Klinik über unser Leben diskutieren zu dürfen. Danke.

272

Carola Kleinschmidt

Während wir an diesem Buch arbeiteten, habe ich natürlich immer mal wieder in unser »altes« Buch *Bevor der Job krank macht* hineingeschaut – und dabei gemerkt, wie vieles sich in meinem Alltag bereits verändert hat. Natürlich kenne ich als Selbstständige mit zwei Kindern die Stressspirale. Aus unserem letzten Buch hatte ich für mich vor allem ein Bewusstsein dafür mitgenommen, an welchen Stellen ich selbst steuern kann, ob ich mich als gehetzter Hamster fühle oder ob ich in meinem Tempo durch mein (Arbeits)Leben gehe. Mit etwas Übung gelingt das ganz gut und immer besser.

Bei der Arbeit am vorliegenden Buch hat mich die Erkenntnis am meisten inspiriert, dass gute Stimmung nicht aus guter Leistung resultiert – sondern anders herum. Gute Leistung erwächst aus guter Stimmung. In der Praxis bedeutet das für mich ein totales Umdenken: Denn wenn positive Gefühle nicht mehr die Belohnung für etwas, sondern die Grundvoraussetzung sind, dann dreht sich vieles um: Die verlängerte Mittagspause mit der Freundin ist nicht die Belohnung für den eingehaltenen Abgabetermin, sondern ich gönne sie mir genau dann, wenn es wieder mal so eng ist, dass ich schon mittags gehetzt bin. Yoga mache ich nicht, um vom gestressten Tag runterzukommen, sondern um den Tag gelassen und in guter Stimmung zu beginnen. Und wenn es Ärger gibt, gilt es nicht, sich erst wieder gute Laune zu »erlauben«, wenn die Ursache des Ärgernisses beseitigt ist, sondern am besten gleich danach.

Dabei konnte ich selbst erleben, dass ich unter dem Einfluss von positiven Gefühlen wie Freude oder Neugier einfach wirklich besser denken kann und für die meisten Schwierigkeiten Lösungen sehe. Denn natürlich wird es mit der Abgabe eines Manuskriptes am Ende immer eng und der Stresspegel steigt. Diesmal nahm ich mir dennoch bewusst auch in der Buchprojekt-Endphase Zeit für die schönen Momente. Um dann mit frischem Blick das soeben noch so drängende Problem zu betrachten. Und siehe da: Es war regelmäßig geschrumpft. Ein echtes Geschenk der intensiven Beschäftigung mit dem Thema.

Herzlichen Dank an alle, die an diesem Buch beteiligt waren. Auch im zweiten Buch mit Hans-Peter Unger habe ich viel gelernt. Seine Art, quer denken zu können und neue Bezüge herzustellen, ist einfach einmalig! Besonders möchte ich Alexander Kiausch und Felix und Max danken. Des Weiteren meiner Kollegin und Freundin Anne Otto, unserer Erstleserin Maria Ekert, Anna Sophie Weinert sowie der besten Nachbarin und Freundin unserer Kinder, Karin Hahn.

Ein herzlicher Dank geht auch an unsere Interviewpartner, die sich die Zeit nahmen, um ihre Erfahrung und ihr Wissen an uns und damit auch an unsere Leser und Leserinnen weiterzugeben.

Und: Vielen Dank, liebe Heike Mayer, Lektorin im Kösel-Verlag, für die vielen klugen Anregungen und das Engagement für das komplexe Manuskript.

ANMERKUNGEN

1. Berechnet aus: Bevölkerungszahl 81 Mio. – davon laut statistischem Bundesamt 66 % zwischen 15 und 65 Jahre alt (53 460 000). Das entspricht etwa der Gruppe, die in der Studie der TK repräsentativ befragt wurde. Davon 20 % = 10,6 Mio., 30 % = 16,038 Mio. Vgl. Techniker Krankenkasse (2013): *Bleib locker, Deutschland! TK-Studie zur Stresslage der Nation.* TK-Hausdruckerei

2. Bundespsychotherapeutenkammer BPtK 2012: »BPtK-Studie zur Arbeits- und Erwerbsunfähigkeit: Psychische Erkrankungen und gesundheitsbedingte Frühverrentung«, Berlin. Diese Studie wertet eine Vielzahl verfügbarer Studien zum Thema Stress, Burnout und psychische Erkrankungen aus. http://www.bptk.de/uploads/media/20 140 128_BPtK-Studie_zur_Arbeits-und_Erwerbsunfaehigkeit_2013_1.pdf

3. Arbeitsschutzgesetz, § 4, Nr. 1 (Beschluss des Bundestages vom 27.6. 2013) (BUK-NOG)

4. Sustainable Development Solution Network: »World Happiness Report 2013.« siehe http://unsdsn.org/resources/publications/world-happiness-report-2013/

5. EU Thematic Conference »Promoting mental health and well-being in workplaces«, 3./4.3. 2011, Berlin. http://ec.europa.eu/health/mental_health/events/ev_20 110 303_en.htm

6. A. Schütz, L. Bartholdt (2010): *Stress im Arbeitskontext. Ursachen, Bewältigung und Prävention.* Beltz

7. DAK-Versorgungsmanagement: »DAK Gesundheitsreport 2005«

8. H.-P. Unger, C. Kleinschmidt (2006): *Bevor der Job krank macht.* Kösel, und H.-P. Unger (2007): »Depression und Arbeitswelt«. *Psychiatrische Praxis,* Supplement 3, Jg. 34:241–324

9. Firmenveranstaltung der Techniker Krankenkasse (2013): »Gesundheit neu denken in einer veränderten Arbeitswelt«, Vortrag von H.-P. Unger im Rahmen der Veranstaltung »Gesunde Wirtschaft«, 11.11.2013

10. Kooperationsstelle Hamburg IFE/TNS infratest (2012): »Zweiter Zwischenbericht zur Dachevaluation der GDA« (Gemeinsame Deutsche Arbeitsschutzstrategie), Hamburg/München, überarbeitete Kurzfassung. http://www.gda-portal.de/de/pdf/GDA-Dachevaluation_Zwischenbericht-kurz.pdf?__blob= publicationFile & v= 3

11. S. Bechmann et al. (2011): »Iga.Report 20: Motive und Hemmnisse für Betriebliches Gesundheitsmanagement«

12. U. Hapke et al. (2013):»Chronischer Stress bei Erwachsenen in Deutschland.« *Bundesgesundheitsblatt,* 56:749–754
13. J. Siegrist (2010):»Effort-reward Imbalance at Work and Cardiovascular Diseases.« *International Journal of Occupational Medicine and Environmental Health* 23(3):279–285
14. T. Russ et al. (2012):»Association between psychological distress and mortality: individual participant pooled analysis of 10 prospective cohort studies.« *BMJ,* 345:e4933
15. I. Rothe (2012):»Psychische Anforderungen – Herausforderungen für den Arbeitsschutz.« In: A. Lohmann-Haislah: *Stressreport Deutschland 2012.* Bundesanstalt für Arbeitsschutz, S. 9
16. TK-NEWS zur Studie»Bleib locker, Deutschland«, 2013. http://www. tk.de/tk/aktionen/jahr-der-gesundheit-stress/tk-stressstudie/611 776
17. Techniker Krankenkasse (2013): *Bleib locker, Deutschland! TK-Studie zur Stresslage der Nation.* TK-Hausdruckerei
18. ebd., S. 4
19. *DAK Gesundheits-Report* 2013 und TK-Studie *Bleib locker, Deutschland* (2013)
20. A. Krause, C. Dorsemagen, J. Stadlinger, S. Baeriswyl (2012):»Indirekte Steuerung und interessierte Selbstgefährdung: Ergebnisse aus Befragungen und Fallstudien. Konsequenzen für das Betriebliche Gesundheitsmanagement.« In: B. Badura, A. Ducki, H. Schröder, J. Klose & M. Meyer (Hrsg.): *Fehlzeiten-Report 2012. Gesundheit in der flexiblen Arbeitswelt: Chancen nutzen – Risiken minimieren.* Springer, S. 191–202
21. A. Krause, K. Peters, C. Dorsemagen (2009):»Interessierte Selbstgefährdung.« *Persorama* 2/2009:94–97
22. Bundespsychotherapeutenkammer (BPtK) (2013):»BPtK-Studie zur Arbeitsunfähigkeit. Psychische Erkrankungen und gesundheitsbedingte Frühverrentung«, S. 4
23. ICD 10 Code, http://www.icd-code.de/icd/code/ICD-10-GM-2014.html
24. F. Jacobi, M. Höfler, J. Siegert, S. Mack, A. Gerschler, L. Scholl, M. Busch, U. Hapke, U. Maske, W. Gaebel, W. Maier, M. Wagner, J. Zielasek, H.U. Wittchen (2014):»Psychische Störungen in der Allgemeinbevölkerung: Studie zur Gesundheit Erwachsener in Deutschland und ihr Zusatzmodul Psychische Gesundheit (DEGS1-MH).« *Der Nervenarzt,* 85:77–87
25. L. Weißbach, M. Stiehler (Hrsg.) (2013): *Männergesundheitsbericht 2013. Im Fokus: Psychische Gesundheit.* Huber Verlag
26. F. Jacobi, M. Höfler, J. Siegert, S. Mack, A. Gerschler, L. Scholl, M. Busch, U. Hapke, U. Maske, W. Gaebel, W. Maier, M. Wagner, J. Zielasek, H.U.

Wittchen (2014): »Psychische Störungen in der Allgemeinbevölkerung: Studie zur Gesundheit Erwachsener in Deutschland und ihr Zusatzmodul Psychische Gesundheit (DEGS1-MH).« *Der Nervenarzt*, 85:77–87

27. C. Maslach, M. P. Leiter (2013): *Die Wahrheit über Burnout, Stress am Arbeitsplatz und was Sie dagegen tun können*. Springer Verlag

28. M. Burisch (1988): *Das Burnout-Syndrom*. Springer Verlag

29. Deutsche Gesellschaft für Psychiatrie, Psychotherapie und Nervenheilkunde (DGPPN) (2012): Positionspapier der DGPPN zum Thema Burnout. 7.3.2012:1–15

30. H. Albrecht (2011): »Erschöpfungsdepression Burnout.« *Die Zeit*, 49 vom 1.12.2011 (Titel der Ausgabe: »Noch jemand ohne Burnout?«), http://www.zeit.de/2011/49/M-Burnout

31. C. Geyer (2012): »Die Magazinmacher leiden unter dem wahren Burnout.« *FAZ* vom 11.2.2012. http://www.faz.net/aktuell/feuilleton/medien/medienphaenomen-die-magazinmacher-leiden-unter-dem-wahren-burnout-11643753.html

32. N. Minkmar (2012): »Die große Müdigkeit.« *FAZ* vom 24.12.2012

33. A. Ehrenberg (2004): *Das erschöpfte Selbst. Depression und Gesellschaft in der Gegenwart*. Campus

34. A. Ehrenberg (2012): *Das Unbehagen in der Gesellschaft*. Suhrkamp

35. M. Junge (Hrsg.) (2001): *Metaphern und Gesellschaft. Die Bedeutung der Orientierung durch Metaphern*. VS Verlag

36. H. Freudenberger (1974): »Staff Burn-out.« *Journal of Social Issues*, 30/1:159–165

37. B.-C. Han (2010): *Müdigkeitsgesellschaft*. Matthes & Seitz

38. ebd.

39. E. Illouz (2009): *Die Errettung der modernen Seele. Therapie, Gefühle und die Kultur der Selbsthilfe*. Suhrkamp

40. E. Illouz (2007): *Gefühle in Zeiten des Kapitalismus. Frankfurter Adorno-Vorlesungen 2004*. Suhrkamp

41. E. Illouz (2009): *Die Errettung der modernen Seele*. Suhrkamp (Klappentext)

42. Zitiert in: ebd., S. 162

43. ebd. S. 163

44. ebd.

45. ebd.

46. K. Hattendorf (2013): *Führungskräftebefragung 2013*. Wertekommission, Bonn. http://www.wertekommission.de/content/pdf/studien/Fuehrungskraeftebefragung_2013.pdf

47. E. Illouz (2007): *Gefühle in Zeiten des Kapitalismus. Frankfurter Adorno-Vorlesungen 2004*. Suhrkamp

48. A. Russell Hochschild (1984): *The Managed Heart. Commercialization of Human Feeling*. University of California Press

49. »Gefrorenes Lächeln.« *Der Spiegel* vom 6.2.1984. http://www.spiegel.de/spiegel/print/d-13508135.html

50. P. Ekman (1993): »Facial expression and emotion.« *Am Psychol.*, 48:384–92

51. J. Panksepp, L. Biven (2007): *The Archaeology of Mind: Neuroevolutionary Origins of Human Emotions*. Norton Series on Interpersonal Neurobiology

52. Manuskript zur Sendung »Gefühlsverwandtschaften«, Wissenschaft im Brennpunkt, Deutschlandfunk am 31.12.2013. http://www.deutschlandfunk.de/psychologie-manuskript-gefuehlsverwandtschaften.740.de.print?dram:article_id= 273314

53. M. Seligman (2003): *Authentic Happiness*. Free Press, sowie R. Hanson (2013*). Denken wie ein Buddha*. Irisiana

54. J. Panksepp, L. Biven (2007): *The Archaeology of Mind: Neuroevolutionary Origins of Human Emotions*. Norton Series on Interpersonal Neurobiology

55. Zwar sind die Studien des Neurobiologen Jaak Panksepp nicht unumstritten, da er ausschließlich mit Tieren gearbeitet hat. Dennoch bewerten viele Psychologen Panksepps Forschung als sehr solide und interessant für das Wissen um die Bedeutung der Emotionen für den Menschen.

56. Mentalisierung bedeutet in der Psychologie die »Fähigkeit, das eigene Verhalten oder das Verhalten anderer Menschen durch Zuschreibung mentaler Zustände zu interpretieren«. Mentalisierung bedeutet gewissermaßen, am Verhalten ablesen zu können, was im Kopf meines Gegenübers vor sich geht. So ist es auch möglich, das eigene Erleben und Handeln reflexiv zu erfassen. Das Mentalisierungskonzept ist an die Theory-of-Mind-Forschung angelehnt, es wurde von den Psychologen Peter Fonagy und Mary Target geprägt. (Quelle: Wikipedia)

57. R. Davidson, S. Begley (2012): *Warum wir fühlen, wie wir fühlen*. Arkana 2012, S. 66

58. ebd., S. 80

59. ebd., S. 121

60. J. Stalfort (2013): *Die Erfindung der Gefühle. Eine Geschichte über den historischen Wandel menschlicher Emotionalität (1750–1850)*, Transkript

61. R. Wilkinson, K. Pickett (2010): *Gleichheit ist Glück. Warum gerechte Gesellschaften für alle besser sind*. Tolkemit bei Zweitausendeins

62. S.S. Dickerson, M.E. Kemeny (2004): »Acute Stressors and Cortisol Responses: A Theoretical Integration and Synthesis of Laboratory Research.« *Psychological Bulletin*, Vol 130(3):355–391

63. T.L. Gruenewald, M.E. Kemeny, N. Aziz, J.L. Fahey (2004): »Acute Threat to the Social Self: Shame, Social Self Esteem, and Cortisol Activity.« *Psychosomatic Medicine*, 66:915–924

64. Bruce McEwen (2007): »Physiology and Neurobiology of Stress and Adaptation: Central Role of the Brain.« *Physiological Reviews*, Vol. 87:873–904

65. American Psychiatric Association (2013): *Diagnostic and Statistical Manual of Mental Disorders, Fifth Edition* (DSM-V(r)). Amer Psychiatric Pub Inc.

66. D.H. Hellhammer, J. Hellhammer (2008): »Stress. The Brain-Body Connection.« In: A Riecher-Rössler, M. Steiner: *Key Issues in Mental Health*. Vol. 174 Karger Verlag, S. 14

67. Auf der Ebene der akuten und unmittelbaren Gefahr versetzt der Sympathikus mit seinen Neurotransmittern Adrenalin und Noradrenalin das Gehirn selbst und den ganzen Körper in sofortige Alarm- und Reaktionsbereitschaft: die Kampf-oder-Flucht-Reaktion (»fight or flight«). Unterstützt wird der Sympathikus dabei von den Nebennieren, die ebenfalls Adrenalin und Noradrenalin in den Blutkreislauf schütten.

68. Die mit der Lebensgefahr verbundene Angstreaktion im limbischen System bewirkt im Hypothalamus, einer im Zwischenhirn gelegenen kleinen Nervenstruktur, die als neurohormonelle Schaltzentrale agiert, die Freisetzung der Botenstoffe CRH (Corticotropin Releasing Hormone) und Vasopressin. Das CRH erreicht über die Blutbahn nach kurzer Wegstrecke die Hirnanhangdrüse (Hypophyse). Die Hypophyse ist das Hormonzentrum des Gehirns und sie setzt aufgrund des Impulses durch das CRH sofort das Hormon ACTH (Adrenocorticotropes Hormon) frei. Das ACTH erreicht wiederum blitzschnell über den Blutkreislauf das Nebennierenmark und setzt dort das Stresshormon Cortisol frei. Cortisol mobilisiert, ähnlich wie der aktivierende Nervenstrang Sympathikus, die Glukose- und Fettreserven im Körper und verbessert die Gehirnfunktion. Das zugleich vom Hypothalamus freigesetzte Hormon Vasopressin sorgt dafür, dass die Niere nur noch langsam Flüssigkeit ausscheidet. Eine volle Blase würde Kampf oder Flucht schlicht behindern.

69. R. Davidson, S. Begley (2012): *Warum wir fühlen, wie wir fühlen*. Arkana, S. 125

70. D.H. Hellhammer, J. Hellhammer (2008): »Stress. The Brain-Body Connection.« In: A Riecher-Rössler, M. Steiner: *Key Issues in Mental Health*. Vol. 174 Karger Verlag, S. 14

71. An dieser Stelle spielt das Hormon Oxytozin eine große Rolle. Oxytozin hat eine »Anti-Stress-Wirkung«. Ist die akute Gefahr bewältigt oder die unkontrollierbare Situation gesichert, sorgt es gemeinsam mit dem Parasympathikus dafür, dass der Mensch wieder ruhiger wird. Er kann seine Angespanntheit loslassen und sich von der Gefahrensituation erholen, körperlich ebenso wie mental. Unter dem Einfluss von Oxytozin und dem Parasympathikus entspannen sich die Muskeln, und das Herz kommt wieder in einen normalen Rhythmus. Oxytozin löst auch den Impuls aus, sich anderen Menschen zuzuwenden. Man teilt die soeben erlebten bedrohlichen Erlebnisse in der Geborgenheit der Gruppe. Oxytozin veranlasst sogar auf der Zellebene Reparaturmechanismen, die kleine, unter der Belastung aufgetretene Verletzungen am Herzen regenerieren. In der Ruhe kommt auch das Gehirn wieder aus seinem »gestressten« Status auf eine höhere Ebene. Der Blick weitet sich, das Frontalhirn nimmt seine Aktivität wieder auf und hilft uns dabei, die erlebte Situation zu analysieren und daraus zu lernen. In gewissem Sinne ist die akute Stressreaktion sogar selbstlimitierend: Das Stresshormon Cortisol selbst hemmt über eine negative Rückkopplung die Hormone Vasopressin, CRH und ACTH und damit seine eigene weitere Freisetzung.

72. G. Hüther: »Jeder Mensch ist zu tiefgehenden Lern- und Veränderungsprozessen befähigt.« In: Bertelsmann Stiftung (Hrsg.) (2013): *Ressourcenförderung in Zeiten ständigen Wandels. Resilienz für Mitarbeiter, Führungskräfte und Unternehmen.* Gütersloh, S. 51

73. B.S. Mc Ewen (2004): »Protection and damage from acute and chronic stress. Allostasis and allostatic overload and relevance to the pathophysiology of psychiatric disorders.« *Ann N Y Academic Science*, 1032:1–7

74. E. Latniak und A. Gerlmaier (2006): »Zwischen Innovation und alltäglichem Kleinkrieg. Zur Belastung von IT-Beschäftigten.« *IAT-Report* 2006/4:1–10

75. R. Karr-Morse, M.S. Wiley (2013): *Scared Sick. The Role of Childhood Trauma in Adult Disease.* Basic Books, sowie H.J. Grabe, C. Spitzer (2012): »Wenn die Kindheit krank macht.« *Gehirn & Geist*, 7/8:50–55

76. F. Lederbogen et al. (2011): »City living and urban upbringing affect neural social stress processing in humans.« *Nature* 474:498–501

77. M. Burisch (1988): *Das Burnout-Syndrom. Theorie der inneren Erschöpfung.* Springer

78. S.J. Blatt, D.C. Zuroff (1992): »Interpersonal relatedness and self-definition: Two prototypes for depression.« *Clinical Psychology Review* 12:527–562

79. K. Ahola et al. (2005): »The relationship between job-related burnout and depressive disorders – results from the Finnish Health 2000 Study.« *Journal of Affective Disorders*, Volume 88, Issue 1:55–62

80. B.S. McEwen (1998): »Protective and damaging aspects of stress mediators.« *New England Journal of Medicine*, 338:171–179 sowie B.S. McEwen (2004): »Protection and damage from acute and chronic stress. Allostasis and allostatic overload and relevance to the pathophysiology of psychiatric disorders.« *Ann NY Academic Science*, 1032:1–7

81. K. Seiler, E. Beerheide, M. Figgen, A. Goedicke, F. Alaze, R. Rack, S. Mayer, A. Van Loocke-Scholz, G. Evers (2013): »Arbeit, Leben und Erholung.« Ergebnisse einer Repräsentativbefragung in NRW. Düsseldorf, Landesinstitut für Arbeitsgestaltung des Landes NRW

82. H. Bruch, S. Kowalevski (2012): »Zwischen Hochleistung und Erschöpfung. Wie Führungskräfte das Potenzial ihrer Mitarbeiter ausschöpfen und Burnout vermeiden.« Top-Job Trendstudie (N= 14 701 Mitarbeiter in 94 Unternehmen)

83. ebd., S. 7

84. H. Bruch, J.I. Menges (2010): »Wege aus der Beschleunigungsfalle.« *Harvard Business Manager*, Mai 2010, S. 29. Die den im Artikel erwähnten Daten zugrunde liegende Studie ist die Top-Job-Trendstudie 2009, N= 13 550 Mitarbeiter in 92 Unternehmen.

85. H. Bruch, S. Kowalevski (2012): »Gesunde Führung. Wie Unternehmen eine gesunde Performancekultur entwickeln.« Auswertung der Top-Job Trendstudie 2012 (N= 14 701 Mitarbeiter in 94 Unternehmen), S. 24

86. H. Bruch, J.I. Menges (2010): »Wege aus der Beschleunigungsfalle.« *Harvard Business Manager*, Mai 2010, S. 28

87. ebd.

88. M. Schiessl, T. Schulz (2013): »Softwer?« *Der Spiegel*, 31/2013, S. 64

89. ebd.

90. ebd.

91. H. Bruch, S. Kowalevski (2012): »Zwischen Hochleistung und Erschöpfung. Wie Führungskräfte das Potenzial ihrer Mitarbeiter ausschöpfen und Burnout vermeiden.« Top-Job Trendstudie, S. 6

92. H. Bruch, J.I. Menges (2010): »Wege aus der Beschleunigungsfalle.« *Harvard Business Manager*, Mai 2010, S. 29

93. F. Schmidt (2013): »Burn-Out-Syndrom: Modeerscheinung oder Fehldiagnose?« *Göttinger Tageblatt* vom 11.04.2013

94. D. Deckstein (2009): *Klasse! Die wundersame Welt der Manager*. Murmann Verlag

95. ebd.
96. A. Michel (2011): »Transcending Socialization: A Nine-Year Ethnography of the Body's Role in Organizational Control and Knowledge Workers' Transformation.« *Administrative Science Quarterly*, 56:325–368. http://alexandramichel.com/ASQ%2011–11.pdf
97. Telefoninterview von Carola Kleinschmidt mit Alexandra Michel am 13.1.2014
98. ebd.
99. H.-U. Brautzsch, K. Drechsel, B. Schultz (2012): »Unbezahlte Überstunden in Deutschland.« *IWH, Wirtschaft im Wandel*, Jg. 18/10:308–315
100. R. Wilkinson, K. Pickett (2010): *Gleichheit ist Glück.* Tolkemitt bei Zweitausendeins
101. J. F. Jungclaussen, C. Tenbrock (2010): »Die Mittelklasse irrt.« Interview mit Richard Wilkinson. *Die Zeit*, 13. http://www.zeit.de/2010/13/Wohlstand-Interview-Richard-Wilkinson
102. ebd.
103. M. Marmot (2005): »Social determinants of health inequalities.« *The Lancet*, 365/9464:1099–1104. http://www.thelancet.com/journals/lancet/article/PIIS0140-6736(05)71146-6/fulltext
104. A. Hauptmeier (2006): »Mr. Sens Formel für eine gerechtere Welt.« *Geo* 10:104–107
105. A. Sen (2010): *Die Idee der Gerechtigkeit.* Beck München, S. 48
106. Bundesregierung (2013): Schlussbericht Enquete-Kommission Wachstum, Wohlstand, Lebensqualität – Wege zu nachhaltigem Wirtschaften und gesellschaftlichem Fortschritt in der Sozialen Marktwirtschaft. Drucksache 17/13 300 vom 3.5.2013. http://dip21.bundestag.de/dip21/btd/17/133/1713 300.pdf
107. C. Brönstrup (2013): »Bundestagskommission kommt auf keinen grünen Zweig.« *Der Tagesspiegel* vom 14.3.2013. http://www.tagesspiegel.de/wirtschaft/streit-ums-wachstum-bundestags-kommission-kommt-auf-keinen-gruenen-zweig/8064452.html
108. P.C. Whybrow (2006): *American Mania. When More Is Not Enough.* W.W. Norton
109. S. Lohaus (2013): »Ich liebe mein Kind. Ich hasse mein Leben.« *The Germans*, 5, 201:18–25
110. BAuA (2010): »Mit Prävention die Zukunft gewinnen, Strategien für eine demographiefeste Arbeitswelt«, Zweites Memorandum. http://www.inqa.de/SharedDocs/PDFs/DE/Handlungshilfen/Handlungshilfe-Demografie-Memorandum.pdf?_blob=publicationFile

111. Dieses und alle weiteren Zitate von Hartmut Rosa stammen aus dem Vortrag »Beschleunigung und Zeitwohlstand«, am 6.3.2013 in Leipzig https://www.youtube.com/watch?v= 3CT1fzUTSig

112. A. Antonovsky (1997): *Salutogenese zur Entmystifizierung der Gesundheit.* dgvt verlag

113. C. Peterson, M.E.P. Seligman (2004): *Character Strength and Virtues.* Oxford University Press

114. E.L. Garland, B. Fredrickson et al. (2010): »Upward spirals of positive emotions counter downward spirals of negativity: Insights from the broaden-and-build theory and affective neuroscience on the treatment of emotion dysfunctions and deficits in psychopathology.« *Clinical Psychology Review*, 30/7:849–864

115. ebd.

116. B.L. Fredrickson (2013): »Updated Thinking on Positivity Ratios.« *American Psychologist*, Advance online publication. Doi: 10.1037/a0033584

117. E.L. Garland, B. Fredrickson et al. (2010): »Upward spirals of positive emotions counter downward spirals of negativity.« *Clinical Psychology Review*, 30/7:849–864

118. B.L. Fredrickson et al. (2008): »Open Hearts Build Lives: Positive Emotions, Induced Through Loving-Kindness Meditation, Build Consequential Personal Resources.« *Journal of Personality and Social Psychology*, 95/5:1045–1062

119. George E. Vaillant (2003): *Aging Well.* Little, Brown and Company

120. B.K. Hölzel, S.W. Lazar, T. Gard, Z. Schuman-Olivier, D.R. Vago, U. Ott (2011): »How does mindfulness meditation work? Proposing mechanisms of action from a conceptual and neural perspective.« *Perspectives on psychological science*, 6 (6):537–5591

121. Y. Kamg, J. Gruber, J.R. Gray (2013): »Mindfulness and de-Automatisation.« *Emotion Review*, 5 (2):192–201

122. A.B. Bakker, W.B. Schaufeli, M.P. Leiter, T.W. Taris (2008): »Work engagement: An emerging concept in occupational health psychology.« *Work and Stress*, 22:187–200

123. N. Plinz (2013): Vortragsfolien »Achtsamkeit in der Depressionsbehandlung«. Folie 21 und 22 zeigen die Ergebnisse der Untersuchungen von Silke Rupprecht »Achtsamkeit und Energiebilanz«

124. L. Grepmair, F. Mitterlehner, T. Loew, E. Bachler, W. Rother, M. Nickel (2007): »Promoting mindfulness in psychotherapists in training influences the treatment results of their patients: A randomized double-blind, controlled study.« *Psychother Psychosom.*, 76:332–338

125. Die Hormone unterstützen diese Aufwärtsspirale, wobei das Anti-Stress-Hormon Oxytozin in diesem Mechanismus eine herausragende Rolle spielt. Als Gegenspieler des Stresshormons Cortisol hemmt es zusammen mit dem endogenen Opioidsystem die Stresshormonausschüttung, senkt den Cortisol-Spiegel und damit den Stresslevel. Oxytozin wirkt aktivierend auf den Nervus Vagus und verstärkt so die körperliche Ruhereaktion. Ebenso bringt uns Oxytozin – ähnlich wie der Ruhenerv –, in eine Stimmung, in der wir gerne auf andere Menschen zugehen. Ein gutes Zusammenspiel zwischen diesen beiden Systemen ist letztlich die Grundlage für eine Balance von An- und Entspannung und damit auch eine existenzielle Basis für Gesundheit.

Ein Blick auf die Herzgesundheit zeigt, wie sich die Schleife zwischen positiven Gefühlen über Oxytozin und den Vagusnerv zu unseren Organen und damit dem gesamten Körper schließt: Das Herz ist das Organ, das uns durch seinen rhythmischen Schlag das ganze Leben über begleitet. In dieser Hinsicht ähnelt der Herzschlag dem Prozess des Ein- und Ausatmens. Und tatsächlich werden sowohl das Herz wie auch die Atmung durch das Wechselspiel zwischen Sympathikus und Parasympathikus gesteuert. Der Sympathikus aktiviert die Einatmung, der Parasympathikus lässt uns ausatmen. Genauso beschleunigt der Sympathikus unseren Herzschlag, während der Parasympathikus ihn verlangsamt. Man nennt den flexiblen Zusammenhang von Atmung und Herzschlag respiratorische Arrhythmie oder Herzfrequenzvariabilität, und dieser Parameter gibt einen direkten Hinweis auf die Aktivität des Vagusnerven.

126. Für ihre Studie (siehe Verweis 131) maßen Bethany Kok und Barbara Fredrickson bei 73 Erwachsenen die Vagusnerv-Aktivität und gaben ihren Probanden eine Aufgabe mit nach Hause: Sie sollten über neun Wochen jeden Tag ihre 20 stärksten Gefühle in einem Fragebogen vermerken. Gleichzeitig sollten sie jeden Tag die drei sozialen Situationen, für die sie die meiste Zeit aufgewendet hatten, danach beurteilen, wie sehr sie sich dabei in Einklang mit und wie nah sie sich zu der oder den Personen gefühlt hatten. Am Ende des Experiments wurde die Vagus-Aktivität erneut gemessen. Die Personen mit der höheren Vagus-Aktivität zu Beginn erlebten mehr positive Emotionen und waren stärker sozial verbunden beziehungsweise engagiert (*social connectedness*) als die mit niedrigerer Vagus-Aktivität. Aber auch die Probanden mit niedrigerem Vagus-Tonus zu Beginn der Untersuchung, die in den neun Wochen dann viele positive Erlebnisse und gute soziale Kontakte hatten, zeigten am Ende eine höhere Vagus-Aktivität.

127. B.E. Kok, B.L. Fredrickson (2010): »Upwards spirals of the heart: Autonomic flexibility, as indexed by vagal tone, reciprocally and prospectively predicts positive emotions and social connectedness«. *Biol Psychol* 85 (3):432–436

128. B.L. Fredrickson, M. Losada (2005): »Positive Affect and the Complex Dynamics of Human Flourishing.« *American Psychologist*, 60/7:678–686

129. E.L. Garland, B. Fredrickson et al. (2010): »Upward spirals of positive emotions counter downward spirals of negativity.« *Clinical Psychology Review*, 30/7:849–864

130. B.L. Fredrickson, M. Losada (2005): »Positive Affect and the Complex Dynamics of Human Flourishing.« *American Psychologist*, 60/7:678–686

131. B.L. Fredrickson (2013): »Updated Thinking on Positivity Ratios.« *American Psychologist*, Advance online publication. Doi: 10.1037/a0033584

132. J. Kabat-Zinn (1982): »An outpatient program in behavioral medicine for chronic pain patients based on the practice of mindfulness meditation: Theoretical considerations and preliminary results.« *General Hospital Psychiatry*, 4/1:33–47

133. Hier eine Auswahl aus der Vielzahl von Studien, die die positiven Effekte von Achtsamkeitspraxis und speziell MBSR belegen: E. Bohlmeijer, R. Prenger, E. Taal, P. Cuijpers (2010): »The effects of mindfulness-based stress reduction therapy on mental health of adults with a chronic medical disease: A meta-analysis.« *Journal of Psychosomatic Research* 68/6:539–544; B.K. Hölzel, S.W. Lazar, T. Gard, Z. Schuman-Olivier, D.R. Vago, U. Ott (2011): »How does mindfulness meditation work? Proposing mechanisms of action from a conceptual and neural perspective.« *Perspectives on psychological science*, 6/6:537–5591; E.L. Garland, S.A. Gaylord, B.L. Fredrickson (2011): »Positive Reappraisal Mediates the Stress-Reductive Effects of Mindfulness: An Upward Spiral Process.« *Springer Science & Business media*, DOI 10.1007/s12671-011-0043-8; L.O. Fjorback, M. Arendt, E. Ørnbøl, P. Fink, H. Walach (2011): »Mindfulness-Based Stress Reduction and Mindfulness-Based Cognitive Therapy – a systematic review of randomized controlled trials.« *Acta Psychiatrica Scandinavica* 124 (2):102–119, sowie B.K. Hölzel, J. Carmody, M. Vangel, C. Congleton, S.M. Yerramsetti, T. Gard, S.W. Lazar (2011): »Meditation practice leads to increases in regional brain gray matter concentration.« *Psychiatry Research: Neuroimaging*, 191:36–42

134. J. Kipp, H.P. Unger, P.M. Wehmeier (2012): »Kränkungsreaktion und Beziehung.« In: J. Kipp, H.P. Unger, P.M. Wehmeier: *Beziehung und Psychose*. Psychosozial Verlag, S. 181–183

135. T.L. Gruenewald, M.E. Kemeny, N. Aziz, J.L. Fahey (2004): »Acute Threat to the Social Self: Shame, Social Self Esteem, and Cortisol Activity.« *Psychosomatic Medicine*, 66:915–924

136. Wenig gestresste Menschen profitieren beispielsweise am schnellsten und besten von der Praxis der Achtsamkeit oder der Loving-Kindness-Meditation, die das Psychologenteam Bethany Kok und Barbara Fredrickson für ihre Studien einsetzten.

137. S. Lyubomirsky, K. Layous (2013): »How do simple positive activities increase well-being?«. *Current Directions in Psychological Science*, 22(1):57–62

138. N. Plinz, H.-P. Unger (2013): »Eine alte Antwort auf neue Fragen: Die Entwicklung des Behandlungskonzeptes der Tagesklinik für Stressmedizin an der Asklepios Klinik Hamburg-Harburg.« *Verhaltenstherapie & psychosoziale Praxis*, 45 (2):345–353

139. ebd. Auch die folgenden Aussagen von Nicole Plinz entstammen diesem Artikel.

140. C. Bartmann (2012): *Leben im Büro*. Hanser, zitiert in N. Plinz, H.-P. Unger (2013): »Eine alte Antwort auf neue Fragen.« *Verhaltenstherapie & psychosoziale Praxis*, 45 (2), S. 352

141. J. Stollenwerk (2011): »Burnout-Behandlung in einer Tagesklinik für Stressmedizin – eine Evaluationsstudie« (Bachelorarbeit). Universität Hamburg, Fachbereich Psychologie

142. H.-P. Unger: »Die dunkle Seite des Burnout.« Vortrag zur Eröffnung der Tagesklinik für Stressmedizin an der Asklepios Klinik St. Georg

143. B. Badura, T. Hehlmann, U. Walter (Hrsg.) (2010): *Betriebliche Gesundheitspolitik*. Springer; B. Badura, H. Schröder, J. Klose, K. Macco (Hrsg.) (2010): *Fehlzeitenreport 2009. Arbeit und Psyche: Belastungen reduzieren – Wohlbefinden fördern*, Springer; sowie J. Siegrist (2010): »Effort reward imbalance at work and cardiovascular diseases.« *International Journal of Occupational Medicine and Environmental Health*, 23(3):279–285

144. J. Siegrist: »Effort-reward imbalance at work and health.« In: P.L. Perrewe, D.C. Ganster (Hrsg.) (2002): *Historical and Current Perspectives on Stress and Health. Research in Occupational Stress and Well-being*, Volume 2, Emerald Group Publishing Limited, 261–291

145. B. Bardura, W. Greiner, P. Rixgens, M. Ueberle, M. Behr (2013): *Sozialkapital: Grundlagen von Gesundheit und Unternehmenserfolg*. Springer Gabler

146. E.O. Wilson (2013): *Die soziale Eroberung der Erde*. CH Beck

147. »Selbstmorde lassen Finanzbranche umdenken.« *Handelsblatt online* am 25.3.2014. http://www.handelsblatt.com/unternehmen/banken/broeks-mit-tod-untersucht-selbstmorde-lassen-finanzbranche-umdenken/9 66 4 442.html

148. ebd.

149. Dieses Zitat und alle weiteren Zitate von Jasmine Kix stammen aus einem persönlichen Interview von Carola Kleinschmidt mit Jasmine Kix (2014)

150. J. Kix, K. Siegrist, J. Siegrist (2013): »Psychische Erkrankungen bei der Arbeit – Bedeutung von Arbeitsbelastung und Handlungsoptionen für die betriebliche Prävention und Arbeitsgestaltung.« Expertise im Auftrag der VBG

151. J. Brenner (2012): »Wie wollen wir morgen sein?« *Spiegel Wissen*, (1)2012, S. 114

152. M. Knapp et al. (Hrsg.) (2011): *Mental Health Promotion and Mental Illness Prevention: The Economic Case.* London, U.K. (Personal Social Services Research Unit, London School of Economics and Political Science)

153. D. Beck et al. (2012): »Gefährdungsbeurteilung bei psychischen Belastungen in Deutschland.« *Prävention und Gesundheitsförderung*, 7:115–119. Seit 1996 ist die Pflicht zur Gefährdungsbeurteilung für Unternehmen im Arbeitsschutzgesetz verankert.

154. Telefonat von Carola Kleinschmidt mit Julia Scharnhorst, 2014

155. Zitiert in: F. Opitz (2013): *Speed. Auf der Suche nach der verlorenen Zeit.* Lighthouse Home Entertainment

156. DAK-Gesundheitsreport 2013

157. U. Schönfeldt (2012): »Erschöpfte Organisationen, ausgebrannte Beschäftigte.« *Die Personalführung*, (1)2012:50–54

158. http://www.bmas.de/DE/Service/Presse/Pressemitteilungen/psychische-gesundheit-veranstaltung-2013–01–29.html

159. A. Horst (2013): »Stress reduzieren – Potenziale entwickeln. Das GDA-Arbeitsprogramm Psyche.« Vortrag am 6.11.2013 auf der A+A 2013 in Düsseldorf. http://www.gda-portal.de/de/pdf/AA2013-GDA-Vortrag-Horst.pdf?__blob= publicationFile & v= 3

160. IDEA (2012): *Impact of Depression at Work in Europe Audit.* Final report. Ipsos Healthcare, 9/2012. http://www.europeandepressionday.com/resources/IDEA%20Survey depression%20in%20the%20workplace_results.pdf

161. Anne Katrin Matyssek (2013): *BMG voranbringen – Praxistipps für betriebliches Gesundheitsmanagement.* Selbstverlag

162. U. Schönfeldt (2012): »Erschöpfte Organisationen, ausgebrannte Beschäftigte.« *Die Personalführung*, (1)2012:50–54

163. Alle Informationen aus persönlichen Gesprächen von Carola Kleinschmidt mit Anja Aldenhoff, 2013

164. Peter Nieder, inzwischen emeritierter Professor für Personalwesen und Personalführung an der Universität der Bundeswehr in Hamburg, führte im Jahr 2000 im Unternehmen VW diese Untersuchung durch. Sein Fazit wird an vielen Stellen zitiert. Die Studie selbst ist allerdings ein internes Dokument.

165. Gesundheitsbefragung VBG, N 5153 (Referat Arbeitspsychologie, Ansprechpartner Dr. Susanne Rocher), 2013

166. J. Ilmarinen, J. Tempel (2001): *Arbeitsfähigkeit 2010. Was können wir tun, damit Sie gesund bleiben?* VSA-Verlag. Als Online-Dokument verfügbar unter: http://www.neue-wege-im-bem.de/sites/neue-wege-im-bem.de/dateien/download/arbeitsfaehigkeit_2010_buch.pdf

167. Interview von Carola Kleinschmidt mit Angela Friebe, 2014

168. Hier und im Folgenden: Persönliche Gespräche von Carola Kleinschmidt mit Maren Lehky, 2014 (siehe auch: M. Lehky (2011): *Leadership 2.0*. Campus Verlag)

169. J. Felfe (2013): Vortrag »Gesundheitsförderliche Führung« im Rahmen der Tagung Psychische Gesundheit in der Arbeitswelt, Bildungswerk ver.di Hannover, 17. April 2013

170. A. Hunziger, M. Kesting (2003): »Work-Life-Balance von Führungskräften.« In: B. Badura, H. Schellschmidt, C. Vetter (Hrsg.) (2013): *Fehlzeiten-Report 2003*

171. Netzwerk-Treffen des Hamburger »Netzwerk für psychische Gesundheit« am 31.3.2009, Kurzvortrag Sibylle Woermann

172. Psyga: »Mitarbeitergerechte Führungskultur betrachtet den ganzheitlichen Mensch.« Interview mit Joachim Fischer, online unter http://psyga.info/ihre-schritte/best-practice/interview-uniklinik-mannheim/

173. BAuA (2012): »Arbeiten ohne Unterlass? Ein Plädoyer für die Pause.« Factsheet 04. http://www.baua.de/de/Informationen-fuer-die-Praxis/Statistiken/Arbeitsbedingungen/pdf/Factsheet-04.pdf?__blob=publicationFile & v= 3

174. Landesinstitut für Arbeitsgestaltung des Landes Nordrhein-Westfalen (2012): »Gedanken an die Arbeit beeinträchtigen die Erholung.« 07/2012. http://www.lia.nrw.de/_media/pdf/arbeitgestalten/LIA_NRW_Factsheet_Erholung_RZ.pdf

175. Persönliches Telefonat von Carola Kleinschmidt mit Bernd Altgen, 2013

176. A. Gempfer (2013): »Aus jeder Situation das Beste machen.« In: *VR Bonus Plus*, Mitgliederzeitung der VR-Bank Nordeifel eG, Ausgabe 26/2013, S. 18f

177. Dieses und die weiteren Zitate entstammen Recherchen und Gesprächen von Carola Kleinschmidt mit Kora Lohe, 2013

178. S. Roscher, N. Feuerhahn (2012): »Die Effektivität eines betrieblichen Gesundheitsmanagements – Ergebnisse eines Praxisprojektes der VBG.« Internes Papier der VBG

179. R. Bourbonnais et al. (2006): »Effectiveness of a participative intervention on psychosocial work factors to prevent mental health problems in a hospital setting.« *Occupational and Environmental Medicine*, 63(5): 335–342

180. H. Bruch, S. Kowalevski (2012): »Gesunde Führung. Wie Unternehmen eine gesunde Performancekultur entwickeln.« Auswertung der Top-Job Trendstudie 2012 (N= 14 701 Mitarbeiter in 94 Unternehmen)

181. H. Bruch, J.I. Menges (2010): »Wege aus der Beschleunigungsfalle.« *Harvard Business Manager*:26–34

182. BKK Bundesverband (Hrsg.) (2012): *Kein Stress mit dem Stress. Lösungstipps für Führungskräfte und Unternehmen.* Psyga Transfer

183. G.E. Vailliant (2003): *Aging Well.* Little Brown.

184. J.W. Hedge et al. (2006): *The aging workforce.* American Psychological Association

185. BMWI (2007): »Ratgeber Demografie«. http://www.dnbgf.de/fileadmin/texte/Downloads/uploads/dokumente/2009/ratgeber-demografie.pdf

186. Accenture-Umfrage zum Thema »Ältere Arbeitnehmer«, 2009. http://www.accenture.com/de-de/company/newsroom-germany/Pages/altere-arbeitnehmer-studie.aspx

187. R. Haubl, S.M. Fuchs (2012): »Arbeit und Leben in Organisationen. Schutzfaktoren einer gesundheitsbewussten Organisation.« Sigmund-Freud-Institut. http://www.dgsv.de/wp-content/uploads/2012/03/wp5_haubl_u_fuchs_schutzfaktoren_ergebnisa+l2011.pdf

188. R. Wilkinson, K. Pickett (2010): *Gleichheit ist Glück.* Tolkemitt bei Zweitausendeins

189. M. Houellebecq (2010): *Karte und Gebiet.* DuMont

190. B. Russell (1971): *Wege zur Freiheit.* Suhrkamp, S. 152

191. Aristoteles (1986): *Politik.* dtv Verlag

192. E.O. Wilson (2013): *Die soziale Eroberung der Erde.* Beck

193. R. Wilkinson, K. Pickett (2010): *Gleichheit ist Glück.* Tolkemitt bei Zweitausendeins

194. T.L. Gruenewald, M.E. Kemeny, N. Aziz, J.L. Fahey (2004): »Acute Threat to the Social Self: Shame, Social Self Esteem, and Cortisol Activity.« *Psychosomatic Medicine*, 66:915–924

195. W. Prinz (2013): *Selbst im Spiegel*. Suhrkamp

196. D. Acemoglu (2013): *Warum Nationen scheitern. Die Ursprünge von Macht, Wohlstand und Armut*. S. Fischer

197. M.J. Williams (2014): »Serving the Self from the seat of power: Goals and threats predict leaders' self-interested behavior.« *Journal of management*, published online 10.3.2014 DOI: 10.1177/0149206314525203

198. H. Schwandt (2013): »Unmet Aspirations as an Explanation for the Age U-shape in Human Wellbeing.« Centre for Economic Performance, CEP Discussion Paper, No. 1229

199. GEG (2014): »Die Industrie 4.0 kommt schneller als viele glauben.« *FAZ* vom 28.3.2014

200. C. Kurz, F. Rieder (2013): *Arbeitsfrei: Eine Entdeckungsreise zu den Maschinen, die uns ersetzen*. Riemann Verlag, S. 244 und 255

201. ebd., S. 260

202. A. Otto, C. Kleinschmidt (2013): »*Ist mein Kopf noch im Büro?*« Diana Verlag, S. 123

203. T. Singer, M. Bolz (2013): *Mitgefühl in Alltag und Forschung*. Max Planck Society München, Freies E-Book und PDF unter www.compassion-training.org

204. Angelehnt an die Bergmeditation von Jon Kabat-Zinn

205. D. Spengler: »Gene lernen aus Stress«. Pressemitteilung Max-Planck-Institut zum Forschungsbericht des Max-Planck-Instituts für Psychiatrie 2010. http://www.mpg.de/431776/forschungsSchwerpunkt?c=148053

206. DGPPN (2012): »Positionspapier der Deutschen Gesellschaft für Psychiatrie, Psychotherapie und Nervenheilkunde (DGPPN) zum Thema Burnout«. 7.3.2012, 1–15

207. H. Limm et al. (2011): »Stress management intervention in the work place improve stress reactivity: A Randomised controlled trial.« *Occup Environ Med* 68:126–133

208. J. Stollenwerk (2011): »Burnout-Behandlung in einer Tagesklinik für Stressmedizin – eine Evaluationsstudie« (Bachelorarbeit). Universität Hamburg, Fachbereich Psychologie

209. B.K. Hölzel, S.W. Lazar, T. Gard, Z. Schuman-Olivier, D.R. Vago, U. Ott (2011): »How does mindfulness meditation work? Proposing mechanisms of action from a conceptual and neural perspective.« *Perspectives on psychological science* 6 (6):537–559

210. Vgl. Anmerkung 133
211. A. Hillert et al. (2012): *Lehrergesundheit. AGIL – das Präventionsprogramm für Arbeit und Gesundheit im Lehrerberuf.* Schattauer
212. http://www1.dgppn-kongress.de/guest/ID2bd8c579940f3c/ AbstractView?ABSID= 17214
213. H.-P. Unger (2013): »Die Zusammenarbeit von Betriebsarzt und Psychiater bei Früherkennung und Wiedereingliederung.« *ASU Arbeitsmed. Sozialmed. Umweltmed*, 48:4–5
214. R. Haubl, S.M. Fuchs (2012): »Arbeit und Leben in Organisationen. Schutzfaktoren einer gesundheitsbewussten Organisation.« Sigmund-Freud-Institut. http://www.dgsv.de/wp-content/uploads/2012/03/wp5_ haubl_u_fuchs_schutzfaktoren_ergebnisa+l2011.pdf
215. N. Plinz, H.-P. Unger (2013): »Eine alte Antwort auf neue Fragen: Die Entwicklung des Behandlungskonzeptes der Tagesklinik für Stressmedizin an der Asklepios Klinik Hamburg-Harburg.« *Verhaltenstherapie & psychosoziale Praxis*,45 (2):345–353. MBCT ist die Abkürzung für *Mindfulness-based Cognitive Therapy* oder Achtsamkeitsbasierte kognitive Therapie, in der das Acht-Wochen-Programm Stressbewältigung durch Achtsamkeit (MBSR, *Mindfulness-based Stress Reduction*) um Elemente der kognitiven Therapie erweitert wurde.
216. ebd.
217. S.E. Lagerveld et al. (2010): »Factors associated with work participation and work functioning in depressed workers: a systemic review.« *J Occup Rehabil* 20:275–292
218. A.D. Furlan et al. (2012): »Systemic review of intervention, practices for depression in the workplace.« *J Occup Rehabil* 22:312–321

VERTIEFENDE LITERATUR

Kapitel 1: Der Druck kommt von allen Seiten/ Kapitel 2: Burnout als Metapher

J. Bauer (2013): *Arbeit. Warum unser Glück von ihr abhängt und wie sie uns krank macht.* Blessing, München

A. Ehrenberg (2004): *Das erschöpfte Selbst. Depression und Gesellschaft in der Gegenwart.* Campus, Frankfurt/New York

A. Ehrenberg (2012): *Das Unbehagen in der Gesellschaft.* Suhrkamp, Berlin

A. Frances(2013): *Normal. Gegen die Inflation psychiatrischer Diagnosen.* Dumont, Köln

B.-C. Han (2010): *Müdigkeitsgesellschaft.* Matthes & Seitz, Berlin

B.-C. Han (2011): *Topologie der Gewalt.* Matthes & Seitz, Berlin

B.-C. Han (2012): *Agonie des Eros.* Matthes & Seitz, Berlin

P. Gilbert (2009): *The Compassionate Mind. A New Approach to Life's Challenges.* New Harbinger, Oakland (Deutsche Ausgabe: P. Gilbert (2011): *Mitgefühl.* Arbor, Freiamt)

A.V. Horwitz, J.C. Wakefield (2007): *The Loss of Sadness. How Psychiatry Transformed Normal Sorrow into Depressive Disorder.* Oxford University Press, Oxford/New York

B. Schwartz (2004): *Anleitung zur Unzufriedenheit. Warum weniger glücklich macht.* Econ, Berlin

T. Sedlacek (2012): *Die Ökonomie von Gut und Böse.* Hanser, München

R. Sennett (2012): *Zusammenarbeit. Was unsere Gesellschaft zusammenhält.* Hanser, Berlin

M. Serres (2009): *Das eigentliche Übel.* Merve Verlag, Berlin

P. Sloterdijk (2009): *Du mußt dein Leben ändern.* Suhrkamp, Berlin

P. Sloterdijk (2011): *Stress und Freiheit.* Suhrkamp, Frankfurt

Kapitel 3: Der emotionale Kapitalismus

E. Illouz (2007): *Gefühle in Zeiten des Kapitalismus. Adorno Vorlesungen 2004.* Suhrkamp, Berlin

E. Illouz (2011): *Die Errettung der modernen Seele. Therapien, Gefühle und die Kultur der Selbsthilfe.* Suhrkamp, Berlin

C. Menke, J. Rebentisch (2010): *Kreation und Depression. Freiheit im gegenwärtigen Kapitalismus.* Kadmos, Berlin

J. Schrenk (2007): *Die Kunst der Selbstausbeutung.* Dumont, Köln

Kapitel 4: Die uralte Macht der Gefühle

R. Davidson, S. Begley (2012): *Warum wir fühlen, wie wir fühlen.* Arkana, München

L. Greenfield (2013): *Mind, Modernity, Madness. The Impact of Culture on Human Experience.* Harvard University Press, Cambridge/London

J. Panksepp, L. Biven (2007): *The Archeology of Mind: Neuroevolutionary Origins of Human Emotions.* Norton & Company, New York

M. Preiter (2010): *Die Logik des Verrücktseins. Einblicke in die geheimen Räume unserer Psyche.* Kösel, München

J. Stalfort (2013): *Die Erfindung der Gefühle. Eine Geschichte über den historischen Wandel menschlicher Emotionalität (1750–1850)*, Transkript

Kapitel 5: Unser Leben im Dauerstress/
Kapitel 6: Unternehmen brennen aus

C. Losmann (2012): *Work Hard – Play Hard.* Studio Indigo (DVD)

J.-L. Nancy (2003): *Die Erschaffung der Welt oder Die Globalisierung.* Diaphanes, Zürich/Berlin

F. Opitz (2013): *Speed. Auf der Suche nach der verlorenen Zeit.* Lighthouse Home Entertainment (DVD)

S. Oreg, A. Michel, R.T. By (2013): *The Psychology of Organizational Change. Viewing Change from the Employee's Perspective.* Cambridge University Press, Cambridge

Kapitel 7: Können Gesellschaften ausbrennen?

D. Acemoglu, J.A. Robinson (2013): *Warum Nationen scheitern. Die Ursprünge von Macht, Wohlstand und Armut.* Fischer, Frankfurt

A. Deaton (2013): *The Great Escape. Health, Wealth and the Origins of Inequality.* Princeton University Press, Princeton/Oxford

T. Piketty (2014): *Capital in the Twenty-First Century*. Harvard University Press, Cambridge/London

H. Rosa (2012): *Weltbeziehungen im Zeitalter der Beschleunigung*. Suhrkamp, Berlin

R. Wilkinson, K. Pickett (2013): *Gleichheit ist Glück: Warum gerechte Gesellschaften für alle besser sind*. Haffmans & Tolkemitt, Berlin

.

Kapitel 8: Die Gesundheitsspirale

C. Croos-Müller (2011): *Kopf hoch – das kleine Überlebensbuch: Soforthilfe bei Stress, Ärger und anderen Durchhängern*. Kösel, München

R. Emmons (2008): *Vom Glück, dankbar zu sein*. Campus, Frankfurt

B. L. Fredrickson (2011): *Die Macht der guten Gefühle: Wie eine positive Haltung Ihr Leben dauerhaft verändert*. Campus, Frankfurt

C. Germer (2010): *Der achtsame Weg zur Selbstliebe*. Arbor, Freiamt

M. Leuzinger-Bohleber, K. Rückerath, L.V. Strauss (Hrsg) (2010): *Depression und Neuroplastizität*. Brandes & Apsel, Frankfurt

C. Maslach, M.P. Leiter (2013): *Die Wahrheit über Burnout, Stress am Arbeitsplatz und was Sie dagegen tun können*. Springer Verlag, Berlin

P. Meibert (2014): *Der Weg aus dem Grübelkarussell. Achtsamkeitstraining bei Depressionen, Ängsten und negativen Selbstgesprächen*. Kösel, München

J. Michalak, T. Heidenreich, J.M.G. Williams (2012): *Achtsamkeit. Fortschritte der Psychotherapie*. Beltz, Weinheim

M. Nelting (2012): *Schutz vor Burn-out: Ballast abwerfen – kraftvoller leben*. Mosaik, München

U. Ott (2010): *Meditation für Skeptiker*. O.W.Barth, München

N. Plinz (2009): *Yoga bei Erschöpfung, Burnout und Depression*. Balance Verlag, Köln

H. Rosa (2005): *Beschleunigung. Die Veränderung der Zeitstrukturen in der Moderne*. Suhrkamp, Berlin

Z.V. Segal, J.M.G. Williams, J.D. Teasdale (2008): *Die achtsamkeitsbasierte kognitive Therapie der Depression*. dgvt Verlag, Tübingen

R. Sennett (2008): *Handwerk*. Berlin Verlag, Berlin

D. Siegel (2014): *Das achtsame Gehirn*. Arbor, Freiamt

F. de Waal (2011): *Das Prinzip Empathie. Was wir von der Natur für eine bessere Gesellschaft lernen können*. Hanser, München

P.M. Wehmeier (2013): *Erfolg ist, wenn es mir gut geht*. Vandenhoeck & Ruprecht, Göttingen

Kapitel 9: Den Einstieg in die Gesundheitsspirale finden

L. Lehrhaupt, P. Meibert (2011): *Stress bewältigen mit Achtsamkeit. Zu innerer Ruhe kommen durch MBSR.* Kösel, München

L. Lehrhaupt, P. Meibert, K. Krudup (2013): *Stress bewältigen mit Achtsamkeit. MBSR- und Achtsamkeitsübungen für jeden Tag.* Kösel, München (CD)

U.H. Ross (2013): *Stress verwandeln in Energie. Schnell wirksame Mentaltechniken.* Kösel, München (CD)

B. Wardetzki (2012): *Nimm's bitte nicht persönlich. Der gelassene Umgang mit Kränkungen.* Kösel, München

B. Wardetzki (2012): *Kränkung am Arbeitsplatz.* Dtv, München

Kapitel 10: Das gesunde Unternehmen/ demografischer Wandel

B. Badura, A. Ducki, H. Schröder, J. Klose, M. Meyer (Hrsg) (2013) »Verdammt zum Erfolg. Die süchtige Arbeitsgesellschaft.« In: *Fehlzeiten-Report 2013.* Springer Verlag, Berlin/Heidelberg

S. Cartwright, C.L. Cooper (2009): *The Oxford Handbook of Organizational Well-being.* Oxford University Press, Oxford

H. Friedman, L. Martin (2012): *Die Long-Life Formel. Die wahren Gründe für ein langes und glückliches Leben.* Beltz, Weinheim

S. Gänsler, T. Bröske (2010): *Die Gesundarbeiter.* Murmann, Hamburg

P. Gross (2013): *Wir werden älter. Vielen Dank. Aber wozu?* Herder, Freiburg

C. Kleinschmidt (2010): *Jung alt werden.* Ellert & Richter, Hamburg

M. Lehky (2011): *Leadership 2.0.* Campus Verlag, Frankfurt

G.M. Michel (2014): *Tacheles aus der Chefetage. 50 wahre Story für mehr Durchblick im Führungsalltag.* Campus Verlag, Frankfurt

I. Riechert (2011): *Psychische Störungen bei Mitarbeitern.* Springer Verlag, Berlin

J. Scharnhorst (2012): *Burnout. Präventionsstrategien und Handlungsoptionen für Unternehmen.* Haufe Verlag, Freiburg

M. Väth (2013): *Cool down. Die Zukunft der Arbeit und wie wir sie meistern.* Gabal Verlag, Offenbach

A. Weber, G. Hörmann (Hrsg) (2007): *Psychosoziale Gesundheit im Beruf.* Gentner, Stuttgart

Kapitel 11: Gute Balance

R. Castel (2011): *Die Krise der Arbeit*. Hamburger Edition, Hamburg
C. Kurz, F. Rieder (2013): *Arbeitsfrei*. Riemann Verlag, München
W. Prinz (2013): *Selbst im Spiegel*. Suhrkamp, Berlin
E.O. Wilson (2013): *Die soziale Eroberung der Erde: Eine biologische Geschichte des Menschen*. C.H.Beck, München

Wichtige und interessante Webseiten

www.psyga.de: Sehr viele praxisbezogene Informationen zum Thema psychische Gesundheit in der Arbeitswelt.

www.mbsr-verband.de: Auf der Seite des Berufsverbands der MBSR-Lehrenden finden Sie nach Postleitzahlen geordnet zertifizierte Kursleiter im Acht-Wochen-Programm »Stressbewältigung durch Achtsamkeit« (*Mindfulness-Based Stress Reduction*) sowie Angebote für Achtsamkeitstraining speziell im Unternehmenskontext.

www.kompetenznetz-depression.de: Orientierung für die Hilfe bei Depressionen.

www.inqa.de: Informationen über gesunde Arbeit zum Download, zum Beispiel »Praxishilfe Länger arbeiten in gesunden Organisationen« (Institut für Sozialforschung und Sozialwirtschaft, Saarbrücken 2011).

www.do-care.de: Website der Psychologin und Expertin für BGM Anne Katrin Matyssek. Viele Anregungen und Tipps für gesunde Unternehmen (kostenfrei) sowie Broschüren und Bücher zum Thema (kostenpflichtig).

www.ddn.de: Im Demografie-Netzwerk haben sich Unternehmen zusammengeschlossen, die dem demografischen Wandel aktiv begegnen wollen. Viele Best Practice Beispiele.

www.baua.de: Hier finden sich viele Praxishilfen zum demografischen Wandel in der Wirtschaft, zum Beispiel »Praxishilfe Beschäftigungsfähigkeit erhalten! Strategien und Instrumente für ein langes gesundes Arbeitsleben« (BKK Bundesverband 2007).

www.koerber-stiftung.de: Sehr gute Hintergrundberichte und Best Practice, zum Beispiel »Länger leben – länger arbeiten«, »Ältere in der Arbeitswelt« (Bericht zum gleichnamigen Symposium), »Produktiv im Alter«.

REGISTER

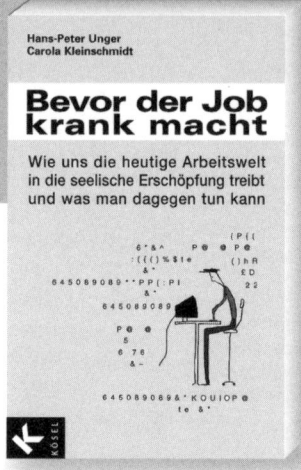
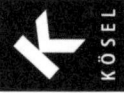